《辅行诀五脏用药法要》是一部总结《汤液经法》辨五脏病症组方用药规律的书籍。它承袭《内经》、《神农本草经》和《汤液经法》的学术内容，发挥儒、道、释三教合一的哲学思想。在五行五味学说中，引进当时思想界的体用思辨方法，同时又增入「化」的概念，达到了与阴阳学说有机的融合，使基础理论的脏象、经络、诊断与处方学的完全统一，完成了经方组织制度的规范，使之成为一个完整和成熟的理论体系。了解该书这些学术特点，对认识其具体内涵的科学性和实用价值，将会起到积极的作用。本书即是对《辅行诀五脏用药法要》一书文字的校注，也是对其内容的讲疏，以期将《辅行诀五脏用药法要》一书中脏腑辨证与药物配伍的真髓阐述给读者。

辅行诀五脏用药法要

校注讲疏

【张大昌先生弟子个人专著】

衣之镖　赵怀舟　衣玉品　编著

《辅行诀五脏用药法要》是一部总结《汤液经法》辨五脏病症组方用药规律的书籍。它承袭《内经》、《神农本草经》和《汤液经法》的学术内容，发挥儒、道、释三教合一的哲学思想。

学苑出版社

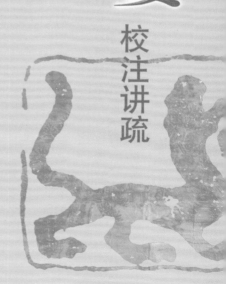

图书在版编目（CIP）数据

《辅行诀五脏用药法要》校注讲疏 / 衣之镖，赵怀舟，衣玉品编著 .— 北京：学苑出版社，2009.1（2024.4 重印）
（张大昌先生弟子个人专著）
ISBN 978-7-5077-3203-0

Ⅰ . 辅… Ⅱ . ①衣…②赵…③衣… Ⅲ . ①中国医药学 - 中国 - 梁国（502～557）②辅行诀五脏用药法要 - 研究 Ⅳ . R2

中国版本图书馆 CIP 数据核字（2008）第 198343 号

责任编辑：付国英
出版发行：学苑出版社
社　　　址：北京市丰台区南方庄 2 号院 1 号楼
邮政编码：100079
网　　　址：www.book001.com
电子邮箱：xueyuanpress@163.com
联系电话：010 - 67601101（营销部）　010 - 67603091（总编室）
印　刷　厂：廊坊市都印印刷有限公司
开本尺寸：890 mm×1240 mm　1/32
印　　张：10
字　　数：238 千字
版　　次：2009 年 1 月第 1 版
印　　次：2024 年 4 月第 17 次印刷
定　　价：78.00 元

前　言

　　药学性味之说，与其史俱来，以《神农本草经》为典；方剂乃药物之配伍，以性味之离合为基，是方剂学乃药学之发展，世传以《汤液经法》为典。现存《神农本草经》系南北朝时梁·陶弘景手订，而《汤液经法》早佚。晋代皇甫士安云："仲景论广伊尹《汤液》为数十卷，用之多验。"《伤寒》《金匮》流传至今，卓著之疗效为人所目睹，被奉为临床之经典，其学理之探究，虽有《素问·热论》《神农本草经》可考而历代医家各有妙论，然不得《汤液》实难以全面正本清源。故历代业医者莫不为《汤液经法》早佚而遗憾。

　　20 世纪初，敦煌千佛洞破封，密藏千年的文物中竟有《汤液经法》这部方剂学经典的述要之作——《辅行诀五脏用药法要》，且与现存《神农本草经》同出一人之手，陶氏于医学之功，再次昭然。更值得庆幸的是，该卷竟神差鬼使地幸免了该批文物十之九余流落海外之灾，真乃中医学之一大幸事！

　　自 1918 年以来，该卷被珍藏于业师张唯静先生家中，为三代世传之宝，岂料原卷虽有幸未遭夷人之劫，却殉难于国内"文革"之祸，先师张唯静先生曾在1974 年献该卷之追记本于国家，几经周折得有关部门认定，列为敦煌医学文物（抄本）之一，多次被收入医籍中公开刊行，众书刊中亦间有论及此书者，但全面系统注疏之作尚属空白。

余自1974年即得先师讲授此卷，可谓有"近水楼台先得月"之便，及用于临床，颇多效验，渐知此卷堪称医学经中之经、医学之金字塔、华夏之和氏璧。

值此国医文明光照全球、声誉渐起之际，作为一名中医医生，更宜自强不息，以免国医学术出现盛名之下，其实难副之局，若将所得深埋心底，则于心不安，将有愧于先师未竟之业和活人之训，更有负于我民族文化光辉的历史，遂立志注疏此陶氏之作。然《辅行诀》传本歧出，实有不胜考证之繁。今幸有王雪苔氏《〈辅行诀脏腑用药法要〉校注考证》一书出版，书中135页至160页，完整收录了张大昌先师追记本全文及序言原稿，弥足珍贵。今即以此文本为基础，融萃本人卅年心得于其下之"校注"、"讲疏"二栏，庶几满足学者粗通其文、兼晓其理之愿景，其中精奥，尚待来日深研。

余本下驽之才，生来又多坎坷，任此医中之重，谈何容易。乃以勤补拙，苦中作乐，虽几经辍笔，终于草成，其间酸甜苦辣，唯尝者知之。草成之后，又反复修删，庶几可作引玉之砖。我的合作者赵怀舟和衣玉品亦为此书之成付出了辛勤的劳动，特此致谢！

此书底稿虽曰早成，然本意再续相关医案于条下方才面世。唯今年夏天北京中医药大学钱超尘教授、学苑出版社陈辉主任等一行三人亲临威县、广宗再次考察

《辅行诀》书著相关情况。5 月 22 日在我的诊室见到此稿，希望此书能早日出版。因时间紧迫，不遑附载医案，仅做了局部的删裁调整以成今帙。其间所讲所疏，鄙俚谬误，在所难免，企望同道，不吝指教。

岁次戊子霜月下浣
衣之镖　书

前
言

目　录

vi

绪　论

　　《辅行诀五脏用药法要》是一部总结《汤液经法》辨五脏病证组方用药规律的书籍。它承袭《内经》《神农本草经》和《汤液经法》的学术内容，发挥儒、道、释三教合一的哲学思想，在五行五味学说中，引进当时思想界的体用思辨方法，同时又增入"化"的概念，达到了与阴阳学说的有机融合，使基础理论的脏象、经络、诊断与处方学完全统一，规范了经方组织制度，并使之成为一个完整和成熟的理论体系。了解该书这些学术特点，对认识其科学性和实用价值，将会起到积极的作用。为此目的特在书前撰写"绪论"一篇，以起到提纲挈领的作用。

一、道家养生观和体用观

　　该书是修道的"辅行"之作，其目的是欲使学道者"脏气平和"，否则"五精不续，真一难存，元景不入耳"。观该书五脏补泻方例前小序中此意，可知该书之宗旨是"守真一"。

　　"守真一"是道家修炼方法。"守"是保守之义，"真一"即一元之气。《太平经》说："一者，元气之始也"；"一者"，"其元气沌沌之时也"；"古今要道，皆言守一，可长存而不老,人知守一,名为无极之道"。"真一"即是先天元气。此气得之先天,为五脏精气的综合。人之生命,要靠五脏精气的和合接续而维持,否则,先天之元气不能固存而病生于内,延年益寿就无从谈起。因此道家的养生方法就是通过"守真一",以固守元气,使五脏精气和合,一元之气得到接续而疾病不生。

这种观点与《内经》"正气内存,邪不可干","邪之所凑,其气必虚"的观点是完全一致的。其"正气"与"五脏精气"似异实同。五脏精气似乎是狭义的或者局部的精气,然而五脏乃是整体的代称,是五行学说派生而出的代名词,对五行学说已臻完善,而且盛行时代的著作,更应如是观。

临床实践证明,内伤病或病程日久的外感病是正气(即脏气)内损,从这种观点着眼,调补正气(即脏气)远比祛邪更为重要,甚至仅用扶正之法即可达到祛邪的目的。这种貌似消极和保守无为的策略,却能起到"无为而为"的作用。

然而该书中也并非置祛邪治病之法于不顾,在五脏补泻方例之前,皆有邪在五脏的针刺法,即是祛邪治病之法。但这并非该书的重点,这就突出了用药的养生观。

立足于"守真一"这一出发点,进行五脏之气的调节,使之和平、接续而长存,是设方养生的前提,而陶氏五行体用的划分,是被调节之脏气的两个方面。调节脏气,就是调节脏的形质和功用之间的失衡。根据《内经·脏气法时论》天人合一思想,陶氏认为五脏之所

"欲"即是其功用，如肝之所欲为"散"，此"散"即肝的疏散、条达、宣畅作用，这方面称之为"用"；能够发生这些作用的物质基础，即脏之体，仍以肝为例，则肝所藏之血，所主之筋，所舍之魂等为肝之"体"。"体"的状态决定着"用"的情况，对"用"有制约、调节作用。另一方面，脏气作用的发挥，必然损耗其物质基础，因此脏之用的情况也影响着质体的状态，对"体"有调节和制约作用。

脏的体和用的相互调节和制约，维持着脏气的正常活动，这种正常活动就是脏的气化。五脏气化的过程即是体用互相作用的过程。在这个过程中，体和用都会发生变化，随着时间的进展，不断地化生出新的功用和物质，这种新的功用和物质，陶氏称为化。化是五脏气化活动的结果，已不具原五脏的性质和作用，属原五脏的子系统，即原五脏的崭新状态。

五脏的子系统又构成了新的五脏气化，如此进展式的变化，是人体生命活动的表现，一旦五脏气化活动停止，人体生命亦随之结束。

如此看来，五脏的体和用，是五脏各自互相对立制约，又互相依存和平衡的两个方面。具备阴阳关系的特点，可以称作是一对阴阳。从该书《汤液经法用药图表》下"阳进为补其数七，阴退为泻其数六"的说明，完全与五脏补泻方例的五行体用味数相符，可以说明体用即该处所指之阴阳。

然而体用是由脏的功用和物质所划分的阴阳，并非泛指一切阴阳。因此，说体用为一对阴阳则可，说体用等于阴阳则大谬。陶氏的五行体用化，是五行学说与具体的阴阳相结合，是把阴阳（具体的）纳入五行的学说。

体用一词，本是古代哲学家用于有无、本末、动静之辨的用语，陶氏借用以为五脏的虚实和用药的补泻之辨，因此虚实补泻的概念必然会涉及本末、有无、动静问题，那么陶氏在这些问题上又是如何认识的呢？

从前面所提到的阳进阴退可以看出陶氏对动静问题的态度。阳进阴退是阴阳关系说中阳动阴静的进一步深化表述。它是从阴阳的对立性出发，认为其动静也是相对的，即阳之进是对阴之静而言，如俗所谓："逆水行舟，不进则退"；阴之静，是对阳之动而言；如"蝇附骥尾，日行千里而不知其远"。陶氏认为，体和用都是运动的，不过有顺时方向和逆时方向的不同，它们的动是相对而言，非绝对之论，绝对的动和静，只是在阴阳（体用）交互平衡的一刹那才能有所表现，而这种即时状态，却是似静非静，似动非动，因为具备了动静两个方面的特点，也就等于两种特点均不存在（因为它们是对立的）。

由于"真一"即先天一元之气，而气是无形的，是不能通过感官而知的，所以它应归于"无"的范畴。在"一"之前冠以"真"字，又说明它是确实有，是真实的，应归于"有"的范畴。因而"真一"本身就具备了"有"和"无"两个方面的特点。

"真一"的"无"，是先天赋予的人体活动和生命力，"有"是这种活动和生命力的物质基础。先天元气成于父母媾精，其物质基础即父母之精血。《内经》云："两精相抟谓之神。"又云："阴阳不测谓之神"，"真一"形成于父母交媾时的两精相互作用，因此有相互对立的两个方面的特点（即阴阳不测）。

由于五脏之气是真一之气的后天源泉，真一的固守要靠五精的接续，而五脏精气产生于其气化活动，即五脏体用的相互作用，因此五脏体用也应该具有非有非无的特点。

五脏之体是五脏气化活动的物质基础，用是气化活动的功用，质有形而属阴有，用无形而属阳无。但另一方面，用为现象而显于外，属阳有；体为本质而隐于内，为阴无。因此，体用在有无问题上是非有非无的。

有无问题反映到诊断学中，即虚实问题。基于"正气内存邪不可干"和"有者为实，无者为虚"的道理，则凡疾病皆是正气虚少形成，而有虚无实，故陶氏的辨证治疗着眼于人体五脏体用的调平，而不在于邪正之争，所谓安其内即可攘其外。但是为了分辨体虚和用虚两个方面，把质体虚的病证称为实证，即用虚体实的辨证治疗模式，其实际内容无论虚证和实证均用相应的助益药味。既然其辨治是建立在有虚无实的认识上，虚无和实有这对概念也不复存在，但他却确实用了虚实辨治，故此在虚实问题上，他的认识也是非有非无的。

至于体用的本末问题，体为本体、质体，用为功用、作用，似乎应以体为本，用为末，但另一方面，用是脏腑气化活动的现象，体是五脏气化活动所产生的物质，没有气化活动，属体的物质就失去来源，就此而论，则又当以用为本，以体为末。陶氏在具体使用体用学说辨证治疗时，亦是把体用互为本末。其补方和泻方，都是以与用（补）味和体（泻）味相同的两种药，配合与另一方面味相同的药所组成。在《用药图》中，补方顺时向而转，则本脏用味在前，泻方逆时向而转，则体味在前，在前者为本，后来者为末，从而可见陶氏的体用本来也是互为的。

综上所述，可见陶氏"守真一"的养生观，在医药学术中的反映，其"真一"有它"有"的方面，又有其"无"的方面，正如《老子》所云："（道）惚兮恍兮，其中有物，窈兮冥兮，其中有精，其精甚真，其中有信。"具有明显的道家学术色彩。

同时，在体用问题上，他对有无、动静、本末的认识，又同与他同时的僧肇（384年，一说374～414年）"体用一如，非无非有，即静即动"之说相符，也和汉儒（玄）学家王弼的"体用一如，显微无间"雷同，有明显的佛儒色彩。

二、辨虚实证治的特点

对虚实辨证问题，前面已就体用的有无问题予以说明，本段将进一步说明它的根据和治疗特点。

陶氏认为，疾病的发生，是由脏气不平所致，所谓"脏气和平"即五脏的体用相对平衡。由于体和用的相互制约关系，用虚则体耗减少，而所藏之物质积蓄，此积蓄（过剩）的物质亦可致病而为邪；体虚则用无制而虚张，这种虚张的现象也是"邪"的表现。

由于"用"是顺脏"欲"的方面，是脏腑气化活动的表现；"体"是与"用"对立的方面，是脏腑气化活动的物质基础。体和用任何一方有余和不足，都是失其常度而为淫害，如同天之六气一样，太过与不及，均为致病因素而为淫害，不过彼由外感而得，此由内乱而成。外感病以正邪交争现象着眼，故以邪正盛衰消长辨虚实，据《内经·通评虚实篇》"邪气盛则实，精气夺则虚"而定其性；内伤病从体用偏颇着眼，以气血之余缺论虚实，宜据《内经·经脉篇》"有者为实，无者为虚"而定其性。陶氏以正虚着眼，以用虚为虚，体虚为实，突出了他的辨证特点。

基于陶氏以用虚为虚，体虚为实的辨证，对虚证和实证的治疗则可根据《内经》"精不足补之以味"的原则，补充与体和用相应的味就能达到"虚则补之，实则泻之"的目的。因此无论补方或泻方，均用体味和用味各一种以启动其体用之交互，虚证加一用味以调平，实证加一体味以调平。

然而观陶氏小补汤五方，在两用味一体味之外又增以化味，其意何在？

如前所述，"用"是顺脏"欲"的方面，直接对脏的生命活动过程起着促进作用，只要生命不息，则五脏的活动功用存在，用虚则生命活动的势力不足，故以体用交互产生的子代——化味以承接之。体是制约用的方面，因此对生命过程来说是消极的和反动的势力，即使生命活动停止，而仍有僵尸一具可见，故无须增加帮助化机之味以承之。

化味可以制约本脏之所"苦"，是化味能顺养其"欲"的原因。道家追求"有生无死"，而有"贵无"思想，陶氏"欲求永年"而主非有非无的体用观而着眼于用虚，在用药组方时偏加一化味，仍是"贵无"之偏执未泯的表现。若以用阳体阴而论则与儒家尊阳卑阴亦同，但与其"崇有"相悖。

脏腑虚实病症发生之后必然随时间的推移而有所变化，导致痊愈或死亡。在病情发展整个过程中，会有加重、稳定、减轻、痊愈或死亡等各种状态。这种阶段性的变化，有它的规律可循，正如《内经·脏气法时论》所说"病有间甚之时，死生之期"，该篇还把时间的年（春、夏、长夏、秋、冬）、旬（甲、乙、丙、丁、戊、己、庚、辛、壬、癸）、日（平旦、日昳、日中、下哺、夜半）周期各划为五个阶段，（如括号中所注）并把五阶段各配属于五行来描述病情与时间的关系，五阶段的各自五行属性即括号所注的顺序（旬周期以每两干计作一阶段），从木开始依次按相生序相配，根据发病脏腑五行属性与时间阶段的五行属性的生克关系，疾病在各阶段的状态为"以胜相加；至其所生而愈，至其所不胜而甚，至于所生而持，自得其位而起"。

疾病在发展过程中的各时间阶段状态，是由于病体的自身变化和各时间阶段主气对疾病的影响所致。因此轻微之病仅调平本脏之体用即愈，若病情发展，影响他脏乃至全体，则需助以全体各脏之体用以治之，即是仍依照用虚体实的辨证原则，虚证取各时位上的用味一种，再加入本脏和所生脏的用味各一种，就组成了治疗病涉全体的大补方。实证取本脏之体味二种，加入他脏体味各一种，就组成了治疗实病涉全体的大泻方。

大补汤由小补汤方中加入子脏小补汤之用味药两种和体味药一种，大泻汤由小泻汤中加入子脏小泻汤之体用化味药各一种，所组成的方剂亦是大补方七种药，大泻方六种药，而且其药味与前法完全相同。而这种方法却符合《难经》"实则泻其子"和"子能令母实"的原则。可见陶氏的组方理论，已左右逢源，精妙至极。

由此，笔者想起了《金匮要略》开卷所言的"上工治未病"问题。

《金匮要略》云："夫治未病者，见肝之病，知肝传脾，当先实脾，四季脾王不受邪，即勿补之"，"中工不晓相传，见肝之病，不解实脾，唯治肝也。"

此段经文，意在说明疾病的发展规律，有容易传入其被克之脏的规律，因此高明的医生在病未传之前，即用治其所克脏的药物预防。

陶氏小补泻汤亦为病尚未传（涉他脏）之方，其补方中所用之化味，实即其所克脏之用味，据"以用虚为虚"的原则，则亦可认为是补其所克之脏，即"治未病"。由此可见陶氏与张仲景的学术思想是通同的，不

9

绪

论

过陶氏从五脏体用着眼，寓治未病法于治本脏法之中，仲景则显有分治痕迹，可见仲景虽有医圣之称，且亦学宗《汤液》，仍不比弘景之学贯三教者，更深得伊尹心法，理法浑然，天衣无缝。至于"夫肝之病补用酸"等十八字，清代尤怡即认为系衍文，良有以也。

三、五味五行互含与方剂设置特点

五味五行互含是《辅行诀》的又一特点，它是把五味按照《素问·脏气法时论篇第二十二》中五脏的"欲"分属五行，即辛属木，咸属火，甘属土，酸属金，苦属水等，在此五味分属之后，每行中再分列出木、火、土、金、水五行，每行皆配以相应的药物，共用草木药品二十五种，金石药品二十五种（据笔者传抄本所载，此本下简称衣抄本），筑成了五味五行互含的药物属性模式。

这种五行互含，是把五行再分化为五行的模式，在医学五行学说发展史上，是一种创见。虽然《灵枢·阴阳二十五人第六十四》《灵枢·五音五味第六十五》篇皆有类似的论述，但都是把五行纳入阴阳学说的理论体系，陶氏则是基于五行，而化生出五行的学说，它们有截然不同的内容和意义。

五味五行互含，是由宏观向微观发展的尝试，是由综合法向分析法转折的开始，它与现代的"宇宙全息论"大有相似之处，是在古代"天人合一"思想指导下的新思路，而这正是方药学实用技术的薄弱之处。陶氏从古代经方用药情况中，总结出如此规律，是难能可贵的。

但是，也毋庸讳言，现存本中之五味五行互含的记载，尚存有一些问题和不足，表现在以下几方面。

首先，其所选的二十五种药（草木药为例）的味，与药物书籍所载不一，甚至与陶氏手订的《神农本草经集注》之记载亦不相同。如大黄，诸本草均记为味苦，而在此书中却为味咸。这个问题是一个复杂的问题，有它的历史原因和认识不同的原因，此处暂作简单说明。

笔者认为，此五味五行互含本是基于《素问·脏气法时论篇第二十二》五脏对五味的苦欲，即以五脏所欲之味为本脏之味，而五脏之"欲"，与四时之气相通，五脏之气法于四时，如春天阳气宣发，肝与之相应而主疏泄，喜条达，这都是"木曰曲直"的表现。因此肝之"欲"为"散"，而五味之中，辛者能散，故辛列为肝之味。就此而言，五味的五行属性乃是气化学说在药理学中的运用。实际上是药物功效说，如只有辛味才能"散"，换言之能"散"者皆可称之为"辛"味，这是该书五味与他书记载有所不同的原因之一。也是历代本草药味不能统一的原因之一。应该认识到"五味"并非都是指口尝到的滋味。

另一问题是五味所配属五行的根据，书中没有表述，有待深入研探，更好地发挥。

笔者认为，作者撰著《辅行诀》之初，必定有其确切的依据，但现存本中失载。分析其配属药物应当是据药物的特性而来。所谓特性，包括药物的生长习性、形态、色味、功用等，其中功效尤其重要，从书中原文可知，陶氏当是参考了《桐君采药录》，而此书正是论述这方面的药物专著。如大黄之功在于攻坚逐积，故列为咸，如《经》所云"咸能软"，其口尝之味虽为苦，而其气化作用则在于软。又如该书中之木中木药为桂枝，桂有令木枯之说，即以桂作钉，钉于树中，则树枯死，是桂为木中之王，有统治诸木之气化功用和特效。脏气法于四时，药味法于气化和功效是当时陶氏所依之准则。药物的五味五行互含属性更可能由此书推导而来。因此，尽管《采录》已佚，笔者认为陶氏二十五味药（草木金石药各二十五味）五行互含文前之说明中残缺的四十个字，应该是："《汤液》药本五味，亦本《采录》形色。味、形者，禀天地之气化成，皆以五行为类，又各含五行也。"

五味五行互含说的作用，是为设置方剂对药物的取舍提供方便和依据。分析该书大小补泻方例，补方中之君药，均为五行互含说中本味之主药，如木中木、火中火等，泻方中均以克本脏中同本脏者为君，如泻肝汤用金中木，泻心汤用水中火等。如此泻方之君药，有恩威兼施，泻不致虚之义。补泻方中之臣，有佐监之分。补方之佐臣为本味中具君之母性者，有助生源不竭之意，如补肝之佐臣为木中水药。监臣为体味中受本脏所克者，有监制用过生弊而不攻伐之意，如补肝之监臣为金中土药。补方中之佐使为本脏之化味中与本脏同气者，有化生繁衍不息之意，如补肝方之佐使为土中木药。

泻方之君，为克本脏味中之与本脏属性同者，有泻而助之之意，泻方中之佐臣，为本脏体味中生本脏者，可泻而生源不竭，如泻心用水中木药。监臣为本脏味中具子气者，可防过泻而绝之弊，如泻心用火中土药。泻方所治为实证，化机未衰，故无需佐使之品。

《辅行诀》在《汤液经法用药图表》注文中说："主于补泻者为君，数量同于君而非主故为臣，从于佐监者为佐使"，对补泻方剂的组织结构作了概括的说明。

但是这段文字只是明确了君药的意义在于主补泻，对臣药则只提供了与主药的鉴别在于"非主药"而且在数量上与君药同。对佐使药的说明倒是提及了其意义为"从于佐监"，即是服从，或顺从"佐监"的药物，是为"佐监"服务的。但什么是"佐监"则没有说明，因此"佐使"之义亦甚为渺茫。

我们不妨借助《素问·至真要大论篇第七十四》的一段文字来理解。该篇云："主病之谓君，佐君之谓臣，应臣之谓使。"可见陶氏的"臣"即"佐监"。从字义上看，"佐"有辅佐、帮助之义，"监"有监察、监视之义。因此，佐和监都是为君服务的，都可称之为"臣"，不过其职责不一而已。这和现代中医学所指的"佐"有不尽相同之处。现代医学中的"佐"乃佐制，为制约之意，倒与陶氏的"监"相似。"佐监"之义明，则"佐使"的问题亦迎刃而解。不过其"使"的作用是从（与《内经》之"应"相同，应之义为顺应、答应）于佐监，即从于臣，服从于臣的需要，它虽然与臣一样，都是为君服务的，但它要从于臣，与臣有等级上的差别。"使"

对"臣"也可以有"佐"和"监"两方面的作用。如此则"使"也非如现代一般概念中的引经报使，因为引报使实际上应当是君药的功用。试想，若君药所归经络脏腑与其症状所属之经络脏腑不一，如何能称君而主病？譬如以夷人为君，必国将不国。

陶氏所著《神农本草经集注》，亦有关于方剂结构的论述，但与《辅行诀》所述并不完全一致，这应当是陶氏的学术思想，随着年代的变化而有所变化所致。该书云："用药犹如立人之制，若多君少臣，多臣少佐则势力不周故也，而检仙经世道诸方，亦不必皆尔，大抵养命之药则多君，养性之药则多臣，治病之药则多佐，犹依本性所主而兼复斟酌。详用此者，益当为善，又恐上品君中，复各有贵贱，譬如列国诸侯，虽并得称君制，而犹归宗周，君臣之中，亦当如此。所以门冬、远志，别有君臣，甘草国老，大黄将军，明其优劣，不皆（《政和本草》中为'皆不'）同秩。"

此段文字的意思是用药如同建立人事制度一样，主要领导人设置过多，而下级官员少，或官员多而办具体事者少，则势力分散而不圆满统一。而从仙经或世上流行的道家药方的组织设置来看，也不完全像上面所说的。道家医方，大体上是养命的药多作君药使用，养性之药多作臣药使用，治病之药多作为佐药使用，还需要按照药物书上所说的药物性质反复斟酌而定，使用这些办法时，还应考虑到上品药中，尚有贵贱之分，不宜混用，比如列国时期分封之诸侯，虽然得到君王的地位，但是还要称臣于周王，药方中君药和臣药的关系，也应当是这样。所以麦门冬和远志有君臣之别，甘草称之国老，大黄被叫作将军，以表明它们有性能的优劣，不属于同一等级。

从道家医方中对君臣佐药的不同选择方法，可以看出佐药所用的是"治病之药"，治病之药与养性、养命药相比，提倡养生的道家当然是以佐使药所用等次最低，用"立人之制"，来分析，它应该服从臣的需要。在这里，陶氏是把"佐"列为最低级，并未提及直接与君药的关系，故此佐使药有佐监臣药作用的看法，远比佐药为辅佐君药的认识重要得多，这是与《辅行诀》的不同点。

从上面比较和分析，可以认为《辅行诀》的方剂组织结构为如下模式：

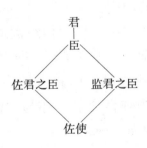

图 1 《辅行诀》的方剂组织结构

从《本草经集注》上段文字还可以看出陶氏选用药物的准则，具有道家性命学和儒家三品说的思想。

所谓性命之学，是佛、道、儒都很注意的问题，命是一切动植物的生活能力，性则是一切事物的本质，如人之善恶，气质等。道家经典《周易参同契》中说"将欲养性，延命却期"说明了"欲养其性，不可不延命"的观点，虽然道学的最终目的在于长生不老，即以修命为主，但是他们亦主张性命兼修，不过须先修命，既了命之后，又当修性。这种思想反映到方剂结构中来，即是如前所述的"养命之药则多君，养性之药则多臣"，在他们看来，修命养性远比治病却疾重要得多，故"治病之药则多佐"。

《辅行诀》的体用与性命之义相通，是以体为性，以用为命，而其补泻方剂，根于体用，是以用虚为虚证，体虚为实证，其组方则补泻所取君臣各异，君用养命、臣以养性，难以作为补方和泻方用药通则。泻方之君和佐臣为助本脏之体者，即养其性者，不符合君以养命的原则；补方中之佐臣为本脏之用味，即养其命者，不符合臣以养性的原则。

至于佐使药的选择，按"仙经世道"诸方，应多为"治病之药"，所谓"治病之药"，即《本经》中之下品药，多为峻猛攻伐之品。诸补方例中之使即本脏之化味，所用反而多为纯良之品，亦与"治病之药"不符；小泻方中之使药缺如。

治疗病涉整体之大补方，系由本脏小补汤加入本脏之子脏小补方之君臣（佐、监之臣）而成，而子脏小补方之君药在本脏大补方中迁降为臣，此臣药乃他脏助援之格，暂称之为"援臣"；其臣药（佐臣）则亦迁降一级而为（佐）使药。这即如《本草经集注》所云诸侯分封，"虽得君制，而犹归宗周"。因为子脏小补方所治，乃本脏病的继发证或并发症，不是主要的方面，故其君臣在其母脏大补汤中，也迁降一级。大补方用药七味，为君一臣三佐使三之制，其组织结构如下：

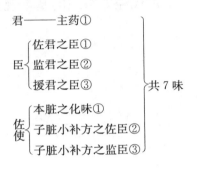

君———主药①

臣 ⎰佐君之臣①
　 ⎱监君之臣②
　 　援君之臣③ 　　　　　　共7味

佐 ⎰本脏之化味①
使 ⎱子脏小补方之佐臣②
　 　子脏小补方之监臣③

图2　大补方的组织结构

大泻汤的组织结构，亦如大补方，仍以本脏小泻方之君臣为君臣，另加其子脏小泻方之佐、监臣及本脏化味药（本脏之母脏小泻方之佐臣）为佐使。大泻方共用药六味，为君一臣二佐使三之制。其组织结构如图3：

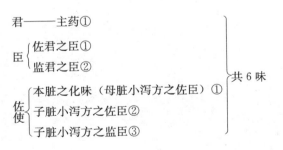

君———主药①

臣 ⎰佐君之臣①
　 ⎱监君之臣②

佐 ⎰本脏之化味（母脏小泻方之佐臣）①
使 ⎱子脏小泻方之佐臣②　　　共6味
　 　子脏小泻方之监臣③

图3　大泻方的组织结构

　　综上所述，《辅行诀》方剂的组织结构的设置，吸取了儒家的君臣等级观念。在药物的选择上，不完全符合道家"仙经世道"诸方的制度，是以体用补泻和五行生克原理为取舍根据，并把所创五味五行互含说作为用药法则，总结出了古代经方组织的基本规律。

《辅行诀五脏用药法要》注疏

张大昌序[1]

一九一八年，我的先祖父偓南先生去兰州探望朋友，并切[2]特别抽空到燉煌千佛洞去参观。因遇大风在一个道士家借宿，宾主闲谈，因了知先祖行医。便拿出一轴文字来说："这上面写的都是行医治病的口诀和药方，我曾使过极为灵效。这书是我从佛洞里捡来的。如你看中了，请拿出五十块大洋便可卖与你。"道士是个吸毒客，先祖怕生不测，推以身边没钱，临别方始与他成交。

轴书身立高八寸许，横长丈余，是一幅长形茧绸。每行字二十个不等，皆三分楷书，字体很端秀，裱背大红花缎是先祖装璜[3]的。

这书我原先只是作古珍保存，并未对它生什么趣，不过也知道是医家的一种著作。这书的作者也仅知是一位学术湛深的仙客而已。我自十八岁后才研究医学，家里蓄书很多，《内》《难》《伤寒》《外台》《千金》《肘

---

① 张大昌序：原稿复印件无此四字，笔者据补。
② 并切：当是"并且"之讹。
③ 编辑注：装璜当为装潢。

后》《圣济》等，及宋元诸家所著作，应有尽有，大都我也涉读了几遍。方始想到这书的理论、药剂和晋、唐古方派有一定关系，而本书所载的方剂，则诸书多未曾经见。细究诸书所缺，本书仅载者，在医治用途上，尽为不可少者。这些缺佚之方，历朝医者，虽各尽心补撰，但"于义或允，于事难徵。"一读此书方底悉古方的本来面目，蛇足兔角妍蚩毕现了。

这书的突出点是药物化合，就是说药与药互相配合成剂内中可能产生变起另一种功效。譬画师用彩，黄红相投便作褐色。当然这种变化现在只消"化学"二字就可概括了。千年以前作者已经题会①到"化合"，这是多么具有十分卓见呢！这个医药化学律是什么呢？在我国近千年医籍里，还是仅仅少见的一段详细文字哩。

《伤寒论》一书在我国②医史上是一个极有价值的伟著。其中方剂来源，晋皇甫谧说"张仲景撰用《汤液经法》"云云，而本书所记的医方虽然为数不多，以《伤寒论》参看，《伤寒》所引似乎未出此方囊括中。遗珠出土，完璞未剖，当知此书身份了。

五行学说是我国一部分简单的唯物哲学，在旧社会里遭到形而上者掠夺，披上神奥莫测的外衣而已。实际上这个简单的论说是一幅包含着矛盾对立与统一的哲学"程式"。本书区别了每一方剂药物的"特性"，又徵明

---

① 题会：当是"体会"之讹。
② 国：此字原缺漏印，据上下文义补。

了每一方药的"互性"。作者只是利用哲学的唯物五行，没有溷入神奇的唯心五行，尤其内附五行体用一图，风格独特，使读者恍然大悟。五行体用连秦汉诸子、仙籍、医经，凡对这学说有涉及的尽皆"大错特错"，作者却"善言不辩""恂恂^①自如"真叫人贴服。五行学说已经很古老了，以近代眼光当然是幼稚，那是历史条件所限。作者能用运这种简陋的程式推衍施用，如武侯八阵首尾相应、左右错综，不仅于简而实近于巧，作始匪易。我们当体会先人苦心，更应题会^②医学不是说玄，作者是记述了历史的一种实践结晶。

这轴书我家已宝存了三代，不幸在六六^③年遭到破坏，又幸而我的一个学生曾经我传讲过这书，把他的记录本借来重抄了一下，可惜他这录本次序不整、文句欠详，此无奈何，只好凭着记忆来补了。好在证治条文尽多《灵》《素》原文，正好拈补所缺，这样凑集下去，稿凡十易，功竟一月，再再默忖，似觉大体不错。

对陶氏此书考查，《梁·本传》载道藏内《陶氏文集》及它仙书《登真隐诀》等、唐宋文艺志、《外台》《圣济》及日人丹波《医籍考》皆未著目^④，也根本没提过，这是什么原□呢？道家行多僻怪，往往拥秘，也属常情。陶氏一身南朝，生平足未逾关陕，燉煌佛洞暗寄

---

① 恂：原稿复印件空一格，当是上字重复符号未能显示，笔者据补。
② 题会：当是"体会"之讹。
③ 六：原作"々"，当是上字重复的符号。
④ 著目：原稿误作"著日"，今正之。

千载，到底何故，实属难想。

　　早先我就想把这书献给国家及卫生出扳①社，恨自己学习主席著作不够，私字当头，屡屡因循，竟成难觅之失。

　　今天我把文整补好了，献给国家，以泯夙悔，如审有出扳②的必要，也是此书天日之自。

一九七三年冬威县赤脚医生自序

---

　①　出扳：当是"出版"之讹。
　②　出扳：当是"出版"之讹。

卷 首 图 [1]

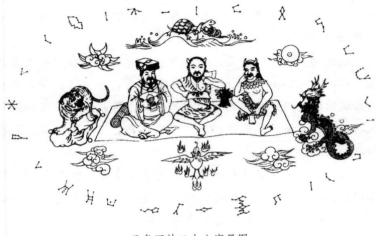

三皇四神二十八宿星图

注

疏

【校注】

[1] 此图见王雪苔先生著《〈辅行诀脏腑用药法要〉校注考证》一书 203 页"依张大昌草图摹绘之三皇四神二十八宿图"。

【讲疏】

三皇之说，始自先秦《吕氏春秋》，三皇：天皇、地皇、太皇之合称，但三皇所指历代有所不同，有伏羲、女娲和神农；伏羲、神农和燧人；伏羲、神农和祝融及伏羲、神农和黄帝等数种说法。古代医家把三皇视为医学创始人，道家和医家所奉之三皇均为伏羲、神农和黄帝。陶氏绘制三皇图于卷首，意在溯本求源。卷中治法有针灸，相传伏羲造九针，为针家之祖；病理引自《黄帝内经》，《黄帝内经》系黄帝与岐伯等君臣问答记录；用药取自《本草经》，《本草经》乃神农氏尝百草而后作，可见陶氏所绘三皇必系伏羲、神农、黄帝无疑。

《神农本草经集注·序》在谈及《神农本草经》时说："此书应与《素问》同类，但后人多更修饰之尔……今之所存，有此四卷，是其《本经》，所出郡县，乃后汉时制，疑仲景、元化等所记。"

从这里我们可以看出，陶弘景认为《素问》和《神农本草经》（即《本经》）均非出自一人一时之手，而且根据所出郡县乃后汉时制，而怀疑所见到的《本经》四卷是张仲景或华佗等人所记述。看来陶氏已认识到"三皇"并非三个人，而是三个时期的代称。

张大昌先生曾据其所回忆，绘制了三皇图，但笔者已忘记其形，画稿也已早佚。所能记忆的只是一个人面蛇身图，应是伏羲或女娲。与此人格化之三皇像不同。

此图乃三皇面南而坐之立体图，左东右西，前南后北（三皇本身之左、右、前、后），春季朏（农历初三）之天象图。

二十八星宿之说，早在西周时期即已形成。它们是古代天文学中较为重要的四组星宿，每组星宿的连线所构成的图案，因各像一兽形，故按象取名，合称四象，即由角、房、氐、亢、心、尾、箕七宿所组成的青龙；由井、鬼、柳、星、张、翼、轸七宿所组成的朱雀；由奎、娄、胃、昴、毕、觜、参七宿营组成的白虎；由斗、牛、女、虚、危、室、壁七宿组成的玄武。

古代天文学除了可根据北斗七星在围绕北极星的旋转过程中，斗柄所指的方向认定四时（斗柄指东为春、指南为夏、指西为秋、指北为冬）外，还可以根据二十八星宿的运行中轮番经过中南天的情况认定四时。因为春天（春分）黄昏，青龙七宿在东方、朱雀七宿在南方、白虎七宿在西方、玄武七宿在北方，故还可以根据所处的时间看二十八宿所在的方位，而确定方向。

陶氏把此二十八星宿图绘于此，说明二十八星宿与其书内容有密切联系。其书最重要的学术思想就是脏气法于四时，即脏腑的气化学说，同时治疗外感天行的六神方，直接用四象作为方名，图中之日、月，乃阴阳的象征。古人把太阳作为阳的象征，月作为阴的象征。六神方中有阴旦和阳旦汤，以日为阳以统阳方，月为阴以统阴方。

陶氏在卷首绘制三皇、二十八星宿、日月图，高度概括了该书的天人合一思想和学术渊源。

【原文】

《辅行诀[1]脏腑用药[2]法要[3]》

梁[4]·华阳[5]隐居[6]陶弘景撰

【校注】

此系本书之书名及作者署名。

[1] 辅行诀：辅助修道的高妙方法。

[2] 脏腑用药：辨五脏病证用药。

[3] 法要：法度集要。

[4] 梁：梁代，南北朝时期的梁代。梁朝由萧衍建于公元502年，被陈霸先灭于公元557年。

[5] 华阳：地名，在今江苏省南京一带。

[6] 隐居：陶弘景在茅山修道多年，故自号隐居。

【讲疏】

《敦煌古医籍考释·辅行诀脏腑用药法要》小序按语云："此书题'梁·华阳隐居陶弘景撰'，因从来未见著录，似难做定论。唯观此序及本书内容，其文字风格及道教思想，确与陶氏相近。陶弘景为齐梁间道教思想家、医学家，也是儒家，其著作亦喜用'诀'字命名。由此观之，此书为陶弘景撰之可能性确实较大。"

《敦煌古医籍考释》的编者之一王淑民氏，1991年在《上海中医药杂志》第二期又发表了"卷子并非陶氏亲撰，当为后人辑录其说而为之"的观点。其根据一是历代书目中未见此卷之名，二是书中多处出现"隐居曰"、"陶云"、"弘景云"等语。

笔者认为此书系陶氏亲撰。

南朝至卷子藏于莫高窟，其间历经战乱，其学术信息闭塞而不易传播，且古代学术多为亲传秘授，在道教中此风益甚。

道教初期，乃民间组织，至陶弘景时代，虽然开始向官方道教过渡，但由于道家出世观点仍不如儒教与官方关系密切，所谓"留不住的天师，赶不走的圣人"之谚，形象地说明了这一问题。陶氏乃出世之人，虽然与官方关系比较密切，其书未必皆公之于世，此书历代书目未载是可以理解的。在未见确切的系他人所作的历史资料之前，不宜否定原署名作者。

原序中说："凡学道辈，欲求永年……"说明了陶氏此书是为山中学道弟子而作。其目的甚为明确，符合陶氏教授弟子的需要。而且"诀"字为陶氏为书命名的常用词，如他的《登真隐诀》《药总诀》等皆用"诀"字为名，符合《中国通史简编》（范文澜著）指出在南北朝时"南人尚简"的学风和文字风格。

此外，书中有一张《汤液经法》五味五行体用用药图，该图为全书之理论核心，是该书内容特点的集中体现，而用图表现复杂高深的义理，亦是陶氏的另一著述风格。他所撰的《图象集要》《真灵业位图》，笔者虽未亲睹，但从书名来看，必然也采用了图的形式，说明陶氏确有以图示意的习惯。此书符合陶氏著作这一特征。

该书的内容特点是五行体用化，用五行体用思想指导五脏用药法度，这也符合陶氏哲学传承及多年炼丹实践所形成的物有离合的思想。

贾得道《中国医学史略》（山西人民出版社 1997 年 1 月第 1 版）云陶弘景"隐居于句容的茅山，自号为华阳隐居，后人称他为陶隐居"。既然隐居为其"自号"在其著作中有"隐居曰"、"陶云"等，自在情理之中。查《补阙肘后百一方·序》首句云："太岁庚辰，隐居曰，余宅身幽岭，迨将十载"，该序为陶氏所作，当无所非议，其中亦以"陶居曰"自称。与该书诸自称之句，若出一辙，反而可证该书确为陶氏亲撰。若果然有如此自称格式之句即可否认为自称人所著，岂不有悖于托名之初衷？以《黄帝内经》为例，该书现已公认为托名之作，因为该书各篇非出自一人一时之手，而其中"黄帝曰"、"岐伯曰"等字句比比皆是，如有自称句式即可疑为托名之作，编辑《黄帝内经》者为何仍用此等句式？难道是欲后人认为是托名之作？

陶氏是道教中举足轻重的人物，对道教的发展有重大贡献，他具有广博的知识和修道生涯，完全具备著述《辅行诀五脏用药法要》的必备条件，况且自南北朝至藏经洞文物封存之间，难以认定有具备诸多条件之人，故"后人辑录"说，难以成立。

关于陶氏撰著此书的年代，据原卷书序中有"凡学辈，欲求永年……"，"山林僻居，仓卒难防……"等句来看，陶氏撰写此书时间当在隐居茅山之后。其目的是作为学道者"修真"之辅佐。然而陶氏晚年皈依佛教，其《肘后百一方》命名"百一"及该书序中"人身四大，各有一病"，反映了陶氏当时的佛教思想已占据了一定地位，"太岁庚辰"即公元 500 年之前，可上溯至陶氏弃官入山的 492 年至其卒年之间，应当为陶氏撰写《辅行诀五脏用药法要》的年代。若再现据《南史》所载陶氏"性好著述……老而弥笃……所著《学苑》百卷，……及撰而未讫，又十卷，唯弟子得之"情况分析，此书很有可能是陶晚年（甚至是临终前）之作，即成书于 516～536 年之间。

陶氏撰写此书后至 10～11 世纪封藏于莫高窟，其间 500～600 年，此书的情况尚不得而知。在没有确切的历史资料可以证实之前，我们不妨提出假说，作为研究和考证线索。

陶氏隐居茅山之后，有北魏五台山僧人昙鸾，在大通年间（527～529 年）慕名前往学道，"得授仙经十卷，欣然而归"，史书虽未提及得授此书，但昙鸾得到此书是很有可能的。此书乃"辅行"之卷，易被史家所遗漏。昙鸾在归途中遇三藏菩提支留法师，受其影响而皈依佛教，将陶氏所授仙经焚毁，但他能"调心炼气，对病识缘，名满魏都"，一定会对此卷医书惜而不焚。后来他活动于并州（今山西太原）大寺，后又移至汾州玄中寺，圆寂于兴和四年（542年）。如此，则虽陶氏终生足迹未逾大江，而《辅行诀》却可流传于北方，再藏于敦煌。或曰：亦不能排除在和平年代（如贞观之治）南北文化交流而传入北方。但时至今天，尚未发现南方有此卷别本，可佐证该书在南方因战乱早佚，唯有昙鸾抄本流传北方，或再经人传抄、珍藏于敦煌。

若果真如此，藏经洞本又是何人何时所抄？

据查《辅行诀》中有六朝所讳"反"字，故敦煌藏本不可能为昙鸾所抄之原本，又有隋代所讳"坚"字，故亦可排除系隋代人所抄写。昙鸾的隔世弟子道绰，曾到过玄中寺，他殁于654年，生活的年代正是唐初唐高祖李渊、唐太宗李世民和唐高宗李治时代，书中未见太宗年代所讳"世"字，且对"治"及"旦"字皆不避，因此敦煌藏本可能为道绰在唐高祖（618～627年在位）或太宗（627～650年在位）时期抄写，当然亦不能排除在五代抄写。这与王淑民氏考证该卷抄写年代的结果是一致的。

由此推想，陶氏撰书之后，授予昙鸾而藏于玄中寺，再由道绰得于玄中寺，抄写后流传于北方寺僧之间，或又经人传抄，辗转350～450年后，珍藏于敦煌。当然亦不能排除陶氏弟子中较有成就而又有机缘得传此书者，如徐灵真、杨超远桓阎，或其后学如司马承祯、李含光（详说请参《辅行诀研究》）等所为。

陶弘景，字通明（456～536），丹阳秣陵（今江苏省江宁县，在南京附近）人。因曾隐居茅山而自号华阳隐士，谥号贞白先生。其祖父名隆，五府参军；父贞，孝昌今。史书称他"性好著述，尚奇异，顾惜光景，老而弥笃，尤明阴阳五行，风角星算，山川地理，方图产物，医术本草"。

陶氏聪明好学，幼年时就常"以荻为笔，画灰中学书"，练就了一手好书法。他长于草书，隶书，行书更是绝妙一时。后来成为当时有名的书画家。梁武帝在位时，曾多次招聘他为官，他"画作两牛，一牛散放水草之间，一牛着金笼头，有人执绳以杖驱之"，帝见其画，打消了请他出山的意念。

10岁时得读东晋著名道教理论家葛洪的《神仙传》，深受其影响，奠定了他从事道教活动的思想基础，树立了修道的志愿，使他大半生投身于道教的研究和炼丹实践。

20岁前，曾被宰相萧道成招他入朝，拜左卫殿中将军，为诸王侍读，任职期间，深受统治者赏识。

齐代永明二年（484）至永明四年，就兴世馆主孙游岳（东阳永康人，399～489）咨禀道家符图经法，为孙数百门徒中最受赏识者，"经法浩诀，尽得其传"。为校正所得符图经法，他于永明六年（488），永明八年（290）又先后到会稽大洪山、余姚太平山、始宁崦山、丰天台山等处，谒居士娄慧明、杜京产、法师钟义山、诸僧摽及诸宿旧道士，进行了搜寻道书及其校正工作。

齐武帝永明十年（492），他才36岁，因"求宰县不遂"，（南史、陶弘景传），"脱朝服挂神武门，上表辞禄"，隐居于句容之句曲山（茅山），开始了他漫长的修道生活。

天监四年（505），他移居积金东涧。天监十三年（514）梁武帝于雷平山北，专门为他建造朱阳馆以居之；天监十五年

（516）又为他"建太清玄坛，以均明法教"。

陶弘景在晚年，"曾梦佛授其菩提记云：名为胜力菩萨。乃诣鄮县阿育王塔自誓五大戒"。从而皈依了佛教。临死前遗令："冠巾法服……通以大袈裟（佛教徒的衣服）覆衾蒙首足……道人（指通晓佛教哲学的僧人，是佛寺寺主的辅佐者）道士并在门中，道人在左，道士在右"。

从上述陶氏简历来看，陶氏出身于士族家庭，早年即步入仕途，中年辞官隐居修道，晚年又皈依佛教。匡国扶世乃儒家思想，如果把他入朝为官作为儒家活动，则他的人生轨迹乃是儒、道、佛三部曲，但是他的一生，主要还是道教活动，他最大的贡献也是在于道教方面。

陶弘景在搜集和校勘整理道经方面，做了大量的工作，由他规定了许多斋戒仪范，曾对五斗米道进行了改造，对道教的建设和发展起到了促进作用。他著有《真诰》二卷，《登真隐诀》三卷，《真灵业位图》一卷，使道教从形式到内容都得到了进一步的充实和提高。因此可以说他是道教早期奠基人之一。

长期的修道实践，使他获得了不少心得和体会，在养生方面，有所发挥。他撰写了《养生延命录》二卷，其中呼吸吐纳法，在气功学中占有重要地位，至今仍盛行不衰，被称为修真六字诀（吹、呼、吸、呵、嘘、呬），对气功学来说，乃是一大贡献。

陶氏在医药学的研究和整理方面，有突出的成就，在《神农本草经》的基础上，新增了魏晋以来发现的有效药物365种，写成《名医别录》七卷，对药物的性能、采集、形态、鉴别等方面的认识都有了显著的进步，是当时本草之集大成者，在药物学发展史上，有承前启后的作用和划时代的意义。

《辅行诀五脏用药法要》是陶氏摘录方剂学经典《汤液经

法》，总结其用药规律的著作。陶氏用五行体用化，五行互含的哲学思想，指导脏腑用药的组方制度，对提高方剂学的理论基础和总结经典方剂组成规律，有重大作用。其中所录方剂，临床实践证明，至今尚有较高的实用价值。它与临床经典《伤寒论》和《金匮要略》关系亦甚是密切，在《汤液经法》已佚的今天，该书的历史价值显得尤为重要。

此外，在医药学方面，他还著有《药总诀》《效验方》，增补葛洪的《肘后救卒方》为《肘后百一方》，对保存古代有效方剂，便利贫困百姓，救死扶伤，起到了一定作用。

陶氏是当时著名的炼丹家，曾合成了著名的飞丹，此丹色如霜，服之可延年轻身。天监中，曾献丹于梁武帝，帝服之有验，益加敬重之。虽然他的炼丹未达到使人"御白鹤兮驾龙鳞，游太虚兮谒仙君"的目的，但对古代原始化学的发展却起了一定的促进作用，同时也为掌握金石药的性能积累了宝贵的经验。他曾明确指出"水银有生熟"和"汞齐"现象，指出"水银能化金、银，使成泥，人以镀物是也"。生水银即天然水银，熟水银即人工炼制朱砂所得到的。"汞齐"即水银与金银或其他金属组成的合金，它的可塑性，即"成泥"，说明了合金镀金、镀银的用途。又如他说"（硝石）以火烧之，紫青烟起，云是真硝石也"，而燃烧芒硝即没有这种颜色，这与近代分析化学鉴别硝酸钾和钠盐的火焰分析法是相同的。

《炼丹法式》是他多年炼丹经验体会的总结，对金石药品的化合反应，鉴别真伪等方面做出了杰出的贡献。是古代化学的开拓者之一。

宝剑是道教活动的必备法器，为适应修道的需要，陶氏对炼钢法有深入的研究，并付诸实践。他首次记载了灌钢冶炼法，指出"钢铁是杂炼生、鍱作刀镰者"，"生"即生铁，"鍱"

即熟铁，先熔化生铁，然后灌入熟铁，二者发生强烈的氧化作用，除去渣滓，并且掺入碳粉，所炼出的铁即优质的钢。

由于他谙熟灌钢法，对刀剑的冶锻也相当有所研究。在中大通初，"曾献二刀于武帝，其刀一名善胜，一名威胜，亦为佳宝"。他所撰著的《古今刀剑录》，记载了远至夏禹，近到梁武帝间历代所制宝剑的名称、尺寸、铸造过程及铭文，是我国刀剑史的珍贵资料。

在天文学方面，他也有较深的造诣，著有《七曜新旧术疏》。曾制造过浑天仪，"其仪高三尺许，地居中央，天转而地不动，以机动之，悉与天合"。

浑天仪虽不是陶氏首创（汉代张衡所创），但陶氏熟习浑天学说是必然的。所谓浑天说的基本思想，认为大地是球形的，位于一个浑圆的天球中央，这种观点比原先的盖天说有很大进步，很接近现代天文学的宇宙模式。南北朝时期是学术思想活跃的时期，陶氏很可能是受与其同时的浑天家祖暅（祖冲之之子）、何承天等人的影响，但他这种能接受和学习当时先进科学技术，站在时代水平的前沿，敢为天下先的精神是值得称道的。

此外，陶氏还精通数学、历法、琴棋。在史学方面著有《古今州郡记》，在文学方面著有《华阳隐居集》，还著有《学苑》百卷和《孝经》《论语注》，以及《玉匮记》等。

综观上述，可见陶弘景不仅是卓有成就的道学家、医学家，在其他多种自然科学方面，也都有较深的造诣，取得了卓越的成就。

但是我们也不可否认，他在多种学科方面的知识，都是围绕道学这一中心而积累的，其他自然科学成就大多是为道学服务，为充实和丰富、发展道学起到了积极的作用。无论如何，

注
疏

他多方面的知识和各种著作，都为继承我们的民族文化和科学事业的发展做出了贡献。在某些领域，陶氏的学术思想仍有一定的现实意义和实用价值，值得我们继承和发扬。

此追记本所载书名中之"脏腑"二字，衣抄本《辨五脏病证并治法》前题为《辨五脏病证用药法要》，且该书内容本是五行学说为纲，五行配五脏，而脏可统腑，五脏可为全体脏腑的代称，故书名当是《辅行诀五脏用药法要》为确，本书从之。

【原文】

隐居曰：凡学道辈，欲求永年，先须祛疾。或有夙疾，有或患时恙[1]，一依五脏补泻法例，服药数剂，使脏气平和，乃可进修内视[2]之道。不尔，五精[3]不续，真一[4]难存，元景[5]不入耳。服药祛病，虽系微事，亦初学之要领也。议将五脏腑[6]虚实证候悉列于左，庶几识别无误焉。

【校注】

[1] 时恙：感四时不正之气所患之病。

[2] 内视：道家修炼内功的方法，可作为修炼内功之代称。

[3] 五精：五脏之精气。

[4] 真一：先天一元之气。

[5] 元景：道家术语，系道家修炼的最高境界。

[6] 五脏腑："腑"字疑衍。

【讲疏】

本段文字系五脏大小补泻汤例的序文。概括而言，谈到如下三方面的内容。

1. 阐明了撰写本书的目的是为学道者所作，治病除疾是学道修炼的辅助手段；

2. 说明五脏补泻方例的作用，是能够使脏气平和五脏之精气能够接续，从而达到固守先天一元之气的目的；

3. 五脏虚实证候，应该熟练掌握，它是辨证的根据。

【原文】

辨肝脏病证[1]文并方[2]

【校注】

[1] 肝脏病证：包括其腑胆及其足厥阴、足少阳经脉病证。

[2] 文并方：条文及方例的煎服法和加减法。

【讲疏】

本条为大、小补泻肝汤四方例的标题。辨肝脏病证，包括了肝之腑胆，及它们所系经脉足厥阴和足少阳经脉的病证。

【原文】

肝虚则恐；实则怒。(《灵枢·本神篇》文)[1]

【校注】

[1] 灵枢本神篇文：以上六字系张大昌先生所加之注。

【讲疏】

此条为辨别肝脏病的虚实证在神志方面的证候。

《尚书·洪范》云："木曰曲直。"曲以其柔，直以其刚。柔属阴、刚属阳，肝属脏为阴，性柔而为乙木；胆属腑，为阳，性刚而为甲木。

《内经·灵兰秘典》云："肝者将军之官，谋虑出焉"，"胆者中正之官，决断出焉"。将军者，勇而多谋者方堪任之，故肝可发挥智谋以筹划策略；中正者，不偏不倚，正直刚毅之谓，决断者，果敢不疑，故胆可发挥其果断以决定是非。肝之阴柔应木之曲，胆之阳刚应木之直。

肝藏血，血乃液状，属阴质，故为肝之体，肝血不足则阳气暴张，果敢刚毅过度则发而为怒，体病为实，故此条中云"实则怒"。

肝主谋虑，谋虑乃肝之功用，若此谋虑功用不足而过柔，则遇事气馁畏惧，瞻前顾后，犹豫不决。"恐"是害怕的感觉，是对未来事情的担心和畏惧，是前瞻性的情志状态。若谋虑过度则为其功用不足而表现为恐（或忧），因用不足者为虚证，故云"肝虚则恐"。恐和忧，都是在谋虑问题时阴柔过度的精神状态，它们之间并无性质上的根本差别。

《内经·脏气法时论》说："肝病者，……令人善怒，虚则……令人善恐如人将捕之。"

《灵枢·经脉篇》足少阴脉条下又云："气不足则善恐，心惕惕如人将捕之，是为骨厥。"看来"恐"在《内经》中还有属足少阴经脉病之说。且马王堆汉墓出土文物《臂足十一灸经》乙本中也有类似记载，其文曰"足少阴脉……是动则病饥，气不足，善怒，心惕惕如人将捕之，此为骨厥"。

《臂足十一灸经》较《灵枢·经脉篇》成篇年代早，故《经脉篇》所记乃经脉学说的早期说法，可能为尚未成熟的理论。而《法时论》有人认为系《素问》七篇大论之前，运气学说即将形成时期的作品，认为其"脏气法时"思想，乃运气学说之前驱。因七篇大论成书较晚，故《脏气法时论》成篇年代较之他篇亦应较晚。以此推论，《脏气法时论》所载为《内经》成书的后期之作，是成熟的理论。故陶氏从其怒为肝实证的说法。

【原文】

肝病者，必两胁下痛，痛引少腹。虚则目䀮䀮[1]无所见[2]，耳有所闻[3]，心澹澹然如人将捕之；气逆则耳聋，颊肿。治之取厥阴、少阳血者。（《素问·脏气法时论》文）[4]

【校注】

[1] 目䀮䀮：眼看东西不清，似有似无。

[2] 无所见：据补肝汤临床治幻视、幻听有效，则"无所见"也可作"有所见"。

[3] 有所闻：听到一些（实际不存在的）声音，如现代所说的幻听。

[4] 素问脏气法时论文：以上八字系张大昌先生所加之注。

【讲疏】

此条是肝胆及其所系经脉病证及其经脉病的针刺治法。

本条文当系引自《素问·脏气法时论》。《法时论》中"耳有所闻"作"耳无所闻"；气逆证多"头痛"一症；"耳聋"后有"不聪"两字。

该条所述乃肝胆病的虚实辨证，是以脏腑证为虚证，经络证为实证。

"两胁下痛，痛引少腹"症状是虚实病的共有症状。其概言"两胁下痛"之"下"字，按脏腑证讲则应释为人卧位时，"上""下"之下，因其胁之下，是肝胆所在之处，该处有病，则可痛引少腹，即少腹之痛系肝胆病牵引（如今之"扩散"或"反射"）而来。按经脉病讲则应释为人立位时"上""下"之下。因胁下已不是肝胆所在之地，但为肝胆经脉所循行部位，故其痛当属经脉病，至于其少腹痛，是因少腹仍是其经脉循行之处，其痛由"胁下"引申而来。两种解释都可讲通。证之临床，则肝之虚实证均可见痛证，不过痛的性质有别。虚证之痛多为拘紧不适之感，其势缓，常经按压痛处才有"疼"的感觉，实证之痛多为自述症状，其势急重。"痛"为一切痛苦的总称，"疼"为如刀割或棒打之类的感觉。

五脏与其官窍的关系，是其所系经脉循行部位的表现，因为经脉是运行气血的通道，五脏之气血通过经脉的运行达于其所属官窍，使其官窍功能正常。因肝开窍于目，足厥阴之经脉循行联目系，足少阳之经脉亦循行于眼部，故肝虚证和实证均可见到眼的功能失常。耳虽然不是肝所属官窍，但却与胆之经脉循行部位有关。胆之经脉足少阳及与足少阳经脉相接的手少阳经脉之循行，均与耳有关，故还可见到耳功能失常。

目之作用在视物，耳之作用在听声，虚则其用不足以辨声认物而"无所见"和"无所闻"，或产生错觉，而有"有所见"和"有所闻"的症状。

或问：用不足则不足以辨声、认物而"无所见"和"无所闻"即本有物而看不到，有声音而听不到易于理解，但为何又云"有所见"和"有所闻"？

要明此事，需征以物理。凡物之理，虚则灵，实则滞。如同是铁，击中空之钟则声灵，击实块之权则音浊；视物得空则远而见，遇实体之障则近而蔽。人之视听，赖肝胆经脉之作用为外界声象感应之媒介，故此用过虚则灵敏过度而有声象之幻。即本来不存在的物象和声音，却似是听到或看到了。

根据临床用补肝法治视力下降和听力减退，治疗幻视幻听都有效，此"目眹眹无所见，耳有所闻"，当是相互补充，彼此渗透隐合，彼此包容的互文见义的句式，可以译为"眼看东西恍惚不清，耳听不清声音；听到不存在的声音，看到不存在的物象。"

至于条文虚证中之"心憺憺然如人将捕之"为上条"肝虚则恐"的进一步表述。是与肝之经脉相接的手厥阴心包经的病证之一。

本条中之"气逆"当为经络运行不顺之谓，所列症状即手足厥阴和手足少阳经脉循行部位之病，经脉之气逆，则易运行滞涩而气血郁阻脉内，进而使经脉循行之处气血不足，气血为质而属体，体不足之病则为实证。可出现耳聋和颊肿等实滞症状。

因实证系经脉中气血郁阻，故治疗时应取厥阴、少阳经脉中放血的办法，以疏浚其气血之滞阻。

然而条文中只概言厥阴、少阳，并未言是手经或足经，更未指明是何穴位。这与《伤寒论》中，针灸条文的情况一样，应是手足经脉之总称，无明确穴位则可据"宁失其穴，不失其经"的原则，在其经线上放血即可。

为了明确手足厥阴和手足少阳循行部位与上述症状的关系，现摘录《灵枢·经脉篇》有关字句如下以便对照。

"肝足厥阴之脉……抵小腹……上贯膈，布胁肋，……联目系……其支者……从目系，下颊里……"

"心主手厥阴包络之脉……其支者，循胸出胁……是动则病……甚则胸胁支满，心中憺憺然大动……"

"胆足少阳之脉……起于目锐眦……下耳后……其支者，从耳后入耳中，出走耳前，至目锐眦后，其支者，别锐眦……挟颊车……循胁里……是动则病……心胁痛……是主骨所生病者……目锐眦痛……胁肋……皆痛"

"三焦手少阳之脉……其支者……系耳后……以屈下颊至𬜯……其支者从耳后入耳中，出走耳前……至目眦……是主所生病者……目锐眦痛、颊痛、耳后……皆痛"

【原文】

邪在肝，两胁中痛，寒中[1]，恶血[2]在内，则胻[3]善瘛[4]，节时肿。取之行间以引胁下，补三里以温胃中，取耳间青脉以去其瘛。（《灵枢·邪在》文）[5]

【校注】

[1] 寒中："中"有两义，一是寒邪之气侵入人体之谓，"中"应读为去声，音"仲"，此是病因病机名词；一是中焦脾胃寒之义，此"中"应读平声，即音"钟"，是病位病性名词。

[2] 恶血：又称衃血，即瘀血。

[3] 胻：即胫骨部位。位于小腿内侧。

[4] 瘛：即瘈疭，肌肉抽动、拘挛之义。

[5] 灵枢邪在文：以上五字系张大昌先生所加之注。

【讲疏】

本条是寒邪在肝的证候与针刺放血疗法。

本条条文引自《灵枢·五邪》篇。该篇中在"时"字后有一"脚"字，"取耳间青脉"前有"取血脉以散恶血"。

或问：条文中未明确"邪"为寒邪，为何认为"邪在肝"即是寒邪在肝？

答曰：一是从脏气特点来判断，二是从条文中的病理和治疗中得到启示。

肝属木，于时应春，其气温，其性柔。从脏气法时的思想来看，肝如春天之气以温为正常温者当以寒为邪，且条文中又明确了"寒中"的病因病机，尽管其治法中有"补三里以温胃中"之句，似是"寒中"乃胃寒之谓，但胃寒也可由肝寒而来。如《金匮要略》开篇所言病传之说，肝寒是很易传之入脾（胃）的，此其一。又因肝气温，温则水湿化而不燥，不燥则柔，故温是柔的前提，只有温才能有柔，可谓无温不柔。因而可谓肝主柔（此柔为乙木之用）；寒之性收引，水湿遇寒则凝，为刚燥之象。若寒邪入内，着于肝则其所藏之血（与水同源）凝而刚燥，刚燥则失柔。肝在体为筋，筋失温柔而变刚燥，刚则拘而紧张，燥则动而善瘈；肝藏血，血因寒而凝滞不散，而为"恶血在内"，正如《金匮要略·五脏风寒积聚篇》之肝着证同。此从其病机病理可知"邪在肝"是指"寒邪在肝"。

筋有维系骨骼肌肉，司周身四肢百骸运动的作用，附属于十二经脉之十二经筋，皆起于四肢爪甲之端，多聚结在四肢关节处，为运动系统的一部分。

《灵枢·经筋篇》云："足厥阴之筋，起于大指之上，上结于内踝之前，上循胫，上结内辅之下……络诸筋。"可见胻部正是肝足厥阴之经筋所循之处，故而肝中寒则此处易有瘈疭现象，其关节之肿，亦当为踝关节处或膝关节处。

此证之瘀血为寒邪入肝而致，而瘀血内阻之后，肝血不能荣养筋脉而痉挛拘紧，故瘀血内阻则易产生"风"的症状。在治疗时，温里散寒固然重要，而祛瘀血亦不可忽视。应牢记"血活风自散"和"无温不柔"两句话。故此在治疗时取足三里温中以防肝寒传入脾土，在足厥阴经的荥穴上施泻法（行间是泻肝邪之穴）则可引导肝邪外出。因肝胆之脉循于耳（见前所记《经脉篇》文）故可取耳间青脉（即今所称之静脉）放血，以达到祛寒邪，逐瘀血的目的，而其"风"的症状亦随之而解。

此条文与《金匮·五脏风寒积聚》肝着证相通，故其证亦可用旋覆花汤加减治之本条所载针刺放血法，治疗肝实诸证效佳，至今仍有用此法治疗肝病者，介绍如下。

现代医学之颜面神经痉挛、面神经麻痹、颜面神经炎等证，在农村仍有不少用此方治疗者，其用法是用燧石片，或细磁片，割划耳后静脉及耳背静脉，挤出血后，敷以胡椒粉，二至三天割一次，数次可愈。此方放血即是祛瘀，敷胡椒粉可以祛寒，方简义妙。据笔者所知，还有用此方割治牛皮癣、气管哮喘，支气管炎等证亦效。不可轻视。

笔者曾走访一位"专治"肝炎的村医，其治疗黄疸、痞满等证名震一方，观其治法，正是此条中之耳后静脉及耳背静脉放血法，加上针刺后溪、足三里，并在金津、玉液两处针刺放血，可见此条治法，至今仍在流传。若非有其实效，流传近两千年是不可能的。

【原文】

陶氏云：肝德[1]在散，经云：肝苦[2]急，急食甘以缓之，酸泻之，辛补之。

【校注】

[1] 德：恩德，品德之义。

[2] 苦：痛苦之苦，不喜爱之义。

【讲疏】

本条为据肝的德行苦欲确定补泻用药之味的方法。

本条文字系集录《内经·脏气法时论》文句而成。

"德"在《辞源》释为"感恩"和"四时旺气"，《辞海》则释为"修养而有得于心"和"恩惠"，两书所释，大意相通。因该书本于《脏气法时论》之旨，故五脏之德皆法于"四时旺气"之说。以下各脏均同。

肝之气发于春，春之气温而柔，乃阳气宣发之时，故肝有喜疏散条达之性而称其德在散，肝病则温柔之用太过而情志乙曲不伸，失去其疏散之性，故应用辛味药以助其疏散之德。

若肝之腑病则甲木之阳暴张而为肝实证，宜用酸味之药以敛收胆中相火，减消其刚躁之性，故云泻肝用酸。由于肝不喜欢刚躁急迫故又可以用顺应其缓性的甘味以制约其刚躁迫急之势。

【原文】

小泻肝汤。治肝实病，两胁下痛，痛引少腹，少腹迫急[1]，或欲呕者方。

枳实熬[2]　芍药　生姜各三两

上三味[3]，以清浆水三升，煮取一升，顿服之。不差，即重作服之。

【校注】

[1] 迫急：紧张急迫。

[2] 熬：炮制药物的一种方法，即今之"炒"。

[3] 上三味：原件作"右三味"，今统一改"右"为"上"。不再一一出注。

【讲疏】

本条为小泻肝汤的主治，方药及煎服法。

此方所主诸证之病理，除欲呕之外，前均已述及，不赘。肝实证之病机为寒邪入肝，血凝气逆，而欲呕本胃气上逆主证之一，故知此证之欲呕，当为肝胆之气逆涉及于胃，或寒邪直接侵入中焦胃所致，若由肝胆病所致者可谓之续发，由寒邪直中入胃者可谓之并发，如此分析则欲呕一证，不必是肝实证之主证，应视为常见的续发症和并发症。《伤寒论》以干呕为少阳主证之一，本肝胆主冲逆，胃受冲气之逆故，以五脏辨证观，柴胡剂为中土剂。

呕与吐常合并存在，其鉴别在于随上逆之气有无物出，即所谓有声无物为呕，吐出有物为吐。吐如器满而溢，故可无干呕之声，但是一般都是呕吐并见而声物俱有。呕可为吐证之前驱症状故又常先呕后吐。呕之治在于降逆气，吐之治在于排其物。

呕吐证不但有寒证，还有热证、虚证、食滞等不同类型，如小柴胡汤证之干呕为有热，吴茱萸汤证之呕为虚寒，大承气汤证为有热结，小半夏汤证为有痰饮，应予鉴别。

本方以芍药为君，枳实为佐臣，生姜为监臣，

肝藏血，以血病为体。此证因体虚而寒邪着之而为瘀，《本经》谓芍药"主邪气腹痛，除血痹……止痛"，《别录》谓其"味酸微寒，通顺血脉，缓中，散恶血，逐贼血，去水气，利膀胱大小肠……腹痛……"，并云："二月八月采根暴干"，其味酸乃肝之体味，体虚之肝实证用之。其采于二月和八月，乃得春、秋之气而成，酸为肝（春）之体味，肺（秋）之用味，切合脏气法于四时之理，得春秋之气化，即善治肝肺之疾。且所主"血痹"、"恶血"、"贼血"皆可视为肝实证；所主"利膀胱大小肠……腹痛"诸症又皆可为少腹症状，与肝之病位相切。

《本经疏证》谓"夫外而营分，内而肝脾肾，皆血所常流行宿止者也，芍药璀璨之色，馥郁之气，与血中之气相宜，……则能治阴分之结……"，并说"芍药能治血之定，不能治血之动"，而拘急腹痛为血结而不能濡之之症，芍药可治拘急腹痛，味酸属金，能散恶血有辛味之功，故以芍药属金中

木而药为君。

气为血之帅，血为气之母，治血瘀之病，必佐以行气之药，所谓治血不治气，非其治也。《名医别录》谓："枳实味酸，微寒，除胸胁痰癖，逐停水……心下急痞痛，逆气邪风痛……"，《本经疏证》云枳实能"兼入血分……能利气中之血"，且其味酸与芍药同，方中所用数量亦同，它能佐助芍药开瘀血，《本经》谓其味酸，属金，《别录》谓其味苦，属水，故称之金中水药而为佐臣。

然而芍药、枳实皆肝之体味，虽实证由体之不足而致，尤恐酸收之过，有损于其疏散之用，故仍宜以辛味生姜以佐之，以成二比一之势，起到承平体用的作用。

《本经》谓生姜"味辛微温……止呕吐"。谓干姜"味辛，主腹痛……温中"；《名医别录》谓干姜治"寒冷腹痛，风邪"，可见二者均性温散寒。但其性有内外、上下、动静之分。生姜长于散外感之表寒，干姜则能除内生之里寒，生姜能使在下之寒邪散而横出，干姜能守，使寒邪不入于中，上达于肺，下通大肠，外达皮毛；生姜性动，干姜性静；生姜专治呕，干姜则兼治呕。

以二者均性温散寒，于中寒而致之肝实证则为针对寒邪之药，故用生者。生姜味辛属木，生姜性趋外，上而动，与火之相类，为木中火药。方中芍药、枳实均性寒，恐于病因不切，而以生姜之温监制之，故亦可称之为监臣。

本方总药量9两，约折今之67.5克，用清浆水3升，约折今之600毫升，煮取一升，约折今之200毫升，药水比例约1：9.2，即一般可按1：10掌握，煎取药液约1/3，顿服，因小泻汤证一般证较急，一服不愈者，可酌情再服。以下各方，与此类同者，不再讲疏，均可仿此。所用清浆水，系煮米之水，置之作酸即是，此乃谷气从于水化之物，味酸能助肝体，谷气可以养人，故用之。

【原文】

大泻肝汤。治两目赤痛，心多恚怒，胁下支满[1]而痛，连及少腹，迫急无奈方。

枳实熬　**芍药**　**甘草**炙，各三两　**黄芩**　**大黄**　**生姜**切，各一两

上六味，以水七升，煮取二升，温分再服。

【校注】

[1] 支满：支膜满闷的感觉。

【讲疏】

此条系大泻肝汤的主治病证、方药及其煎服法。

此大泻肝汤主治条文，是在前小方症状的基础上，又列出两目赤痛之证。且比原来小汤诸证，程度也已加重。

小汤证中言胁下痛，此条例又多出支满，支满是气郁之证，故本条之病机为由小汤之血瘀导致了气郁。小汤证中之多怒改变为多恚怒，多了一个"恨"的意思。恨是怒之因，怒为恨之动，有怒者必有所恨，而有恨者未必皆发怒。然而恨出于心而怒发于肝，可知其病已由肝及心。小泻肝证只云"痛引少腹，少腹迫急"，此条则又形容其状为"无奈"，"无奈"乃烦而不躁、神情不安，不知如何是好的感觉，亦为心火受累之证。

本证由小泻肝证日久不愈而成，其肝实证有所深重，"中寒"化为火热而具炎上散漫之性，沿肝胆经脉上冲则见两目赤痛；蔓延而趋外，则胁下之痛见支膜满闷特点。目赤、头痛、支满诸证虽为寒邪热化，但仍属肝木脏腑经脉之病证。

肝木法于春温之气化，感受冬寒之气而为邪实证，随时间的推移，渐至夏火病态。甲木少阳胆火与厥阴心包络相表里，其火蔓延至心包络，包络乃心之外围而代心行气受邪，故可见心脏所主之神志症状。本条之"恚"、"无奈"等是病已传及心包络。虽然病已由肝及心，但未完全形成心火证，仍以肝木病为主。

针对上述病理机制，其治疗仍以泻肝为主，而辅以泻包络之药。心包受累但未全面受损，故其用药仍以小泻肝方，泻心火之药毋须全面出动，犹援助他国战事，国君派员参战即可。

大泻肝汤由小泻肝汤原方药味加入小泻心之佐监之臣；泻心方中之佐臣黄芩，善清肝胆之热，为援军之主，可辅泻肝之佐臣枳实泻气降火（气有余便是火）之不足，为佐臣之佐使，黄芩为水中木药，属水，可涵木制火，属木与肝同性而益之。

甘味为肝之化味，土之用味，水之体味，甘草味甘，助脾用即防病传脾，益肾体则可防火灼致燥，且土中之火即相火，为足少阳，手厥阴经腑之火，正宜甘草以泻（《本经疏证》云："甘草中黄皮赤，入脾而兼入心，此泻火之说所由来也。"）之，然此药生则偏泻而降火，炙则偏补而温中，故当分论。降火则气通于秋金之清肃，故可谓之土中金药，温热则气通于夏火，故又可谓之土中火药。此方为泻火剂，甘草当用生者为宜。并可监制芍药酸收（收则拘紧敛缩）太过，可为小泻心方中之监臣，在此大泻汤中迁降为佐使之品，与芍药共同完成除挛之功。

泻心方中之大黄，为泻心之监臣，性急而善攻，可折火热之势，号称将军，可助减薪熄火之势，亦为此大泻肝方之佐使。并可监甘草国老之缓，复肝气化之损伤，与芍同用，可助其治血之结，与甘草同用（大黄甘草汤）可治胃热上递，食入即吐，大黄为火中土药，亦具燥湿泻火即泻相火之功，在此方中居监臣之佐使之职。

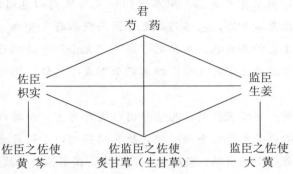

图1　大泻肝汤的组织结构图

本方药总量为 12 两约折今之 90 克，用水（余以为仍宜如小泻肝汤用清浆水）5 升，约折今之 1000 毫升；煎取二升，约折今之 400 毫升，分两次温服。以下各方类此者，不再作讲疏。

【原文】

小补肝汤。治心中恐疑不安，时多恶梦，气上冲心，越汗[1]出，头目眩运者方。

桂枝　干姜　五味子各三两　**大枣**[2]十二枚，去核

上四味，以水八升，煮取三升，温服一升，日三服。

心中悸者，加桂一两半；冲气盛者，加五味子一两半；眩者，加术一两；干呕者，去大枣，加生姜一两半；中满者，去大枣；心中如饥者，还用枣；头苦痛者，加细辛一两半；四肢冷、小便难者，加附子一枚，炮。

【校注】

[1] 越汗：超过正常的汗出。

[2] 大枣：衣抄本作"薯蓣三两"，当从。

【讲疏】

此条为小补肝汤的主治、方药、煎服法及加减法。

小补肝汤之神志症状为"心中恐疑不安"，在上段所述"肝虚则恐"的基础上，又多一"疑"字，"疑"是对事物分析过程中的情志状态，"恐"为对事物分析判断结果的情志反应。"恐"和"疑"都是人们思维过程或对事物状态反应的情志表现。所谓"心中恐疑"，应该是对不应怀疑的事有疑惑，对不需要惊恐的事物有恐惧感觉，这是病理的，都是肝谋虑功能失常现象，是肝曲柔过度的表现。

肝藏血，血舍魂，在正常情况下，人入睡则阳潜于阴，若肝疏散之用不足，则血流滞塞而魂失其舍，飞扬于外。因肝虚之人多有恐疑，恐疑之情由魂之飞扬，表现为多惊恐之梦，即"多噩梦"。

肝与冲脉相关，虚则冲气犯之而有气上冲心之感。肝所系经脉是足厥阴，与心包络手厥阴相连，心包络代心行气，而汗为心液，足厥阴之经脉病及手经则易于汗出。又肝之腑胆，与心有密切联系，胆之经脉名足少阳，心之经脉名手少阴，二者同名"少"，而有阴阳之分，如以十二时辰配之，因子时一阳生，故子时应配属少阳胆，午时一阴生，故应配属少阴心，二者乃相冲之经，在病理上相关甚密，如俗称之"胆战心惊"、"胆战心寒"，故胆之病证亦多与心相关。

肝禀天春温柔之气，在天温气不及则冰冻难解，冰不温化则不润而仍其刚燥，故春之气柔湿乃由于其温，温气不达则水液凝而不腾，水不能温化转而为痰为涎为饮，血亦液属，不温则不行，凝而为瘀。血瘀水凝则难以濡润乃至易于燥化，目不得血濡则眩，头为浊饮蒙蔽则晕，故肝虚证之治疗应以气温之药以助其化饮行血之用，味辛之药以助散其瘀血之功。

方中桂枝《本经》谓其味辛气温，《本经疏证》谓"其用有六，曰和营，曰通阳，曰利水，曰下气，曰行瘀，曰补中"，《本草经集注》云："寻万物之性，皆有离合，虎啸风生，龙吟云起……桂得葱而软，树得桂而枯。"

血为营之体，营为血之用，血液之用在于营养，"营"即血中营养之气。桂枝之行瘀和营，以其味辛而散；水不利则阳气被遏，阳不化阴则水不运，如《金匮》之"厥而皮水者蒲灰散主之"，与叶桂之"通阳之法不在温，而在利小便"同理，故温阳，利水，二者互为因果，能兼通阳利水，乃桂枝之性温而然；血瘀水壅则气逆，血活水利则气下而顺通，则中土备化之性见，故又云补中，观桂枝之六用，不外乎能使液行而气顺。

桂枝不但味辛气温，且有其特性。如陶氏所说："得葱则软，树得之则枯。"葱为肺菜，根色白味辛，其气厚而味烈，种葱之地，次年耕之，仍有其气扑鼻，令人涕泪皆出，可知其气之厚。肺主气，辛乃金之化味，故葱有肺金之象；桂之枝条达上行，皮色赤，正合肝藏血而温升疏散之形，故为肝木之象。五行之理，金克木，故葱能令桂软；但桂能令树枯，故乃木中之王者，而为视为木中木药。补肝汤中用之以行木之王道而称之为君。

方中干姜性温味辛，《本草疏证》云其中夏生发，禀火之气而生，暑日枝干蕃茂昌盛，是土气为其体，秋燥时令其气乃成，其用乃具，且秋热则无姜，可知姜之用在于燥湿。四时之气化，凉燥为金秋之气，肃降收敛而行制节，故其性守而不走，其燥湿则可蠲其饮，清肃则可气降痰消，而桂枝走营散血结之性偏胜，降气消痰之用逊，故以干姜助之。干姜在此本应属木中水药，乃合佐臣之制（补方佐臣，应用本脏之主味中属其母性之药味）。

方中之五味子，虽其性亦温亦辛，但其性不在于升散而在于敛降，可强阴济阳以涵肝木。方中姜桂同用，恐其温升有余，或有动火助炎之嫌，可借五味子之降敛监其升而为之佐监，因其用量与姜桂同而称之为监臣。

桂枝、干姜、五味子皆气温之药而桂枝升散，五味敛降，干姜守中。桂枝升散其治在肝，五味敛降在肺，干姜守中在脾，则升降气机，交互金木，斡旋中土之局已成，肝之体用得以承平而其虚自愈。

然而用不足则化机衰，虽体用承平而动力不足，故应承以本脏之化味，以启其体用交互之力，变平静为运动，始能使气化运动不息。肝之化味为甘，其气化运动之特征为柔而润。大枣之质多脂而黏滑，味甘而润，性温而柔，正合肝之化味及其特点，其多脂而润，则补血养营，生津增液，与姜同用，则和营卫，营卫和而汗不越，其甘润而黏滑，则性又疏通去着，使痰瘀易去，《本经》并云枣可治"大惊"，而"大惊"与此肝虚证之"恐疑"皆神志之疾。枣之木及果皮皆色赤，有火之象，心属火而藏神，枣养营益血，神归其舍而惊能止，能止惊者由于安神，有利于治恐疑，故此方中以枣为佐臣之从，而谓之佐使。

薯蓣之性温而甘滑黏润，《名医别录》谓主治风，仲景大薯蓣丸主"风虚百疾"，鉴于陶氏此书有草木方不宜有果木药的规律，故以此代枣。头目眩晕之证为风之象，"诸风掉眩皆属肝"，眩晕者用薯蓣尤宜。且其气能敛能固，气上逆者亦宜用。《本经》云其"味甘"属土之主味，所治多肝家风木之证，故可属土中木药，作方中之佐使，依陶氏佐使药用量不同于君臣的法则，从本书之通例，薯蓣之用量当为一两。

本方用药总量为十两（依衣抄本舍大枣，用薯蓣）约折今七十五克；用水八升，约折今之一千六百毫升；煎取药液三升，约折今之六百毫升；分三次温服。以下同类者仿此不疏。

若有心中悸，则是水饮不化而凌心之证，心属火，最畏水刑，阳不足则阴水犯之而心悸。《难经》云："损其心者调其营卫"，桂枝色赤入心，性温助阳，与枣、姜同用则可调营卫，其助心阳则可化水为气，故心中悸者重用之。

冲气逆盛为气不敛降而致，故加重五味子之酸敛固冲之药。

"眩晕者无痰不作"，《本经疏证》云："眩者神之动，神依于心，心恶水，水盛则神摇曳为眩"。故头苦眩者，加白术一两半；以崇土制水。

干呕为气机不降而上逆之证，故加去大枣（薯蓣）之甘缓，加生姜一两半以降气和胃，中满证则是中焦不运，气机壅塞，故亦应去枣（或薯蓣），心中好像饥饿一样的感觉者是中虚之证，故仍可用大枣（或薯蓣）之甘味药。

咳逆为风寒之邪附于痰饮、头痛为风寒之邪附于脑髓，细辛能使附于精血、津液、便溺、涕唾之风寒提出，故咳逆苦头痛者，加细辛一两半。

四肢冷、小便难，责在肾阳虚而不能温煦膀胱，以使所潴之溺排出，故加附子以温化下焦。附子生用则兼走于表，炮用则重于温里，四肢凉而小便难，是内寒所致，故用炮者一枚。

【原文】

大补肝汤。治肝气虚，其人恐疑不安，气自少腹上冲咽，呃声不止，头目苦眩，不能坐起，汗出，心悸，干呕不能食，脉弱而结者方。

桂心　干姜　五味子各三两　旋夫花　代赭石烧　竹叶各一两　大枣十二枚，去核

上七味，以水一斗，煮取四升，温服一升，日三夜一升。

【校注】

[1] 主治文：衣抄本"更补类文"作"治凤曾跌仆、内有瘀血，或缘久劳、精血内虚、神疲肢无力，时心悸、气短、汗出，多淡饮、呕吐、头目眩晕、不能坐起，此名厥痹。（按当有身时浮肿。）"

[2] 衣本肢无力：别本作"肢缓"。肢体无力，像散了一样。

[3] 衣本厥痹：厥逆兼有痹症（见《针灸甲乙经校释》山东中医学院等编，人民卫生出版社 1980 年第一版）。

【讲疏】

该条系大补肝汤的主治、方药及煎服法。

大补肝汤证较小补肝汤证，不但症状严重，而且病已涉心。此"心"字亦如《伤寒论》泻心汤命名之义，秉承古文、今文两家之学，（见《伤寒论阴阳图说·伤寒论方剂名称说》）指心、胃两脏而言。从而证实了《辅行诀》与《伤寒论》的血缘关系之一斑。

小补肝汤证神志方面"心中恐疑不安"和"时多噩梦"，有所加重，描述为"其人恐疑不安"。心中恐疑、噩梦，为人内心活动状况，"不安"不但可以是"心中"不安，还可表现在形体的不能安宁，甚至骚动。小补肝汤证之气上冲心，其上冲部位达胸、脘，症状加重则部位达咽，而且呃声不止，干呕

不能食，有胃气上逆症状。"不安"有"动"意，属火之性，"咽"之位，"呃"之声，皆通于胃，胃亦属火（如泻心汤可治痞），皆可视为肝病及心。

小补肝汤证有超越正常生理之汗，而汗为心液，汗出过多，伤及心气，则可见心悸，此亦肝病及心之症状。

小补肝汤之头目眩晕，自是肝本病主证之一，大补肝汤证描述为"头目苦眩"，明确提出了眩晕而且痛苦，与小补肝汤证眩晕较轻者痛苦较大，而且已至"不能坐起"，影响了正常的生活起居。

小补肝汤证未述及脉象，从证推脉，当为弱脉，或有沉象，因为肝之用在于阳气升发，虚则温升不及，不及之甚则津液变生痰饮，进而血运不畅而瘀滞，出现结脉。结脉的出现，亦应视为肝病及心的证候，肝气之虚较为严重，已影响到心（血脉）的功用。

此汤的主治更补文，明确指出此证还可由跌打损伤，或虚证日久变劳，精气损耗过多所致。其病机为如前所述之痰饮、瘀血。描述症状的"常自惊恐，眠息不安"中，"常自"两字说明有持续的，无缘无故的出现惊恐，"眠息不安"则是惊恐感达到不能入睡的重度，"头目眩晕"中之"运"字，有"运转"之义，提示由前昏而不清的"晕"，发展加重为如现代所谓之旋转性眩晕。"呕吐"一词与原文之"干呕"，不仅有气机上逆之"干呕"，而且有物吐出。其中"多痰饮"，还可作为一类病证理解，如痰饮在胃，则可呕吐痰涎，溢于肌肤则可身肿。

更补文将大补肝汤证命名为厥痹，高度概括了该证的病因、病理、病位，它不仅是症状名词，更重要的是已把这一类症状升华为病的概念，成为一个病名，有特别深刻的意义。

"厥"有"尽"之义。肝之经脉名为厥阴，即阴之尽处之意，阴之尽处即极阴之处，寒属阴，热属阳，故厥阴经脉即极寒之处，因此也给厥阴赋予了极寒之意。因厥阴经脉与肝相系，故"厥"也就有了肝寒之意。

"痹"在《内经》有四义：一为病在于阴，如《素问·宣明五气篇》"邪入于阴则痹"，《灵枢·寿夭刚柔篇》"邪在于阴者名痹"；二为经络、营卫之气血闭塞不通，如《素问·痹论》云："痹在骨则重，在于脉则血凝不流"；三为麻痹之意，如《灵枢·寿夭刚柔篇》："寒痹之为病也，留而不去，时痛而不仁"；四为痛风历节类疾病，如《灵枢·寒热病》："骨痹骨节不用而痛"；《灵枢·长刺节论》："病在筋，筋挛节痛，不可以行，名曰筋痹，病在肌肤，肌肤尽痛，名曰肌痹，伤于寒湿"。

上述四义，除第一项指病位而言，其后三项均是从病理而言，其中三、四项是第二项的说明。病（或"邪"）在于阴，则属阴的肝足厥阴亦被束括在内，是"痹"与"厥"有同义，故在厥痹一词中，"厥"为肝寒之意偏言病位，兼言病邪之性，"痹"有闭塞之解，乃感受邪气而气血运行不畅，痰血瘀阻经络，营卫凝滞，甚而闭塞。因此，厥痹的含义即是肝寒所致经络闭塞。

《针灸甲乙经校释》（山东中医学院等编，人民卫生出版社1980年第一版），把"厥痹"释为"厥逆兼有痹症"，文辞固然明快，但义理有失肤浅，未能透入病因病理及病位。肝寒所致经络闭塞之解，"寒"限定在"肝"，似乎亦有局限之嫌，但若联系肝主温升，喜舒散考虑，则无不充贴，且经络闭塞，阳气被阻，则厥逆、痹痛亦夹括其中，故此，肝寒所致经络闭塞为厥痹之解是恰当的，至少作为大补肝汤诸症状的病名，是非常精确的。

大补肝汤证系肝虚殃及心虚，故其用药在小补肝汤中增入补心小汤，虽病已涉心，其病仍重在肝而心火生化之机未伤，故又舍去小补心之化味药（豉）。小补肝汤方义已如前述。小补心方义将在相应条文下详述，现仅将其在此补肝方中之作用和品位简述如下。

方中补心各药如异邦援军参战，极力配合主力军则可，故其用量皆为补肝小方诸药三之一。补心小方之旋覆花，《本经》谓"味咸，温，主结气，胁下满，惊悸，除水……"；《名医别录》谓"主……心胁痰水……通血脉"，胁及胁下属肝，故可助姜之温化以除肝病之痰水瘀血，为方中佐臣干姜之佐使。

代赭石《本经》谓"味苦（陶氏以咸论）寒"，《别录》谓主"……除五脏血脉中热，血痹血瘀……"，故可助姜桂温通血脉以除瘀血，兼可监制姜桂之热，为方中佐监佐臣之佐使，但陶氏此书中乃金石与草木药分类为方，此草木方中不宜用金石药代赭石，而以泻心之君药牡丹皮（其五行互助含学理，在后补述）代之，但牡丹皮本泻心方君，在此方中为援臣而用量当同于君，即当用三两。

竹叶为补心方中之监臣，竹发芽于春，其芽曰笋，雨后生长极速，所谓"雨后春笋"比喻事物发展之快已为通用词语，竹之干条达直上，与肝木属春，性喜条达之时令和特性相合，其叶色青且凌冬不凋，与肝木之色属相合，《本经》云："主痰热咳逆上气"，可协补肝方中之监臣五味子以防温升太过，故为方中监臣之佐使。

此方中之干姜，此追记本中五行互含属性与生姜统而言之，记为木中土药，不符大补肝方例佐臣五行互含属性之需。基于《本草纲目》引［禇曰］味"苦，辛"，又引李杲曰"干姜生辛炮苦"，可视为木中水药，切合陶氏用药法则。

在《辅行诀》中，姜应生干分用，才能满足用草木药二十五种之数，此追记本之泻肝方中已有用生姜之例，故应生干分论。

《纲目》引王安石《字说》云："（姜）能却百邪，故谓姜，初生嫩者，其尖嫩紫，名紫姜，或作子姜，宿根谓之干姜也。"李时珍云："干姜以母姜造之"，其所谓之母姜，当是王安石所谓之宿姜，即"霜后"所采之"老"者，并谓子姜与老姜，尚有"无筋"和有筋之别，生姜无筋，干姜有筋。另又引弘景曰"……凡作干姜法，水淹三日，去皮置流水中六日，更刮去皮，然后晒干，置瓷缸中，酿三日乃成。"据《本草纲目》载，子姜采于秋社前后，秋分后者次之，霜后则老矣，诸说可供参考。

生姜味辛属木，而具性热，趋上，发汗，通神明，与心火之炎上，其液汗，主神明相通，故又可称之属火而谓之木中火药，如此则与陶氏用药法则相合。

此方中之大枣，在衣抄本中为薯蓣，薯蓣味甘属土，仲景大薯蓣丸以此为主，主治"风气百疾"，《别录》谓"主头面游风，头风眼眩"，其主治皆肝木所主之"风"证，故可谓之土中木药，切合陶氏补肝方药组成对五味五行互含属性的需要，并能适合陶氏此书草木补泻方（不包括虚劳五补方）不宜用五果药的情况。此追记本中此方中之大枣，陶氏原作中应是薯蓣。

大补肝汤中之旋覆花、代赭石、姜、大枣为《伤寒论》116条旋覆花代赭石汤中所共用（干姜为生姜），其余药物，在大补肝汤中为桂枝、五味子、竹叶，在旋覆花代赭石汤中为人参、甘草、半夏。旋覆花代赭石汤主治病证病位在于心下，证为痞硬，噫气不除，为中土用虚，气机上逆之证，故用人参、甘草两甘味以助中土之用，又用半夏之辛以助其体而监之，大补肝汤方证则因肝虚致病，故有桂枝、五味、竹叶三味，两方虽然制度有别，但思路相关。

更值得注意的是，《伤寒论》160条，有证无方，所述脉证，与大补肝汤主证类同，笔者认为庶几可做此条脉证的治疗方剂，以弥补有证无方之遗憾。

该条文为"伤寒吐下后，发汗、虚烦、脉甚微、八九日心下痞硬、胁下痛、气上冲咽喉、眩冒、经脉动惕者，久而成痿"。其中胁下痛，病在肝位，气上冲咽，眩冒均与此大补肝汤证吻合，虚烦、脉微，经脉动惕与大补肝汤证之眠息不安（更补文）、脉弱、恐惧不安接近。

该条文为外感误治之证，且已明言"久而成痿"，"痿"与大补肝汤之"痹"，有密切联系，痹可致痿，痿可见痹，有其一定的因果关系。其病因虽有外感、内伤、跌打损伤之异，但殊途同归，皆可见相同或类似症状，临床者应知而不拘，随证而治。

仲景旋覆花汤，以旋覆花命名，当是以旋覆花为主药，用治肝着及妇人虚劳半产漏下。肝着为肝之病自不待言，虚劳半产漏下，病在胞宫，胞宫乃冲脉起始之处，位于少腹，冲脉隶属肝肾，胞宫为肝之辖区，故胞宫病可从肝而治，仲景深得旋覆花治肝之用但未昭明《汤液》味咸者心之用味之法旨，亦知月废指者。

大补肝汤用药总量十五两，约折今之113克，煎药用水量厘定为一斗，约折今之2000毫升，煎取四升，约折今之800毫升，每服一升，约折今之200毫升，分四次，白天三次，夜间一次，温服。

以下各方类此煎服法者，讲疏从略。

此方中所用小补心方之代赭石当为牡丹皮，并为臣药与干姜，五味子并列，详说见后补心方中。

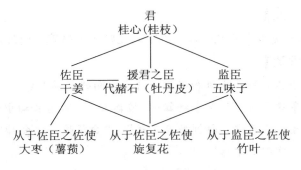

图 2　大补肝汤的组织结构图

【原文】

辨心脏病证并方

【讲疏】

本条是辨补泻心大小汤证的条文及方药的标题。包括心小肠、心包络及手少阴、足少阳及手厥阴经脉的病理和虚实证候。本段把火脏心一分为二，在大小补泻心方之外，又列出大小补泻心（包络）方四首，这是陶弘景将阴阳六气说纳入五行体系的一种举措。火一分为二，当为陶氏承袭《素问》禁刺论"小心"，《阴阳类论》"志心"及《难经》"命门"说而来，是唐代王冰运气学说中相火，及其龙火说，及后世朱丹溪、孙一奎、赵献可辈相火说的前驱，与孙氏之"心为君火，包络三焦为相火，亦亘古不易之定论"尤为相似。

心火的一分为二，因相火是土中之火，实为心兼属土火，其用药法亦可兼通二义，依心兼属土火脏论其包络方用药。

【原文】

心虚则悲不已；实则笑不休。（《灵枢·本神》文）[1]

【校注】

[1] 灵枢本神文：以上五字系先师张大昌先生所加之注。

【讲疏】

此条为心脏病虚证和实证在情志方面的证候表现。

该条源于《灵枢·本神篇》，该篇云："因悲哀动中者，竭绝而失生，喜乐者，神惮散而不藏"，"心藏脉，脉舍神"，"心虚则悲，实则笑不休"。

脏腑之"脏"，乃"藏"之义，即"脏者，藏而不泄"。五脏各有所藏，肝藏血、心藏脉、脾藏营、肺藏气、肾藏精。脏以所藏为体，所藏之用为用。

心之所藏为脉，脉之用在于容纳流动着的血液，故心以脉为体，以血流为用。

脉道内之血液，流而不止，止则命亡。故此，脉中血液流动的作用，即人体生命力的表现。此流动力量之源，即先天元气之运动，先天元气之运动力，由"两精相抟"而得，而"两精相抟谓之神"，此"神"有"阴阳不测"的特点，即非阴非阳，非气非血，无形无踪，它的形象只有通过心脏之作用，即脉内血液之流动才能显示出来。心属火，而火之用，在于发光，光亮则可见谓之明，所谓"日月合光谓之明"。故"神"之"明"由于血液流动的作用外现，如《素问·灵兰秘典》所云："心者君主之官，神明出焉。"

由此可见，心乃神明所在之地，而"神"是天上的，最高之"神"是上帝，而人间之帝王只能称为"天子"，即上帝（神）的儿子，因此神是能控制和管理君主的，就此意义而言，"心者君主之官"之"官"字，应读为"管"即心是管理君主的，因为它是神明所出之地。

火之用，不但在于发光，还在于能发热。热量为人体生命活动的动力来源，心属火，为君主之官，如太阳为万物生长之主宰。而火之形有跃跃而动、炎炎而上、熠熠而明的特征，为欢腾振奋，愉悦轻松，朗朗不拘之象，故其志为喜。笑为喜之外在表现，有火之象，但心为君主之官，乃至尊之位，其志由其臣使来实施。《素问·灵兰秘典》云："膻中者，臣使之官，喜乐出焉。"《灵枢·海论》云："膻中者为气之海"。膻中位于两乳之间，位近心肺，为宗气聚集之地，能为心肺输转气血，燮理阴阳，调节情志，因而它不但能使心之情志表达于外，还能调节心肺之间的关系。

心之体为脉，实证由脉不足而成。脉体不足则难以容纳其中流动之血液，因而热壅为火，发为笑而不止之象；若其血液流动力不足，则为虚证，动力不足则心火弱不足以制约于肺金，而肺金反克于心火，由于肺之志为悲，故可通过膻中的调节情志作用，而表现为郁郁不乐，情绪低沉消极的悲痛不止症状。

【原文】

心病者，必胸内支痛，胁下支满，膺[1]背肩胛间痛，两臂内痛，虚则胸腹胁下与腰相引而痛。取其经手少阴、太阳及舌下血者，其变刺[2]郄中[3]血者。（《素问·脏气法时论》文）[4]

【校注】

[1] 膺：胸之侧部。

[2] 变刺：针刺法的改变。

[3] 郄中：穴位名，即委中穴。

[4] 素问脏气法时论文：以上八字系张大昌先生所加之注。

【讲疏】

本条为心脏病及所涉经脉的虚实证候及针刺法。

本条可分为四个问题理解。

一是无论是虚证或实证，都可以见到胸内痛的症状。因为心居胸中，其所系的手少阴心经脉循行部位也及于胸部，故胸内痛为心病之主证。

《灵枢·经脉》云："心手少阴之脉，起于心中，下膈，络小肠……其直者复从心系却上肺……下肘内，循臂后廉。……是动则病……胁痛、臑痛、臂内后廉痛厥……"

二是心实证的证候。心有二府，一是小肠，二是心包络。小肠为"受盛之官"，其用为"化物出焉"。小肠之经脉名曰手太阳，太阳为火热的象征，火热的作用在小肠主腐熟水谷，变化精微。即小肠可使腐熟之后的水谷精微变化为赤色之血而归藏于脉；脉为心之体而容纳血流，而血之原出自小肠，故小肠为心之本，根据体有本意，及实证为体虚之概念，则可知小肠及其经脉不足为实证。

心为君主之官，本不受邪。包络为心之外围，可代心受邪而行其气，心居其中故亦为心之府。心包中所藏之火，名为相火，此火生于命门，寄存于肝胆，游行于三焦，而手少阳三焦经脉与手厥阴心包络经脉互为表里，包络属阴；且代心行气，故相火可藏于包络，以心为后天生命之主宰而言，则虽居火之位，而无君火光明、温热之功，其实并非无功，只是功归心君之火而已，所谓"相火以位，君火以明"，乃仿封建礼教之说。

《灵枢·经脉篇》云："小肠手太阳之脉，起自手小指之端，循手外侧上腕，出踝中，直上循臂骨下廉，出肘内侧两筋之间，上循臑外后廉，出肩解，绕肩胛，交肩上，入缺盆，络心循咽，下膈，抵胃，属小肠，其支者，从缺盆循颈上颊……

是动则病……肩似拔，臑似折……肩、臑、肘、臂外后
廉痛……"

"心主手厥阴心包络之脉，起于胸中，出属心包络……其
支者循胸出胁下腋三寸……是动则病……甚则胸胁支满……喜
笑不休"。

此两条经脉之循行，"入缺盆，络心循咽，下膈，抵胃"；
"起于胸中……其支者循胸"则病可有"胸内痛"。手厥阴心包
络经脉之"是动则病……甚则胸胁支满"，与本条之"胁下支
满"有关，而且，其"喜笑不休"，也属心实证之一。手太阳
小肠经脉循行之部位，"其支者循胸出胁下腋三寸"，即本条中
之"膺背"之处；其"出肩解，绕肩胛"，"是动则病"……肩
似拔，与本条之"膺背肩胛间痛"有关；其循行部位，"直上
循臂骨下廉……上循臑外后廉……是动则病……臂外后廉痛"
有关。

由此可见，该条之实证，为手太阳小肠和手厥阴心包络经
脉之是动则病者。至于本条中未明言此系实证，乃是省略文
法，当与其后的"虚则"证对看。

三是心虚证的症候。条文中对心虚证的描述为"胸腹胁下
与腰相引而痛"说明虚证和实证痛的不同在于"支满"和"相
引"。实证多在卫分和气分，或为有热之症，故以心"支满"
为特点；虚证则多在营分和血分，或为有寒之症，故以"相
引"为特点。其次，其胸、腹、肋之痛可涉及腰部。这是手厥
阴经脉之病涉及足厥阴肝经脉所致。《灵枢·经脉篇》云："肝
足厥阴之脉……抵腹，挟胃属肝，络胆，上贯肺，布胁肋……
是动则病腰痛不可俛仰。"

《素问·刺腰痛篇》中说："厥阴之脉令人腰痛，腰中如张
弓弩弦，刺厥阴之脉，在腨踵鱼腹之外，循之累累然，乃刺

之，其病令人善言，默默不慧，刺之三痏。"

肝足厥阴之经脉，挟胃属肝，络胆，上贯肺布胁肋，与本条之胸腹胁下痛相应，特别是对其腹痛特点的描述，更符合本条所说"相引"。其"腹痛不可俛仰"，是因"俛仰"则腹部紧张，使腹肌互相牵引而痛加重。《刺腰痛篇》形容其腹痛为腰中如张弓弩弦，更形象地表达了拘急紧张，"相引"而痛的特点。

至于为何把足厥阴肝之经脉病列为虚证，笔者不完全成熟的看法认为，足厥阴肝经脉之腰痛症，很可能是从手厥阴心包经络病发展而来，就此而言，则手厥阴经脉证在先为本，足厥阴肝经脉病在后为末，以本为体，末为用而言，则应以手厥阴经脉病为实证，而足厥阴病称之为虚证，此虚证类似现代之续发证。

四是针刺疗法。从本条证候分析可看出，心病实证系手太阳和手厥阴经之经络病症状，而手厥阴心包乃代心行气，仍以心手少阴经脉为主，且其症状无论虚实，皆与手少阴经脉有关，故其实证的针刺法，取手太阳和手少阴的经穴放血以祛其邪实。但条文中未明指针何穴，故亦可"宁失其穴，不失其经"，针其经线或所循部位即可。

《灵枢·经脉篇》云："手少阴之别……循经入于心中，系舌本，其实则支膈……"；"脾足太阴之脉，起于大趾之端……连舌本，散舌下，其支者，注心中……"

手少阴之别系于舌本，足太阴之脉连舌本散舌下，且舌为心窍，故心实证可以从舌下放血治疗。此处血管丰富，是络脉聚集之处，放血比较容易是放血治疗的适宜部位。

关于放血的办法，《灵枢·经脉篇》中说"诸经脉皆不能络大节之间，必行绝道而出入，复合于皮中，其会皆见于外，故诸刺经脉者，必刺其结上甚血者。虽无结，急取之以泻其邪而出其血"。说明放血疗法，应刺皮下静脉，因此处是诸经脉会集之处，而且最好选择"结"，此是易出血之处。此"结"很可能指静脉瓣而言。若无"结"则在其经脉处挑刺出血即可。

《灵枢·始终篇》还记载了舌下放血的具体部位和用具及适应症"重舌，刺舌柱以铍针也"。重舌为舌下肿胀高起，形如小舌，故名重舌，多为心脾热盛之症，故宜放血以泻心脾之热。所刺的舌柱，即舌下之大血管，因其形如柱故名舌柱。所用之铍针，为古代九针之一，为放血之针，现代用三棱针即可。

关于变刺，《灵枢·寿天刚柔》云："黄帝曰：余闻刺有三变，何谓三变？伯高答曰：有刺营者，有刺卫者，有刺寒痹之留经者。黄帝曰：刺之变者奈何？伯高答曰：刺营者出血，刺卫者出气，刺寒痹者内热。"

该条中"其变刺郄中血者"，乃针对心虚证而言，"郄中"王冰谓即"委中"穴。该穴属足太阳膀胱经穴，可主治腰痛，如马丹阳之四总穴歌中即有"腰背委中求"一句，故取此穴。然而此法治心虚证存在着两个问题，一是如前所述该症系足厥阴经脉之病症，何以针刺足太阳经脉之委中穴，而不取足厥阴经脉之穴以治之。这个问题还应从其病之来源说起。如前所述，足厥阴肝经脉之病，是从其手经传变而来，虽此足厥阴证被称为虚证，但其根于手厥阴经脉之实证。治末不如治本，故不用足厥阴经脉之穴。然而，若取手厥阴经脉之穴，因其经脉循行在上肢及胸而不及腰背，故应取手太阳经脉之穴以治其实，手太阳小肠之经脉循行亦不及腰背，故只好取与其相关密切，而又循行部位达于腰部之足太阳经脉穴了。第二个问题是，放血本治实证之法，为何此虚证却用之，岂不怕犯有虚虚之戒？其实，这个问题在前面已经有了回答，即此条之虚证乃由手厥阴之实证传变而来，实邪去则断其病源，故反用泻法。

因为虚证一般应该用补法，应浅刺以刺其卫分，但此条之虚，有其特殊性，故其刺法亦由应刺卫而变为刺血，即条文中说"其变刺郄中血者"。

【原文】

邪在心，则病心中痛，善悲，时眩仆，视其经[1]有余不足而调之。（《灵枢·邪在》文）[2] 经云：诸邪在心者，皆心包代受，故证现如是也[3]。

【校注】

[1] 视其经：衣抄本中无"其经"二字，当从。

[2] 灵枢邪在文：以上五字系先师张大昌先生所加之注。

[3] 故证现如是也：衣抄本作"故现证如此也"，当从。

【讲疏】

本条强调心病要辨证治疗。

本条录自《灵枢·五邪》，该篇中，"善"字为"喜"字，余皆同。

本条强调治心病要辨其虚实，即"有余"和"不足"进行调治，并且列举了心病的必有症状"心中痛"（即前条之"胸中痛"之义），虚证（善悲），实证（时眩仆）症状各一项，作为虚实辨证的例证。

本条之"邪在心"之"心"，当为心包络之谓。《灵枢·邪客篇》云："少阴，心脉也，心者五脏六腑之大主也，精神之所至也，其藏坚固，邪弗能容也，客之则心伤，心伤则神去，神去则死矣。故诸邪之在于心者，皆在于心之包络"，心包络之名，"心包者"心之外围之意。络即网络，其经脉网络于心，故称心包络。

关于本条中心病之共有症"心中痛"及其虚证的"善悲"病理，前已述之，不复述。至于为何把"时眩仆"列为实证，还须进一步说明。

首先应明白心通五脏而为之主，即为"君主之官"的原委问题。

十二经脉之起止，除了手少阴之经脉"出属心系"，其他各经脉皆起于他处而入于所络之脏或腑。手少阴之脉"出属心系"，是指心脏与其他脏腑联系的脉络。滑仁伯指出："五脏系皆通于心，而心通五脏系也"。张景岳更加详细地说："心当五椎之下，其系有五，上系联肺，下系心，心下三系联于脾、肝、肾，故心通五脏之气而为之主也。"《中医名词术语选释》认为心之所系"指直接与心脏联系的大血管，包括主动脉、肺动脉、肺静脉以及上下腔静脉"共五条。心经脉的起止和联系他脏经脉的特点，是心通五脏之气，为君主之官的依据。

由于心通五脏之气，且为"君主之官"，故一旦受病，则易波及他脏他腑，即所谓"主不明则十二官危"。

本条所列实证之"时眩仆"正是由心及肝的病证。"眩"为视物昏花，目本肝之窍，肝病故眩，眩之甚则可致"仆"。

心病可见他脏之证，已如前述。但为何认定心病及肝的"时眩仆"为实证呢？

实证，是体失常之病证。心属火，为肝木所生，故以肝木为本，本病即体实之证，故肝实热证易传入心，而表现为心肝火热证，火热灼肝窍则目视物不清，甚而仆倒。该证属火，其来也急，其去也速，故此眩此仆谓之"时"。即阵发性的视物昏花不清。

条文最后指出了"视有余不足而调之"的治疗原则。也就是要掌握虚则补之，实则泻之的原则，无论针刺还是使用药物，都应该如此。

【原文】

陶云：心德在软。故经云：心苦缓[1]，急食酸以收之。苦泻之，咸补之。

【校注】

[1] 缓：松、弛、慢之义。散惮而不紧张的样子。

【讲疏】

本条是心脏虚实病症按味用药的原则。

该条文字系摘录于《素问·脏气法时论》。

心在五行属火，其气化法于四时之夏，在四时中，夏季为植物生长繁茂秀丽的时期，是植物生命过程中的全盛阶段。此时植物欣欣向荣的特征充分地表现出来，这是植物得到自然界滋养润泽的结果，是夏天之气对植物的恩德。一切生物肌体的坚枯刚燥，是生机衰败甚至死亡的标志，而荣采柔润则是生机旺盛生生不息的标志。如植物之谷类，熟则禾干，果成则壳坚，幼苗则柔嫩而多汁，又如在人则年少者脉管柔而皮肤润，年老则脉管硬而皮枯燥。夏之气对自然界的恩泽在于柔和软，因此心之气也应为柔而软，心软之气乃是对人体生命的恩泽，因此《内经》上说："心德在软"。

在自然界里，至柔至软而能润者莫如水，而《周礼·洪范》云："水曰润下"，又云："润下作咸"因水性趋下，自高而低，下流归聚于海洋，在此过程中而产生了咸味，故此海水味咸。由于海是水聚集之处，从而便有了咸者能润的说法。此说被《内经》作者所采纳，故《素问·脏气法时论》有咸软之说。

由于心对人体生命之恩德在于"软"，故人心之气化要经常有柔软之气以供生命活动的需要，就应补充咸味之品以维持其柔润之气。故《素问·脏气法时论》云："心欲软，急食咸以补之"，亦即本条"以咸补之"的根据。

然而夏之气热，为火之性，心气法于夏而属火，火之体烈而燥，势急而炎上，正所以用以协调柔润滋泽之德。夏火以刚燥为体，在人则以所藏之脉为体，脉坚韧有力则血液内藏而不横溢旁出，软弱无力则血流滞迟而不能润泽四肢百骸以显其用，故应以能坚之苦味强其脉以助心体，助心体即是泻，故云"苦泻之"。

夏火之性急迫燥烈而势趋漫散上炎，故曰"心苦缓"。若心火之气过亢，则所舍之神不能安宁于内，血液之流汹涌而横溢上逆，如《内经》所谓之"病起于过用"，《周易》谓之"亢龙有悔，盈不可久也"。当用能收能敛之酸味药收降其自亢之势，救其过用之伤而益其正常气化，即本条所云：宜"急食酸以收之"。

【原文】

小泻心汤。治心中卒急痛，胁下窒[1]懑，气逆攻膺背肩胛间，不可饮食，饮食反笃[2]者方。

龙胆草　栀子各三两，打　戎盐如杏子大三枚，烧赤

上三味，以酢[3]三升，煮取一升，顿服。少顷，得吐则瘥[4]。

【校注】

[1] 窒：衣抄本作"支"，当从。

[2] 反笃：反而更加严重。

［3］酢：醋。

［4］瘥：痊愈

［5］得吐则瘥：衣抄本作"便得吐便差，不吐亦得"。其中第一个"便"字系衍文，余当从。

【讲疏】

该条为小泻心汤的主治、方药及煎服法。

心属火，以火为体，体病为实，实证宜泻，故泻火即能泻心。火之性为热，故泻心之方即清热之方。

其症状"心中卒急痛"既表达了病位，又表达了病的特点心位在胸，其病位"心中"，当指心所在的"胸脘"里面，"卒"表明其发病突然，"急痛"表明情况紧急，痛的性质急迫和病人焦躁的情绪，一"急"字，含有三意，形象地描述了火病的发病方式、症状特点和病人的情绪反应。

火盛则热大，物受热则弛而张，由于代心行气之心包络经脉，"起于胸中……其支者循胸出胁下"，其经脉受热邪之冲击而动，故"胸胁支满"。"支满"支膜满闷之谓，乃经气弛张壅塞之自觉症状。

经脉之气运行不顺，则攻及膺背肩胛间（前已详述其理，不赘）。

手少阴心经脉之运行，下交于手太阳小肠经脉，手太阳小肠经脉"抵胃"，胃以纳谷为用，若病及手太阳小肠之经脉，则胃亦受其牵连而纳谷功能不足，出现"不能食"的症状。若勉强进饮食，胃中气机壅塞，致使手太阳小肠之经脉运行更加不顺，故而可使心胸诸痛攻冲支满等证更加严重。

方中栀子，《本经》谓其"味苦寒"，《别录》谓"大寒"。其树喜湿而恶寒，以其喜湿，故需经常灌溉，以其恶寒，故冬月须于树之北面夹篱以蔽风寒，以其喜湿恶寒，能于湿热之中成其苦寒之性，故善解未成坚结之湿热，使火气上出而转为清肃。小泻心汤证以火邪为主，水虽因火而动，但尚未成胶结之痰，而为清稀之饮，或仍为热湿蒸化之气态，其湿其饮，走窜经络则攻冲不定，时发时止，若留于脏腑，则心神不安，栀子与此诸证均甚相宜，故以此泻热蠲饮者为君。因其味苦属水，色赤像火，可称为水中火药。"凡苦寒之物能下能坚，唯栀子反使坚结者解而上出，火空则发之义也。"（《本经疏证》引芦芷园语）。可见栀子泻火于宣畅之特能，条达宣畅为肝德，此具制火水性而持肝德者又可谓之系水中木药。

龙胆草《本经》谓其味苦气寒。其味苦可助心之体，气寒则可清泻其热，故为方中之佐臣。龙胆之性，逢热能清，遇火则折，然而其清不如大黄之荡涤，折不如大黄之摧逐，不泻不降，乃自内达外，畅发极内之火邪，宜于火热郁而不畅，尚未结聚者。

衣抄本中戎盐为盐豉。考仲景栀子豉汤之主治文中有"烦热，胸中窒者"，"心中结痛者"，"反复颠倒，心中懊憹"诸语，与此方主治多文有雷同，可知豉在此方中当为固有之品。

据《纲目》云："许慎《说文》谓豆豉为配盐幽菽者"，而陶氏手订之《别录》只载淡豆豉，《纲目》引陶氏谓"豉出襄阳、钱塘者美，而入药取中心者佳。"至于咸豉之药用，始自陈藏器，谓"蒲州豉味咸"，并记有盐豉酿造方法，特别提出"蒲州豉味咸"。可以认为陶氏时期虽已有咸豉，但陶氏不入药用，唐初陈藏器时期或稍早盐豉才入药用。现传承本中有用盐豉者，或为唐初（或更晚）《辅行诀》整订者所为。

尽管陶氏有草药木五补泻方不用谷类药的理念，尚不可完全排除陶氏此泻心方例中不用豉。因陶氏手订之《肘后》及《伤寒论》中，栀豉同用所治与此方所治雷同，乃如陶在此书中所云："当代名贤，咸师式此《汤液经法》，造福含灵。其间增减，虽各擅其长，或至新效，似乱旧经，而其旨趣，仍方国之于规矩也。"在此大环境中，陶氏所见到的《汤液经法》中本来就有豉而被其择录的情况，亦不无可能。

据陶氏用药法则，小泻心方应有由二苦一咸组成，而《别录》谓淡豆豉"味苦，"，孙真人亦从之，此正是心之体味，乃泻心佐臣所需，其原料豆为肾水之谷，苦为肾之主味，其五行属性当是水，其性"轻而上行，善发上焦之蕴结，"有"宣水化而轻扬条达之功"（俱见《本经疏证》），现代亦多用于发表，宣邪，取其辛散之功，故又可谓其在五行属木，在五行互含属性上谓之水中木药，为此小泻心方中佐臣之品，代此本中之龙胆草药为宜。

另一方面，豉由豆酿制而成，经酿制后，其质变为轻虚上行，有类火性炎上之象，所主治又有"烦燥"（《别录》）之神志证状，与心有亲和性，又可以认为其五行互含属性为木中火，此说在将在从土论心时涉及。

小泻汤证，因于火气之盛，火盛则损阴，其治重用苦味，则易生坚生燥，若阴液损且气多燥坚，则心不能行其润泽滋养之德，故应以咸软而润之药为佐监之臣。

此方中之戎盐，取其不仅气味"咸寒"（《本经》），而且主"心腹痛"（《名医别录》），《本经疏证》载："戎盐自然而生，其成难，其化入津液则难"，"凡心腹痛之宜于盐者，定系留痰停饮，唯其饮之稀，力能攻冲击撞，乍发乍止，故以食盐劫而吐之，饮去而卒者遂已；唯其痰之稠，势则凝固胶黏，久留不动，故以戎盐化而渗之，痰去而不卒者能已"小泻心汤证为"卒""急"之痛，且煎服法后又云"得吐瘥"是与食盐之适应证相合，然而食盐虽然善吐，但其性"咸温"（《名医别录》），似又与此证火热盛之病机不利，《本经》言大盐"甘咸寒"用于此方较宜。《本草备要》盐条载"治笑不休，用盐煅赤水下"，笑不休为心实证，可见盐在泻心方中之重要。戎盐味咸属火，为咸水煎炼而成固态块状，有水极似土之象，故可谓之火中土药。为方中之监臣。

用咸豉者，又别有新意。此病位在上焦，在上者宜引而越之。方用吐法意在于此。此证之火，为心气不能宣畅之郁热，宣而越之，郁热自退，豆豉味淡气宣，解郁发越，其制作过程中，饱收湿热之气，故当能深入饮、热之中以解散之。又豆豉为黑豆所制，豆为肾之谷，黑为水之色，又经盐渍，感为肾之化味，故其性能益肾水以滋泽，软坚至柔以顺心欲，正能防此证因火所生之坚燥刚枯，而布心德以至润泽柔润。

豆豉与栀子同用，在《伤寒论》名为栀豉汤，治伤寒汗下之后胸中热痞，虚烦不得眠等证。其"胸中窒"、"心中结痛"证与本方证之"心中急痛""胸胁支满"类似。《肘后百一方》中用栀豉汤治"腹内有结坚，热癖使众疾者，急下之"，"心腹俱胀痛，短气欲死，或已绝，及霍乱吐下后，心腹烦满"，亦与此证之"卒急痛""胸胁支满""不能食"类似。

从《伤寒论》与《肘后百一方》对栀豉的使用，可以看出二书对栀豉同用所针对的病位有所差异，所属治疗亦有不一。《伤寒论》所治在于心胸，位在上焦。栀豉类方剂均云："得吐后，止后服"，当属催吐剂，法"病在上者，引而越之"的原则。《肘后》所治在于心腹，位在中焦，为"急下"之剂，法"病在中下焦者导而下出"的原则。

此二书对栀豉作用的部位，一云心胸，一云心腹，其在心则同，然而此"心"应当分别是"腹部"和"胸部"的代称。若非如此，以心在胸中，何《肘后》不云吐或吐兼下？因为

"心"有中心的意思，而此"心"字若以人体高度而言，脐正居其中心，其上下皆为腹，故"心"亦可指腹部，不必单指心脏而言。

为何同是含栀豉两药，其功用有吐下之别？

其实，二书中药同功异的秘密在于豆豉的服用量及其浓度上，即量大而浓者能下，反之则吐。

《肘后》栀豉汤用，栀子十枚，豉七合，以水两升，先煮豉取一升二合，绞去滓，内栀子，更煎取八合，又绞去滓，服半升，不愈者尽服之。此方比《伤寒论》栀豉汤多用豉三合，少用栀子七枚，少用水二升，最后煎取汁少七合，每次服用量少一合半。二方比较可知，其《肘后》方中栀、豉比例较《伤寒论》方豉多栀少，但临床所见未见服栀子而吐者，诸本草书中亦未见其能吐的记载，故其吐与否，不在于栀而在于豉。我们还可以发现，以豉的用量，煎取汁中含豉量及每次服豉量计算，每次服豉量《肘后》较《伤寒论》多一倍多，亦可证明与每次服豉量有关。二书差异之处，还在于所煎取汁的浓度。即《肘后》方中较《伤寒论》方豉的浓度大三倍多，这应该也是吐下异功的原因所在。为便于参考，现将二书中栀豉汤比较，列表如下：

表1　《肘后方》《伤寒论》栀豉汤比较

书　名	栀子用量	豆豉用量	水用量	煎取量	每次服用量
肘后方	7枚	7合	2升	8合	5合
伤寒论	14枚	4合	4升	15合	7.5合

但是诸书中尚未见豉浓度大小对吐下有所影响的记载，对盐的使用，倒有相关记载。考《肘后》治"卒腹痛"有单用大盐一把治疗之方，方后云："多饮水送下，忽吐即瘥"，说明"多饮水"使盐浓度变低，才能起到催吐的作用。无独有偶，

《本经疏证》讲得更为明确："盐入口能令人津液升而裹之，于是复多饮水以激之，乃能令人作吐，非盐能令人吐也。"先下盐未使胸脘之积痰伏饮被盐劫动，然后饮大量水，饮邪与盐水相溶，激荡而出。若将盐溶于水中服之，则无激荡之力而不能催吐，但可降下胃肠饮邪滞物，高浓度盐水点滴频咽治幽门水肿所致顽固性呕吐，低浓度盐水顿服治习惯性便秘，皆为临床常用简便效方。

因此，我们可以认为衣抄本此泻心方中用咸豉有二物协同作用的意义。同时由于栀豉汤之主治，与此小泻方相近，可以认为此方当由栀豉盐三味组成，即以苦味之豉代此方中之龙胆草。

至于衣抄本方后服法所谓"得吐瘥，不吐亦得"乃是得吐瘥者系偏于病在心胸诸症，不吐亦得者，当重在"不能食，食则反笃"者，临床使用时，可根据其症状之定位，病在上者用低浓度药液，病在中下焦者用高浓度药液以把握其吐与否。

此方煎药用醋而不用水，因醋之味酸，乃心之化味，且酸者能收，收为秋之气，其时天气凉爽，故俗有"酸凉"一词。凉则有益于心火之症。醋，古名酢，又名苦酒，又名醯，用谷米诸粮酿制而成，其酸味生于郁蒸发酵过程中。郁者密闭谷物而不宣，蒸者加谷粮以湿热。密闭者，曲而不伸，蒸腾者，发而直上之象，谷粮郁蒸而发酵，酵则味酸。故《周礼·洪范》云："曲直作酸。"醋乃谷物所制，含有谷气之精微，故可养人之脏，用于此泻心汤中，则能助心之气化。又因其味酸，《内经》谓："酸苦涌泄"，与方中胆草、栀子之苦味同用则能涌泻，"涌"者，有向上之义，故能助气宣发上行以至吐，"泄"者有泻下之义故能助气下降而排出。此方"得吐者瘥，不吐亦得"于醋皆可各随其证而用。但是依该书诸小泻方均无本脏化味之通例，则此方中不应用醋煎。

【原文】

大泻心汤。治暴得心腹痛，痛如刀刺，欲吐不吐，欲下不下，心中懊恢[1]，胁背胸支满，腹中迫急者方。

龙胆草 栀子_{各三两，打} 苦参 升麻_{各二两} 豉_{半升} 戎盐_{如杏子大，五枚}

上六味，以酢六升，先煮上五味，得三升许，去滓。内戎盐，稍煮待消已[2]，取二升半，服一升。当大吐，吐已必自泻下，即差。一方无苦参，有通草二两，当从。

【校注】

[1] 懊恢：神气不安的样子。

[2] 消已：溶化完毕。

【讲疏】

本条为大泻心汤的主治、方药和煎服法。

本方主治病证，是小泻心汤证的发展或者症状之严重者。在发病形式上，小泻汤以"卒急痛"描述，此条则云："暴得心腹痛，痛如刀刺"，"暴"较"卒"更为突然，而且有猛烈之义，小泻汤之"卒急痛"指"心中"而言，此条则扩散及腹而称心腹痛，又对痛的程度描述为"如刀刺"，形象地说明了其病的严重程度和痛的特点。小汤证中有"胸胁支满，气逆攻膺背间胛间"，此条则云："胁背胸支满迫急不可奈"，不但胸胁及胸两侧及肩胛间支满攻冲，而且由"肩胛间"扩散至整个后背有迫急不可忍耐的感觉。除此之外，比小泻汤证还增加了"欲吐不吐，欲下不下，心中懊懊"这些反复颠倒、坐立不安的痛苦感觉。

此大泻心汤较小泻心汤症状加重，在治疗上则应采取相应措施。病久则本脏气化伤损，故在小泻心汤中加入心之化味

（酸）药一种以助之。又因已有腹痛，欲吐不吐，欲泻不泻等中焦脾土受邪症状。按本书通例，应再加入脾土体、用味各一两以调理。小泻心汤中戎盐，因证兼脾湿，咸润防燥的意义已不十分紧要，但其咸寒泻火，渗化痰饮，令人吐泻而导邪外出之用，仍为本方所需，故亦应依本书通例，减至小汤用量的三分之一而为佐臣之使佐。

豉之性寒可协胆草、栀子以除热，含阴精又可防二药苦而生燥，性轻扬可防二药趋下太过，与栀子同用仲景名栀豉汤，治伤寒下后虚烦不得眠，栀赤豉黑，寓有既济水火、交通心肾之意，及本书酸苦除烦之理，堪称方中佐监之臣。

本条豆豉用量为半升，衣抄本用盐豉三两，用量悬殊较大，可依本书"数量同于君而非主，故为臣"之条文，从衣抄本用三两之说，约折今之 22.5 克。

今实测依古法（发制七次）所制之淡豉，每古之半升（约100 毫升）约重 49 克，较君药用量（三两，约折今之 22.5 克）多一倍强。古法制盐豉，方法类似淡豉，仅每 10 斤原豆加盐 1 斤，古三两豉约用原豆 41 克，当含盐 4 克许，盐豉三两，实用豉约 18.5 克。

戎盐，《本经》谓"主明目益气，坚肌骨，去毒蛊"，《别录》谓"味咸寒无毒，主心腹痛、溺血、吐血、齿舌血出"。其味咸可走血，性寒可降火，又能渗化痰饮，能治因火热而心腹留痰停饮所致之疼痛。与此大泻心汤证相宜，故用之。

本方为涌泄剂，其力赖于盐者甚多。日常生活中，常有偶食盐粒少许，复饮汤水而呕恶致吐，又如前引《肘后》催吐方及《本草备要》治心实痰热笑不休，均用盐服下而后饮水，以吐取效，在本方中可佐豆豉之宣发，升麻之升阳以使药力趋上而涌吐；又常见治习惯性便秘，或术后不通气，空腹饮下淡盐水，大便通下者，是盐又可增强胃肠蠕动，而通便通气在本方中可佐胆草、栀子之清降，使药力趋下而导邪外出，故为方中佐监臣药之使佐。

本条本药之用量为如杏子大五枚，若依本书通例，则应用杏子大一枚。今实测如中等杏子大三枚之盐，约重90克，则应用30克。

盐吐泻之功，不仅在于用量，更重要的是服用方法及其浓度。如前所述可知先服下盐末，再多饮水，些许之盐，亦足以涌吐；虽盐量较大，溶于水再服，则善通下。若以饱和溶液（含盐约36%的水），频频咽津，反而可治疗因胃幽门梗阻水肿所致之呕吐。

笔者以为本方中之盐，欲催吐者改用先服盐末，再饮药汤更好；欲兼泻下，则可用高浓度药液，但欲通下，宜低渗（盐含量低于0.9%）者。使用时应据情而从，灵活把握。

又本方中之戎盐，又名胡盐，或大青盐，出自新疆、青海湖中者，它如池盐、井盐、海盐，又皆称大盐或食盐，《别录》云食盐"味咸温"者，系指经日晒火炼硇水而成之盐，已变水成金，含有火气，故云性"温"。究其功用，则与戎盐略同，可以通用。

升麻，《本经》谓其"味甘"，"主解百毒，杀百精老物殃鬼，辟瘟疫瘴气，久服不老，轻身延年"，《别录》谓其"苦平""主邪气蛊毒，入口皆吐出，中恶腹痛，时气毒厉，头痛寒热，风肿诸毒，喉痛口疮"。该药口尝之甚苦，符合《别录》之说。为何如此至苦之药，《本经》反称其甘？笔者以为因其有良好的解毒作用，即能解除对人体有强烈峻猛并非常不利的因素，《金匮要略》治阳毒用升麻汤，以该药为主，后世每用升麻代犀角，皆是取其解毒之功，由于该药可缓解毒物所至的急危病证，基于"甘者能缓"的理念而称其味甘。

本方证病机为心火病及脾湿，湿为阴邪，与心火相搏，阳火内郁，性变暴戾，对人危害之大，可谓之毒。升麻质轻多孔而善解毒，邪在中上者尤宜，于此方中可助豆豉之畅发，使火邪外出，其势上升，又可使邪涌吐而出，故取《本经》之说，作为助脾用之味，《经》云："脾德在缓"，缓解火热蕴毒之暴戾，即行脾之德用，堪称土中火在此方中为佐监臣之使佐。

《本经疏证》谓升麻"根除内白外黑……花白实黑是为金贯水中，水从木升，仍发越金气以归功于畅水也……"。《本经》谓其味"甘"，属土，而又具金秋收降清肃之功，故又可称之为土中火药。

苦参，《本经》谓"味苦"，与口尝之味相符，显然非本方助脾体用辛味之需，然而从其功效分析，称其味辛亦甚恰切，《本经》谓其"主心腹结气，癥瘕积聚，黄疸，溺有余沥，逐水除痈肿，补中明目止泪"；《别录》谓其"养肝胆气，安五脏……利九窍……"。《本经疏证》谓其"本乎土而受疏于木"，乃"以收摄为流通"，"借肝之疏成土之防，而为水之治"。其功在于输利水湿，助肝胆疏泄之机。现代治肝硬化水肿，有单用之者，巨鹿尹庆高先生，治肝病名闻一方，治腹水亦此药为主，又如《金匮》贝母苦参丸，主治妊娠小便难，皆可证其疏利水湿结聚之功，根据《内经》辛者能散之理，则谓苦参味辛，自在情理之中。该药在本书二十五味药五行五味互含表中未载，观此方中之用，实以辛味论之。大抵本书之药味说，本于《本经》《别录》及《桐君采药录》，但又不拘此，必以实际功能论药味，它如豆豉、大黄皆若此。

苦参能治"癥瘕积聚、黄疸、逐水、除痈肿，可知其性能疏泄痰水湿热结毒，协栀子、升麻以清热结毒"；能"明目止泪""治尿有余沥",可知其性能收摄阴液,坚闭中以行疏散。摄阴液则可协豉启阴精以上奉心火;坚闭火热之气则附结之痰饮水液易于疏散,助盐之渗化胶硬结聚;《肘后》治卒心痛方,用"苦参三两,苦酒升半,煮取八合,分再服",《外台》"治天行病四五日,结胸满痛壮热"用"苦参一两,剉,以醋二升,煮取一升二合,尽服之",并谓"天行毒病,非苦参醋药不解;及温复取汗则愈";本县已故名老中医王化民家传治癫狂方,亦单用醋制苦参取吐,可知苦参与醋同用,确为催吐除痰热之妙方,本方中煎药亦用苦酒,更可助盐、豉、升麻、栀子催吐之力,故可称为方中佐监臣之使佐。

衣抄本有"一方无苦参,有通草"之小字注,显然可以通草代苦参。

通草,即今之木通。《本经》谓"味辛",《别录》谓味"甘",本书从《本经》之说,可为方中助脾体之味。《本经》谓其"主恶虫,除脾胃寒热,通利九窍,血脉关节,令人不忘";《别录》谓其"疗脾疸,常欲眠,心烦哕,出声音,疗耳聋,散痈肿,诸结不消,及金疮、恶疮、鼠瘘、踒折、齆鼻息肉,坠胎,去三虫"。其用在通利小肠膀胱壅塞,疏散心络胸膈之血聚,乃心之脏腑两就之品,可瀹血之源以通利血脉,正受气取汁变化而赤之本,使血水畅利而湿热除。脾主运化水饮而恶湿,祛湿即是助脾;心属火,主血脉,火亢则为害而血行不畅,除热即是泻心,用木通心脾两治,正合此方之意,且《别录》有味"甘"说,可谓之木中土药。又《纲目》引雷公谓其味"苦",苦为水主之味,故又可称其土中水药。

本方证常见于现代医学的急性胃肠、食道炎、食物中毒、冠心病、更年期综合征及神经官能症中,有相应症状者用此方可收良效,笔者体会,对见有心率加快者尤宜。方中苦参,现代研究资料证明，能延缓时程电位，有减慢心率，治疗心律不齐的作用，但对虚寒诸证，又当禁用或慎用，曾见用此方而吐泻不止者。

《肘后》载有治"暴得心腹痛如刺"方，方为"苦参、龙胆草各二两，升麻，栀子各三两，苦酒五升煮取二升，分两服，当大吐，乃瘥"，较本方缺盐、豉，主治，煎服法略同，可互参。

根据《辅行诀》心兼火土的理念和陶氏组方法则，结合对前述泻心方药的五味五行互含属性的认识，大小泻心的用药情况应如下二表所示：

表2　从火论大小泻心汤方组方规律表

方名	君臣佐使及相应药味			五行互含
小泻心汤	君药		栀子	水中火
	臣药	佐臣	淡豆豉	水中木
		监臣	戎盐	火中土
大泻心汤	君药		栀子	水中火
	臣药	佐臣	淡豆豉	水中木
		监臣	戎盐	火中土
	佐使		通草	木中水
			升麻	火中土
			酢	金中水

表3　从土论大小泻心汤方组方规律表

方名	君臣佐使及相应药味			五行互含
小泻心汤	君药		通草	木中土
	臣药	佐臣	淡豆豉	木中火
		监臣	升麻	土中金
大泻心汤	君药		通草	木中土
	臣药	佐臣	淡豆豉	木中火
		监臣	升麻	土中金
	佐使		栀子	水中木
			戎盐	火中土
			酢	金中水

由于从土论大泻心汤与从火论大泻心汤基本是君臣药与佐使药的易位，故其用量可不拘佐使为君量三之一的常规，用诸药各等份（各三两），以更好地体现土火同治的精神，下大补心汤同，不再提示。

【原文】

小补心汤。治胸痹不得卧，心痛彻背，背痛彻心者方。

栝楼一枚，捣　　薤白八两　　半夏半升，洗去滑

上三味，以白酨浆一斗，煮取四升，温服一升。

【讲疏】

心属火，法时于夏，其形惮散不定而质柔，其性热而急。一年之中春夏阳气渐显而属阳，秋冬阳气渐潜属阴，故春夏之气为同类。肝之气散而柔，心之气软而缓，柔有和义言其形，软有弱态言其质。四季之序先春后夏，五行（脏）相生，则先肝木而后心火，其气则由柔而软。柔软者在于滋润，滋润之由，缘于气血津液敷布，一旦津液气血运行不畅，则化为痰涎瘀血，附着脉道经络之中，脉络闭塞而为痹证。心之经脉运行，起于心络于心，故经络闭塞，心窍亦闭而欠通，心之位在胸，窍痹则胸痛，心之经脉亦行于胸，而其俞在背，心病则俞病，俞病则心病，脏腑与经络密切相关。心痛彻背者为脏病及于经俞，背痛彻心者由经俞而及心脏。由于心为君主之官，主不明则十二官危，对人体生命之影响最大，心属火而性急迫，发病多急卒而危重，甚则卒然而亡，令人谈病色变，故病人常见恐惧不安，心神不定的症状。但是心有痰血瘀阻，至神不守舍，更是令人恐慌不安，坐立不宁的主要原因。

心属火，以热为用，热不足以温化，则津血凝为痰涎瘀血，以致阻脉道、塞心窍、闭经络，发为胸痹。其治疗宜助心用除痰血之瘀阻。然痰血之瘀阻者必附着于脉，故其治宜滑降之品以利其去附着而收力半功倍之效，附着于脉道之痰涎瘀血除，则心窍畅，经络通而痹痛止。

　　此小补心方中三味药，均有利于祛除附着脉道之物以治痹。每见修车工以栝楼鲜瓤代肥皂洗涤油污，油脂类积存附着于手者旋即除去。现代所谓之人体血管壁之脂类沉积，犹古人所谓之燥坚之痰，可赖栝楼以除之，其性能开胸利气，恰切"胸痹"之病位，义理与现代医学之"冠心病"类通。故为方中之主药。《本经疏证》引庐芷园曰："《本经》栝楼主治，不分根实"，《别录》推广"实主胸痹，悦泽人面，遂有根实之分"。足见陶氏对栝楼主胸痹之重视。栝楼实味甘属土，成果色黄属土，可称为土中土药。

　　薤白，《别录》谓其"苦温"，"去水气，温中散结气"，其质亦甚滑泽，其温可化痰饮而行瘀血，其滑可助除着而不去之痰血，且其温可监栝楼寒凉之性，故方中用之。苦为肾之主味，能温化中焦脾胃以去水气具脾土之功用，故可称水中土药。因其色白，属金，故又可称为水中金药。

　　半夏，《本经》谓"味辛"，《别录》谓其"消心腹胸胁痰热结满"，"疗萎黄"，"悦泽面目"，"伤寒寒热诚，心下坚"。《纲目》引甄权《药性论》云"除瘤瘿气"，引张元素《洁古珍珠囊》云"消肿散结"。本方中洗去其黏滑而长其燥烈（《本经疏证》云其"体滑性燥"）开结，以监栝楼、薤白之滑泽，以免受痰饮阴邪之格拒，佐其开痰血之结。

　　半夏之根块生当夏之半（夏至），老成于八月，秉承盛夏之火及初中秋金之气，心火主味为咸，肝木主味为辛，《本经》

从成时着眼而谓其味辛，而不言其味咸，乃就成而言。凡事皆先生后成，生为本成为末，不言其火之咸则有不全面之嫌，此邹润安先生论药以"体用"之理。就此而论，半夏当为咸辛之味，而称火中木药。就其实际功效论，如前所引诸说，"除瘿瘤"，除坚散结，皆咸药对病邪而言（辛散可使痰水四布，而有所出路），痰水去则病消。"疗萎黄，悦泽面目"，乃咸药对人体而言，津血运则肌肤润泽而不萎。人体为本，病邪为末，本末皆系于咸一火味，则又可称之为火中火药。

白截浆：色白属金，味酸属金，可视为金中金药，此物又能救霍乱泻痢之急，可发越上行而醒睡除烦，有火急迫上炎而清神之性，故又可名为金中火药。

对于补心方所用之药味的问题，也存在心兼火土之理念，而这种理念的形成，乃汉古今文学家论争文化的积淀现象，有其深刻的历史背景。

在五行五脏配属学说发展史上，尚有一个火脏为脾的说法，它属汉代古文家之说，曾与今文家心脏属火说并列互存，至少仲景之作是兼有两家之论的（详论请参考拙著《伤寒论阴阳图说》·第三章·四节·五），陶氏很可能是继承了仲景观点的。本方与《金匮》之栝楼薤白白酒半夏汤，主治仅多"背痛彻心"四字，且此四字又与"心痛彻背"互有关联；药物组成则仅薤白多用五两；煎药法中无白截浆，有白酒且少三升，且《金匮》治胸痹有公认为脾家方剂"人参汤亦主之"的条文，也支持这种推测可以成立。

本方诸药之味属尚有进一步分析的必要。

栝楼，《本经》谓栝楼根"味苦"，依庐氏所说《本经》主治不分根、实，但其根口尝之味甚苦，其实中之子尝之亦甚苦，谓其味苦，当为尝其根、子而定之味，陶氏承仲景栝楼治胸痹而推广之，所用者为其果，栝楼实中之瓤尝之甘甜如糖，今人尚有糖栝楼之称，故可称其味"甘"，惜陶氏手订之《别录》亦未载其味为甘，但从《本经》所载主治"消渴，身热烦满，大热，补虚安中，绝续伤"，确无此胸痹证。以主证测其味，用栝楼治胸痹义在甘而不在苦，尽管本方云栝楼"捣"，有其子之苦味在内，我们仍不能忘记胸痹之心胸痛有"急"的特点，而五味中，"甘"是缓急最好的选择，因此本方症与泻心汤证相对，其功应归于甘味之栝楼实之瓤为主，因瓤之"滑可去着"，与痹尤切，子则开痰力胜，滑降性逊，于去痰法无四两拨千斤之巧。

白酨浆与酒：酒乃谷物酿制的一类液体，古代之酒与现代之酒不同，现代之酒制法始自明代。《本经疏证》酒条下云："酒用稻米精糟浸七日，蒸成饭摊一夕，每米一石入小麦曲屑二斗，水一石酵一小杯，端和密盖，二日性发则其中如沸然后揭盖，以木耙搅之，日二三次，候糟沉酒浮乃止，满百日遂无完饭，压去糟，取酒"。白酒或当为米尚未消成汁，即淋出者。其色白，"味甘辛"（《本经疏证》），米全消成汁则其酒由白变黄，即黄酒，久则由黄变赤为赤酒。又《本经疏证》浆水条下载："炊粟米熟，投冷水中，浸五六日，味酢生白花，名曰浆水"。醋条下载："米醋，三伏时用仓米一斗淘净，蒸饭摊冷，盒（一种器皿）黄晒簸，水淋净，别以仓米二斗蒸饭和匀，入瓮以水淹过，密封暖处，三七日成矣"。《别录》载醋"味酸"醋即"苦酒"。

上述数种，浆水即白酨浆不属酒类，味酸为心之化味，此追记本中所以用之。苦酒之味亦酸，亦可用之。黄酒则不可称之"白"，故非即白酨浆，唯酿黄酒之提前淋出者为白色，可称之白酒或白酨浆，味甘与脾用相关，且《本经疏证》谓"其

气轻扬，故为用在上焦之肺而治胸痹"，当取其味甘且治胸痹
之义而用于此方。

【原文】

大补心汤。治胸痹，心中痞满，气结在胸，时时从
胁下逆抢[1]心，心痛无奈何[2]方。

栝楼—枚，捣　薤白八两　半夏半升，洗去滑　枳实熬　厚
朴炙，各二两　桂枝二两

上六味，以白醨浆一斗，煮取四升，每服二升，日
再。一方有杏仁半升，熬，作七味，当从。

【校注】

[1] 逆抢：气不顺而攻冲。

[2] 奈何：衣抄本"何"作"者"。

【讲疏】

本条为大补心汤主治病证、方药及其煎服法。

此大补心汤证，较小补心汤证病位广泛，程度加重。症状
由胸部波及心下及胁，由痰血瘀阻进而气机结聚而胸腹痞
塞，同时足厥阴经脉气逆上冲心胸，心痛的好像被摇动一样厉害，
使人感到不能承受而又没有办法，有消极情绪。

由于病证从上焦波及中焦（以药测证，本条之"心中"，
当包括胸和上腹两个部位）而见痞满，故于小补心方中加入厚
朴苦（《本经》谓其"苦温"）降除痞满，利气化饮；气结在
胸，时从胁下逆抢心，乃肝及足厥阴经气欲下归而不得，转而
上冲，故又用枳实泻肝以"除胸胁痰澼，逐停水破结实，消胀
满，心下急痞痛，逆气胁风痛，安胃气"（《别录》），且枳朴同
用，为仲景治中焦病之常用对药，二者同用，表里同治，寒温

相济，痰血俱开；枳姜同用，得小泻肝之臣，具泻肝之意。总之此方中之枳实可助半夏开痰破瘀，泻肝实降逆气为佐小泻方中佐监臣之使佐；生姜可制半夏毒，并佐半夏降逆化痰，为小泻心中半夏之从，为其佐监之使佐；厚朴可助薤白温中散结气以治血留气阻，为小泻心中从于薤白之使佐。

本方较《金匮》栝楼薤白桂枝汤主治略同。《金匮》文中"痞满"作"痞气"，又有"胸满"，可见本条中之"痞满"乃"痞气"，"胸满"之简辞，本文多"时时从"，"心痛无奈"，亦是对"胁下逆抢心"的修饰和形容。《金匮》所用之药较此方多桂枝一两而无生姜，姜桂同为辛味药而性温，姜偏于散饮，桂偏于活血，桂复心阳，姜温脾土，可随证择用；《金匮》方中厚朴用量多用二两，散气结之力较胜，又不妨据结气之轻重而损益其用量。

又《肘后·治卒患胸痹痛方第二十》云："胸痹之病令人心中坚痞忽痛，肌中苦痹，绞急如刺，不得俛仰，其胸前皮皆痛，不得手犯，胸满短气，咳嗽引痛，烦闷，自汗出，或彻引脊膂，不即治之，数日害人。"其治疗方与此小泻心汤同，又载一方与《金匮》橘皮枳实生姜汤同。橘皮枳实生姜汤原主治文曰："胸痹，胸中气塞，短气，茯苓杏仁甘草汤主之，橘枳姜汤亦主之。"《肘后》较《金匮》方少，用橘皮半斤，（《金匮》为一斤），枳实用量为四枚（《金匮》用三两），生姜均用半斤，煎药用水四升，较《金匮》少一升，所取药汁及服法同，均为煮取二升，分（《金匮》"分"下有"温"字）再服。本大补心汤实与《金匮》瓜蒌薤白桂枝汤与橘姜汤之复方加减类同。其桂枝与半夏、生姜与厚朴以及"一方有杏仁"等药味出入问题。皆可在《金匮》《肘后》中见其端绪，尤其《金匮》治胸痹，"枳实薤白桂枝汤主之，人参汤亦主之"及"茯苓杏仁甘草汤主之，橘枳生姜汤亦主之"，义理与本补心汤方学理息息相关，可见《汤液》《金匮》《肘后》学术乃一脉相承者。

由上述几个补心类方剂分析对比，我们可以据证酌情增减使用，而本大补心汤乃兼治中上焦之痹痛，体现了心（火）胃（土）同治的原则。

然此方所用药物，以陶氏五味五行互含学理核之，尚有不切者。其中厚朴不属五味五行互含二十五药中所有，当用仲景所方中所有之干姜，干姜为木中水药，乃补脾之监臣，在此方中可居佐使之职。

其中酸味药按例当用金中土药，五味子味酸而五味俱全，有土统它四行之象，堪称金中土药。

《本经疏证》曰："生青熟红紫"，为火之色，又云"五味之皮肉初酸后甘，甘少酸多，其核先辛后苦，辛少苦多，然俱带咸味"，乃咸味布及各部者，火色火味之品，可视为心火主味之咸者。《本经疏证》又谓"其苗于春，开花于春夏之交"，是其体发于春木，盛于春夏之交其禀承木火相交之气多，又可称之为火中木药。

《本经疏证》云："五味摄上焦之药也"，可防诸开胸利气，去痰化饮之药使心气往而不返，令上焦不当往之心气得以收摄，此正是"心苦缓，急食酸以收之"的具体运用。另一方面，其与干姜同用，一收一散，助肺吐纳之机以相心君而收全功，为方中不可缺少之药。

《本经》中桂有牡桂和菌桂两种，邹润安说，牡桂指桂之尖但去粗皮而不去心者，即今之桂枝。菌桂即桂之本根去心而留皮者，即今之肉桂。笔者不知其根皮是否符合肉桂"气厚"之说，待考。

以心兼火土论此大小补心汤，其组成结构见如下二表：

表 4　从火论大小补心汤方组方规律

方名	君臣佐使及相应药味			五行互含
小补心汤	君药	半夏		火中火
	臣药	佐臣	五味子	火中木
		监臣	薤白	水中金
	佐使	白蔹浆		金中火
大补心汤	君药	半夏		火中火
	臣药	佐臣	五味子	火中木
		监臣	薤白	水中金
		援臣	栝楼	土中土
	佐使	白蔹浆		金中火
		桂枝		土中火
		干姜		木中水

表 5　从土论大小补心汤方组方规律

方名	君臣佐使及相应药味			五行互含
小补心汤	君药	栝楼		土中土
	臣药	佐臣	桂枝	土中火
		监臣	干姜	木中水
	佐使	薤白		水中土
大补心汤	君药	栝楼		土中土
	臣药	佐臣	桂枝	土中火
		监臣	干姜	木中火
		援臣	白蔹浆	金中金
	佐使	薤白		水中土
		五味子		金中土
		半夏		火中木

【原文】

又心包气实者，受外邪之动也。则胸胁支满，心中澹澹然大动，面赤目黄，善笑不休。虚则气少，善悲，久不已，发癫仆[1]。

【校注】

[1] 癫仆：因头部病而向前跌倒。

【讲疏】

此条为后大小补泻心汤病证的概述。

本书第一章中已提到，《脏腑用药法要》的学术特点之一，就是把阴阳学说纳入五行学说，使阴阳和五行两个学说有机地融合为一。为解决五行之数五，阴阳之数六的矛盾，陶氏把五行之火脏列分为二，即心与心包络，前面大小补泻心汤共四首，乃是心病为主的诊治，因有心不受外邪之说，如其寒（补心汤证）热（泻心汤证）均当为由内伤自生。下面将要讲疏的大小补泻心汤共四首，乃是心包络及其经络为主的诊治，因心包络为心之外围，其邪可由外感而来。因为它们同属于火，在经络运行上又有密切联系，故其证候亦交叉互见。

心包络为心之外围，其经脉受到外感邪气的冲动，则发生其经脉的病证，如胸胁支满，心中澹澹然大动，面赤、目黄、喜笑不休等，这些症状都是心包络经脉的"是动则病"病证，乃是其经络本身受到外感之气的骚扰而发生的变化，因此是为体病，即实证。此实证诸候，除"面赤、目黄"之外，其病机理已在前补泻汤中述及，不赘，唯"澹澹"二字，在《灵枢》手厥阴心包络条下为"憺憺"，而《甲乙经》与此文同。

关于"面黄、目赤"张景岳解释说："心主华在面，目者心之使，故病则面赤、目黄。""目者，心之使也"语出《灵枢·大惑论》，其文曰"目者心之使也，心者神之舍也"，其意在于说明目与神的关系，而未论及目色泽之变，若以"心主华在面"释"面赤"，则在前心大小泻汤中何不见此证？可见心与包络之火必然有异。

笔者认为，此"面赤"与相火有关，此"目黄"与病在胸有关。

相火之说，起自《素问》运气七篇，此"七篇"大论，虽被疑为伪经，由唐代王冰补入，但不能说在唐之前无有运气学说，七篇大论成文之前，必定有酝酿到成熟的过程，因此在陶氏年代，很可能就有了"相火"，或类似相火的概念。

《素问》云："君火以明，相火以位"。说君火有发热、照明的作用，而相火只是有辅佐君火之职位，不见君火之实用。它的作用是暗藏而不露的，后世比喻为龙雷之火，其火潜于肾水之中，发则上浮头面而有头轰热、面潮红之表现，而多为阵发性的。手厥阴心包络之经脉与手少阳三焦经脉相表里，手少阳三焦乃相火游行之地，故龙雷火发则易涉及手厥阴心包络且有面赤之证。

《灵枢·论疾诊尺》云："目赤色者病在心，白在肺，青在肝，黄在脾，黑在肾，黄色不可名者，病在胸中。"此"黄色不可名者"，是形容目现黄色，但兼有青、赤、黑等他种颜色，不易辨认，因脏气都自胸中而来，以心为君主之官，其经脉络通五脏之所系经脉，故知病在胸中。此条之黄色当为"黄色不可名者"之黄色，若非此种黄色，则为脾之病，其证当为以中焦脾胃病为主的"心"病。

心包络以代心行气为用，若其用不足，即是代心所行之气少，心以脉为体，以血之流动为用，其气即血流之力，心之气即血之流动力而称之为血气。条文中"血气"应是指血之气而言。心包络代心所行之气少所致的病，即虚证。由于心之"血气"少，故而出现善悲之心虚症状，此证本由神不归舍所致，若其神久久不能归舍，则会形成神志不清、精神失常的疾病。如《金匮要略·五脏风寒积聚篇》心中风条下云："邪哭使魂魄不安者，血气少也，血气少者属于心……阴气衰者为癫，阳气衰者为狂。"《金匮》此条之血气少，与本条同义。其阴气与阳气之分，乃据气和血而言。血为液属阴，阴气衰者为癫，即血气衰者为癫。癫有两义，一指病位在人之巅，即最高的部位头，一指人之神情颠倒是非，精神错乱，此种"癫"病日久，可有仆倒之证，如本条所云"发癫仆"。

【原文】

小泻心汤。治胸胁支满，心中跳动不安者方。

黄连　黄芩　大黄各三两

上三味，以麻沸汤三升，渍一食倾[1]，去滓，顿服。

【校注】

[1] 渍一食倾：浸泡吃一顿饭的时间。

【讲疏】

心包络为包绕心脏之网络，以脉之网络为体，其功在代心行气，故心之气即包络之气。心之德在软，故包络之网络以软为体之气。若其脉之网络柔气不足，则为刚躁而成病态。刚则易折，躁则易动，躁烈而动乃火之象，刚坚而摧折乃火之害，包络之经循胸贯胁，其火气过盛则胸胁支膜满闷，心跳加速而急迫，网络柔软不足则坚刚易折而血出，鼻为肺之窍，肺位近心，口为胃之窍，胃心同属火脏，故其官窍首当其害而为衄血，为吐血。此为包络之体病，故为实证。

方中黄连，味苦色黄，苦乃心之体味，肾之用味，色黄乃脾土之色，故为水中火药而兼治土中之热病。水中之火，即阴中之火，土能渗湿，土中之热即湿中之热，如此阴中之火，乃如相火之所谓，故以黄连直折包络之火，为方中主药。肺与心，心包络同居胸中，为相辅君主之官，主一身之气，黄芩味苦，属水之用味，能清肃肺金，制约肝木之亢以抑生火之源，在此追记本中列为水中木药。心主血、肺主气，清心火而不肃肺金则其热难消，故以黄芩清肺火者以辅而助之，为辅君之臣。然而连、芩均苦味之品，而苦者性燥，物燥则坚刚失柔，故又应以咸润者监连芩之燥。大黄攻坚积之血结，除火热之郁，其善攻坚积之血结，可谓之味咸，除其火热血结则阴液得存，血行畅而能润泽，可谓之润，且其色黄属土，当为火中土药，为方中佐监之臣。

其煎法用麻沸汤（即煮沸之水）浸泡吃一顿饭的工夫即服，不用煮药，乃取药之轻清上行之力上达心肺之地，使热得以清降。

本方在《金匮要略·惊悸吐衄下血胸满瘀血病》亦名泻心汤，主治心气不足、吐血衄血者，与衣抄本本条主治条文仅一字之差，即"定"字为"足"字。此方名为泻心，又云治"心气不足"，似与理欠通，因"泻"者当泻有余，补乃补不足，此岂不犯了虚虚之戒？然而只要从体用学说着眼，从虚证和实证是体和用的失调，是体不足和用不足，就明白了"心气不足"所指是实证，即是心之体气不足的道理，则其疑可涣然冰释。衣抄本文中之"定"字，虽可作为对病证形象的描述，但仍不如"足"字为切，其"定"字当为传抄之误，因"足"和"定"字形相近。

又《金匮·妇人杂病》载"妇人吐涎沫，医反下之……泻心汤主之"但其泻心汤以大黄为主，用二两，芩连为辅各用一两，煎服法亦不用麻沸汤渍之，而是"以水三升，煮取一升，顿服之"，就其组织结构而言，乃体用之味承平之剂，不偏补泻而能清火，然其煎服法则使药失轻清升扬之性，而力趋于中焦。

《伤寒论》之附子泻心汤，即此小泻心汤中加附子而成，治伤寒太阳病，汗下之后，损伤阳气而心下痞，复恶寒汗出者，煎服法亦略同本方而附子另煎兑服，可与此条加减法中加附子例互参。

《肘后》有"治恶疮三十年不愈者"效方，用大黄、黄芩、黄连各一两为散，洗疮净，以粉粉之，日三，无不瘥。此即所谓"诸肿痛疮疡皆属心"泻心火即可治疮疡之义。

笔者用此原方治见心火证之窦性心动过速，有复杯即效者。

【原文】

大泻心汤。治心中冲怔不安，胸膺痞懑[1]，口中苦，舌上生疮，面赤如新装（妆），或吐血、衄血、下血者方。

黄连　黄芩　芍药各三两　干姜炮　甘草炙　大黄各一两

上六味，以水五升，煮取二升，温分再服，日二。

【校注】

[1] 痞懑："懑"同"满"，塞而不通，满实的感觉。

【讲疏】

本条为大泻心汤之主治病证、方药组成及其煎服法。

本条诸证，是小泻汤证加重的证候。本条之"心中怔忡"较小泻心证之"心中跳动不安"要严重，此条之"胸膺痞懑"较小泻心证之"胸胁支满"由支膜变为上下不通的堵塞感，已有所加重。其出血部位也由吐衄增添了大小便出血。本条形容面赤如刚用胭脂梳妆打扮过一样，较前二条概述中之面赤更加具体，其"赤"的程度也较为严重。其口中苦，舌上生疮，均是心胃有火，此热郁结毒的症状，则为小泻汤证所不具。条文中"时哭笑"，其"哭笑"应为偏正词组，意偏于笑。实证之自笑机理，前已述，不赘。

本条大泻心汤由上小泻心汤证加重而成，其病已涉脾土，其治疗方药由小泻心汤加入其子脏之佐臣和监臣药，再加入其母脏小泻方之监臣（亦即加母脏小泻方之佐臣和监臣，再加子脏小泻方之监臣）以使泻而不竭，但此追记本本方所加之干姜、甘草、芍药三味，不合此通例。应以生姜，生甘草，枳实代之。

此证之主病象为火热证，干姜和甘草经炮炙后均有温热之嫌，病位在上焦，干姜与炙甘草均守中而不走，不如生姜，生甘草宣畅上行，易达上焦而通闭，此证虽已涉中焦，但仍属脾胃之气机痞满，未及实积之塞，用芍药之行血亦不如用枳实之行气除痞更为切证。

姜草干生五行互含属性之异，前已述之不复述。枳实《内经》谓"味苦"，《别录》及《辅行诀》谓味酸，酸为金之主味，苦为水之主味，故可名为金中水药。

枳实味酸，为泻肝之佐臣，《本经》谓"主大风在皮肤中"，与甘草同用，甘酸益阴至柔（除挛则可致柔），与黄芩同用，可除气分结热之痞，与大黄同用，得承气之要，可防有形之物之壅滞，使火易降，此乃从于臣药者，为方中之佐使，用量可为君臣药三之一（一两）；

甘草为脾土之用味，与脾土之体味生姜同用则能调平脾土，和胃去湿，以强气化。脾土之气化增强则可除湿通阳，湿气除则火无所依附，阳气畅而阴火退。心包络之火本系相火，正如天晴则龙雷闪电蛰潜不作，与大黄同用，仲景名大黄甘草汤，能除胃中燥火热结之食入即吐，并切合陶氏甘咸除燥法，燥除而血静而不动，诸出血自止，故为方中之佐使，用量为一两；

大黄为泻心之监臣，用量当与君同而为三两，

本方名为大泻心，实则泻包络，包络代心行气，其中之火不可称君而以相名，此相火乃阴中之火，即所谓之龙雷之火。因包络为心之外围，亦可代心受邪，所受之邪，冲动其相火而发之病。本条诸证由前小泻心证加重而来，而小泻汤证之"心胞气实者，受外邪之动也"，故本条诸证亦当为受外邪而至手厥阴经脉之动而成，而"外邪"中相火之气乃"湿热伤阴，阴虚内热之火"，（见《中国天文医学概论》第129页，湖北科学技术出版社出版，1990年6月第1版），此热与手厥阴心包络同气相求，同声相应而易于相合为病，故此，本条所泻之火乃湿热之相火，病位在心包络。

大泻心汤之组织结构如图：

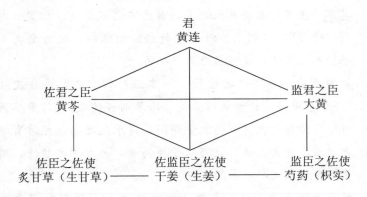

图 3　大泻心（包）汤的组织结构图

【原文】

小补心汤。治血气虚少，心中动悸，时悲泣，烦燥，汗自出，气噎[1]，不欲食，脉时结者方。[2]

代赭石_{烧赤，以酢淬三次打}　旋夫花　竹叶_{各三两}　豉_{一两}

上方四味，以水八升，煮取三升，温服一升，日三服。

怔惊不安者，加代赭为四两半；烦热汗出不止者，去豉，加竹叶至四两半，身热还用豉；心中窒痛者，加豉至四两半；气苦少[3]者，加甘草三两；心下痞懑，不欲食[4]，加人参一两半；胸中冷多唾者，加干姜一两半；咽中介介塞[5]，加旋夫至四两半。

【校注】

［1］气噎：噎，即"嗌"，"气噎"即"呃逆"。

［2］主治文：此后衣抄本有"又心虚血气停滞，胸中烦满，时噫气出者方"。

［3］气苦少：因少气而痛苦。

［4］心下痞懑，不欲食：衣抄本作"心下痞满者，去豉"，且此条主治文中已有"不欲食"证，故删。

［5］介介塞：好像有东西堵塞一样。

【讲疏】

本条为小补心（包络）汤之主治条文、方药组成及煎服法和加减法。

小补心汤所治为心虚证，即心之用不足者。心包络之用，一为代心行气，二是代心受邪，虽其体为络，与心以脉为体不同，但二者同属于火则其气亦同类。包络之火为相火，可辅佐君火以温煦，以光明。但其本于阴，而无温热光明之能。若其辅助君火之力不足，则血液运行无力，即所谓"血气虚少"，血液运行无力，则滞涩不利，心失其养则心中跳动不安；血运不利则神失其舍，肺志反侮，故而无故自悲而落泪。相火内扰则烦乱，君火外显则躁动。

《素问·宣明五气》云："五气为病，心为噫"，"五脏化液，心为汗"。心液随热外出而为汗，气缘火上逆而为呃逆。血液运行滞涩则结聚于脉，故而脉亦有所间歇。上述诸证，均由血运无力，滞结不行；于是心柔软之德不彰，治之时亦应以咸软助心用为之主，并以苦降之药佐之，更用酸收之味以助心之气化。

赭石，《本经》谓其"味苦"；《别录》云"味甘"，皆不云其味咸，但《别录》谓其能"养气血，除五脏血脉冲热，血痹、血瘀"，亦符合咸味药能软之功用，且其色亦质重，能入心而降逆气，张锡纯曾谓其能导相火下行（以其含有铁质），张仲景在旋覆花代赭石汤中用以降噫气。但据陶氏金石药另有纯金石五补泻方，草木方中不用金石药之通例，本方中不应有此药。据衣抄本中此方有牡丹皮，无此药之例，以牡丹皮代之。

牡丹皮《本经》云"味辛"；《别录》云"味苦"，亦不合本方中咸味之需，但《本经》载其主治"除癥坚瘀血，留舍肠胃"，却有咸软之用，陶氏将其列为咸味之品。其皮色赤入心，可通行血分，使血中久痼瘀结之热流通畅达，能"治瘀血留舍肠胃"，而小肠又为心之腑，胃与心又可同治，符合心兼火土之说。此色赤味咸，"入心通血脉中壅滞"（邹润安语）之品，堪称火中火药，可为补心之君。

旋覆花，二月生苗，多在水边，采花于七八月，得金秋肃降之气而成，所肃降者，正是长夏之湿热，故旋覆花具肃降湿热之用。旋覆之花轻扬行上，可达心包络之位；其性肃降，可下水除热，此即谚云"诸花皆升，旋覆独降"之事，非其不升，乃升上高之位而使痰水下降之谓；笔者用此治喉源性久咳，甚是得手是其征。其味咸，可除结痰瘀血。痰水除则惊悸消；瘀血祛则脉不结；脉络通而噫气下；热下潜则汗出烦躁亦解。《本经》云其"味咸"，"主结气，胁下满，惊悸，除水，去五脏间寒热，补中下气"；《别录》谓其"味甘，消胸上痰结，唾如胶漆，心胁痰水……通血脉……"《纲目》引寇宗奭说旋覆花"味甘平""消坚软痞"，引朱丹溪曰："冠宗奭言其行痰水，去头痛目风，亦走散之药，"引成无己曰"硬则气坚，旋覆之咸以软痞坚也"。可见此药正是咸软助心用之良品，又具散水饮，去目风之功，可谓之水中木药，在此方中可为佐君之臣。

竹叶，《本经》谓其"味苦"，"除烦热"、"补益下气"。以其味苦，为心之体味药，可佐监丹皮旋覆花之咸，使之"化酸"。其干枝叶皆刚而易折，可防过咸生软之虞，其物出土有力，笋长极速，为阳气在下之象；其叶繁茂而四季常青，有阴津在上之象。阳在下者，水中之阳，有类相火。上为阳，阴在上者则是阳中之阴，乃阴之尽处，有类心包络之脉名厥阴，故竹叶可清在上之热以除烦清已躁，引热下行以归水中。刘杰，袁峻著《中国八卦医学》（1995 年 4 月第一版，青岛出版社）第十章第二节"八卦药性气味"中，将竹叶列为兑卦药，兑卦在五行属金，味苦之兑卦药，可称水中金药，宜为方中之监臣。

豉之为物，由黑豆经湿热蒸蕴之气发酵而成，其原质为豆，豆为肾谷，可益肾水以济心火，制由湿热，则可深入湿热之中，其质轻而性宣发，可畅通解郁以达心欲，其味酸，正是心之化味，可收心之散惮以助其气化，但此系谷物酿制品。不宜此草木方中使用。衣抄本中此处为萸肉，依此代之。

注
疏

萸肉：《本经》谓"味酸平"，据《本经证》载其结实于春，备受夏秋冬之气，采实于九月、十月，未干时如酸枣赤，入心，其性醇和，酸润而温，主病在关中上且在心下者，治心下有邪气，寒热在外复有寒湿成痹可使阴和而阳不僭，阳秘而阴不耗，其无论在上在下，在外在内之气，皆收而纳之以助心气。其酸温而和润通痹，皆与此证相宜，味属金而色属火，乃金中火药，可为此方中之佐使。

此证怔忡不安者由于结热扰心，丹皮主"惊痫邪气"可加重丹皮用量，烦热汗出则可加重清热除烦之竹叶，热除则心液内守而汗自止。心中窒痛为邪气功痹于包络，加重萸肉用量，气苦少者，为中气之不足，故加入甘草以补中益气。心下痞满者，是中虚而痞塞，加人参之补益气阴，则虚痞可除。腹中冷而多唾是中土阳虚而肾之水液反侮而上，故加干姜以助中焦之阳以化肾水，咽中介介塞者，为气逆于上，痰水结而不下，故加重旋覆以下结气，消痰水。

【原文】

大补心汤。治心中虚烦，懊憹[1]不安，怔冲如车马惊，饮食无味，干呕，气噫，时多唾涎，其人脉结而弱者。[2]

代赭石烧赤，入酢中淬三次，打　　**旋夫花**　**竹叶**各三两　　**豉**
人参　**甘草**炙　　**干姜**各一两

上方七味，以水一斗，煮取四升，温服一升，日三夜一服。

【校注】

[1] 懊憹：心中烦闷痛悔的感觉。

[2] 主治文：此后衣抄本有"另补文，治心虚，气血滞痹，胸中烦满，时噫气出，口中干，舌上苔如灰酶，气惙惙，神清（情）不安者方。"

【讲疏】

本条系大补心汤的主治、方药及煎服法。

大补心汤证是小补方证加重的表现，本条主治条文中，略于病因病机的描述，将小汤证中之"心中动悸"加以形容比喻，去"怔忡如车马惊"。将"时悲泣，烦躁汗出"之情志表现，描述为"懊侬不安"。但是"懊侬"与"烦躁"并不完全一致，"烦"为"心里烦"为人内心活动状况；"躁"为情志活动的一种外在表现，"烦"者心内不安；"躁"者，骚动而不安静；而"懊侬"为心中一种说不出什么滋味的不快感觉，它既有冤曲不伸，又有烦而不安，既有急躁情绪，又有志馁而无可奈何之感觉。因此可以说"懊侬"是小汤证中"时悲泣"，"烦躁"的综合表现。对中焦症状，小汤证中，只有"气噫"一词，是气自中焦胃部上冲，从咽口而出的症状，此条则又增出"干呕"。"干呕"较之呃逆，其气上冲逆之声势要大；而且提出"饮食无味"，是已影响了食欲，病情也较小汤证为重。其对脉象的描述，则在小汤证"结"的基础上，又系以"弱"的病理脉，说明体质亦较小汤证为弱。

本方证与前小补心汤证，均有"噫"证，前引《素问·宣明五气》"五气为病心为噫"之说，为"噫"属上焦病，何以此条又云属中焦病？

《金匮·五脏风寒积聚》云："三焦竭部，上焦竭善噫，何谓也？师曰：上焦受中焦气，未和不能消谷，故能噫耳……"尤在泾注云："上焦在胃上口，其治在膻中，而气受于中焦，今胃未和不能消谷，则上焦所受者，并精微之气而为陈滞之气

101

注疏

矣，故为噫。噫，食气也"。由此可见"噫"虽病见于上焦，实则由中焦不和，不能清谷所致。此条已有明显的脾胃症状，故云其为中焦之病。此是以病之所本而言者，也是陶氏心兼土火说的体现。

本条之大补心汤由小补心汤加入小补脾汤去其化味而成，即前小补心汤加入参、草、姜，参为补脾之君，在此方中为援臣，用量与君同为三两。草、姜乃脾之用味和体味，与参同用可调脾土虚证中体用之偏，较前大泻心中加姜、草之和用者，有明显的补泻之异，炮炙姜草适于脾虚者。

本条之"多唾"及诸抄本中之"眩仆，失溺"或"多唾涎"等，均是上虚不能制下的症状，干姜与甘草同用，复阳则饮化而火潜。如《金匮》干姜甘草汤原主治"肺痿，吐涎沫，而不咳，其人不渴，必遗尿，小便数。所以然者，以上虚则不制下故也"。《金匮·五脏风寒积聚》云："下焦竭，即遗溺失便，其气不和，不能自止，不需治，久自愈。"尤在泾注云："下焦在膀胱上口，其治在脐下，故其气乏竭，即遗溺失便，然上焦气未和，不能约束禁制亦会遗溺失便，所谓上虚不能制下也。云不须治者，谓不须治其下焦，俟上焦气和，久当自愈。夫上焦受气于中焦，而下焦复受气于上焦，推而言之，肾中元阳不正，则脾胃之转运不运，是中焦又复受气于下焦也。盖虽各有所分部，而其相助为理如此，此造化自然之妙也。"

本节中视此心火当系相火之说，似有标新立异之嫌。若能仔细参阅上述尤氏对《金匮》"三焦竭部"的发挥与理解，会易于领会和接收。尤氏论上、中、下三焦与"肾中元阳"的关系中，其"肾中元阳"即"肾中真火"之气，而此"肾中元阳"分布于三焦而相助为理。本节中之相火，为"湿（土）中之火"，"阴（水）中之火"，义理相通。"肾中元阳"即"相火"之根源，分部不同而三焦异功，但总是一气贯通。手少阳三焦经腑与手厥阴心包络经腑相关，包络居上焦阴尽之位，为心君之外卫，其中之火为相火之分部，自当不言而喻。

大补心（包络）汤的组织结构图如下：

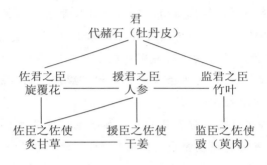

图 4　大补心（包）汤的组织结构图

【原文】辨脾脏病证并药方[1]

【校注】

[1] 并药方：此三字据本书通例当改为"文并方"。

【讲疏】

本条为脾病辨证条文及补泻方例的标题。此脾脏包括其腑胃，以及脾所系的足太阴经脉和胃及其所系的足阳明经脉，其辨证以脏腑虚实，治疗用针刺法及药物补泻方例。

【原文】

脾实则腹满，飧泻；虚则四肢不用，五脏不安。（仝前）[1]

【校注】

[1] 同前：此二字系张大昌先生所加按语。以下类似情

况，不再逐一出注说明。

【讲疏】

脾胃位于中焦而属土，为人体气机升降出入之枢纽。《素问·六节脏象论》云："脾胃大肠三焦膀胱者，仓廪之本，营之居也，名曰器，能化糟粕，转味而出入者也。"《素问·灵兰秘典》云："脾胃者，仓廪之官，五味出焉。"《灵枢·本神》云："脾藏荣，荣舍意，脾虚则四肢不用五脏不安，实则腹胀，经（泾）溲不利"，与本条文略同。仅"腹满"为"腹胀"，少"飧泻"而"有经溲不利"。

此段经文说明了脾胃是管理水谷贮纳，使其变化为精微物质（味），并使其糟粕排出的器官。"味"之性能营养，脾所藏的是营，"营"是"味"的性质，能营养人体官窍百骸之意；"荣"有"荣采"之意，乃人体得营之养的表现，因此，味、营、荣三者相关密切而义相近。味，以其源于水谷五味而名；营，以其性能而名；荣，以其功用而名。因而脾的作用就是"营"对人体的营养作用，故可为脾胃之体，而且营养之精微（味）要靠"仓廪之本"的动转才能吸收和经脾敷布，水谷之糟粕也要靠仓廪之本的运转才能通过肠排出，因此脾胃以及大肠、小肠、膀胱等都属于"脾胃"这一仓廪之官的本体。鉴于"仓廪之本，营之居也"，以营为脾胃之本体当是无所非议的。

因为实证即是体不足所致之病证，故此脾实证，为营不足之证。脾胃所藏之营不足，则运转无力，即营气不足（营不动，则无可称为营气，凡气均为物之动），而中焦之升降出入受阻，出、降受阻则中满，精微吸收受阻则完谷不化继而排出为飧泄。

脾以运化水谷精微，营养五脏、四肢、肌肉为用，胃以收纳水谷，腐熟消磨使之易于吸收为用，若脾胃之功用不足，即五脏不得营之养而逆乱不安，四肢肌肉失其营之所养则失去正常作用，不能运动活动而为病，即为脾之虚证。

【原文】

脾病者，必腹满肠鸣，溏泻，食不化。虚则身重，苦饥，肉痛，足痿[1]**不收，行善瘈**[2]**，脚下痛。**（仝前）

【校注】

[1] 足痿：足部肌肉萎软，废而失用。

[2] 瘈：肢体痉挛，抽动。

【讲疏】

脾胃位于腹部，主气机之出入升降，病则气机紊乱而升降出入失序而为腹满。然而虽满可为脾虚实证所共有，但其满亦必有所异。实证由营气之衰少，其满由于食物水饮不化，故其必系满而实；虚证由于脾胃收纳敷布之用不足，不纳则内空，不运则生满，故其满乃虚满，即仅有气机之痞塞而少有食物之积存，其满为之痞满，其证虽觉满闷，而按之不坚不实。

据义，腹满后应为句号，"肠鸣"前原文中，略去"实则"二字。由于"营"之不足，其所居的肠及胃的经脉之气，冲击肠中未消化吸收之物而作响，故而肠鸣；胃肠之气以下降为顺，肠中未消化吸收之水谷随其下出而排，故为溏泻。此肠鸣溏泻，病位在肠而源于胃，胃病连及其经脉足阳明，进而连及手阳明大肠经脉及其腑，且胃肠本来就相互接连，乃一气贯通，故胃病极易传肠。《灵枢·经脉》云："胃足阳明之脉……是动则病贲响，腹胀"，又云："脾足太阴之脉……是动则病腹胀……是主脾所生病者……溏瘕泄……"说明此条之症状与脾胃之经脉动、生病有关。

脾之用在于运化水谷之精微以营养五脏，此用不足则精微不运而水湿淫盛，而有身体沉重之证。胃以纳谷和消磨腐熟水谷使其下行为用，胃不纳谷而胃中空虚，故有欲食之"苦饥"证；胃不腐熟消磨水谷使其下行则腹满，此腹满证，因胃纳不佳，胃中相对比较空虚，故其满乃是气机痞塞症状。"苦饥"而"腹满"在胃病患者中，常常并存，其人多为不食则觉饿得难受，吃了食物又觉得膜胀得不舒服，即是此二证。脾主肌肉，肌肉之发达与否，取决于能否得到脾之营，肌肉得营则荣，不荣则痛，不荣则湿邪易于客之而萎，故脾之用不足可有肌肉痛且痿软不用的症状。因肌肉萎软则松弛而不紧张有力，如现代所说之肌无力，而足太阴脾之经脉起于足大趾，循核骨赤白肉际上行小腿内侧而上，脾用不足则其所循部位先受其害，而足内侧肌肉痿软无力出现早而重，足内侧肌肉痿软弛张，则足外翻而不易内收。由于足之两侧弛张度不一，故走路时因外侧紧张而牵掣作痛。足下为足少阴肾经脉所起之地，与足太阴脾经脉相邻，且其又有肌肉、筋骨相连，故有足下痛之症状。

本条脾虚症状，《素问》中有所记载。《脏气法时论》云："脾病者，身重善肌（当为饥——笔者），肉萎，足不收，行善瘛，脚下痛"与本条文义一致。其《气交变大论》中云："岁土太过，雨湿流行，肾水受邪……甚则肌肉萎，足痿不收，行善瘛，脚下痛"，又说明本条此脾虚数证，与脾虚湿盛有关。其肌肉萎，由湿而致，正如《素问·生气通天论》所云："湿热不攘，大筋软短，小筋弛张，软短为拘，弛张为痿。"

又《素问·脏气法时论》把本条之"腹满肠鸣、溏泄、食不化"列为虚证。该文中，"溏泄"为"飧泄"，其实"溏"为大便稀薄，加之"食不化"则与"飧泄"无异。其差异在于对虚实的概念不一。可参阅本书第二章·第一节·二，自明。

又据《脏气法时论》文，本条文后应补入"取其经，太阴、阳明、少阴血者"。

【原文】

邪在脾，则肌肉痛。阳气不足，则寒中，肠鸣，腹痛；阴气不足，则善饥。皆调其三里。(仝前)

【讲疏】

本条首句"邪在脾"之"脾"字，乃概脾和胃而言，不云"胃"是省略文。可与以下经文互参。

《灵枢·五邪》云："邪在脾胃，则病肌肉痛，阳气有余，阴气不足，则热中，善饥；阳气不足，阴气有余则寒中，肠鸣腹痛，阴阳俱有余，若俱不足，时有寒有热，皆调于三里。"

《素问·太阴阳明论》云："脾病而四肢不用何也？岐伯答曰：四肢皆禀气于胃，而不得至经，必因于脾，乃得禀也，今脾不能为胃行其津液，四肢不得禀水谷气，气日以衰，脉道不利，筋骨肌肉，皆无气以生，故不用焉。"

本条内容，完全由《五邪》文字简化而成。五脏之名，皆概脏腑，故只言"邪在脾"而略去"胃"字，从《太阴阳明论》"今脾不能为胃行其津液"而至"筋骨肌肉，皆无气以生"的病理，也可佐证此"肌肉痛"非仅关于脾，乃脾胃不相协调所致。然而此条中之"邪"字所指为何，则有待探析。

脾土之气化，法于四时之长夏，长夏乃湿热俱盛之时，故应以燥寒为邪。燥寒之气当为脾胃不正之气，犯之则为病。脾（胃）主肌肉，寒性收引，燥性干涸而不润泽，故寒燥之邪在脾胃则肌肉痛。

条文中之阴阳，乃相对脾胃而言，胃为腑，其经阳明，故属阳，脾为脏，其经太阴，故属阴。胃主收纳水谷而腐熟之，靠火热之气来完成，水谷腐熟之后，精微之气被脾化为营气而转输全身，若胃中火热之气不足，则水谷不得腐熟而积滞作痛，肠欲将此未化之水谷下传，则肠鸣漉漉，证由火热不足，即因于寒邪，故名寒中。脾主运化水谷之精微，水谷不能腐熟为糜，而无物可运，无精可化，则太阴脾气相对剩余，同时未化之水谷亦为阴属之物，积蓄于内，故《五邪》文中有"阴气有余"之句。脾主健运，运化营气敷布滋养全身，必赖阴水湿柔之气，此气不足则为刚燥，肌体不得滋养而呼救，故为善饥，证由阴柔不足，即因于燥邪。阴水柔湿之气不足，则阳明胃腑火热之气相对有余，同时燥气多由火灼而致，与阳明之气相合而益盛，更易消谷善饥。故《五邪》文中又有阳气有余之句。

由上述可见，条文中之"阳气"和"阴气"乃指"胃气"和"脾气"，乃以脏为阴、腑为阳而论。鉴于阴阳的进退性，阴不足者阳必有余，阳不足者阴必有余，故只言不足，而舍其有余，文义完全同于《五邪》。至于《五邪》文中"若俱不足者，时有寒热"一句，乃对阴不足和阳不足兼有者病机的说明，"皆调其三里"说明足三里穴既可治"阴不足"，也可治"阳不足"，关键在于"调"字，即掌握好补泻手法，结合前两条虚实证的辨证方法，"阳不足"者宜泻，"阴不足"者宜补。阴阳"俱不足"可平补平泻，本条云"皆调其三里"，已尽其义，故亦简化。

本条以寒燥为脾（胃）之邪，似与《五邪》"时有寒热"一语义理不符。此是以四时气化而论，脾证之"善饥"因燥邪，燥为火热灼阴义理可通，一从因讲，一从果论而已。

【原文】

陶云：脾德主缓[1]。故经云：脾苦湿，急食苦以燥之。以辛泻之，以甘补之。

【校注】

[1] 主缓：衣抄本作"在缓"，当从。

【讲疏】

脾胃属土，法于四时长夏之气。长夏附于夏末，为一年中湿热俱盛之期，其所以湿热并盛乃是得以秉承于春夏之气。春之气湿而柔，时至长夏，其湿柔至极，夏之气热而软，至长夏则其热之蕴积亦达至极，故长夏之气湿热俱盛而称之为暑。此暑气得春夏气之最而为缓，缓乃春柔夏软恩德之大者，其气暑，乃春夏温热之至极者。物之柔软者必松缓，温热者必弛张，故此条云"脾德在缓"。

脾具缓德，体现在其所藏营的特性和功用。脾藏营，营对人体生命之德泽，又决定于它的特性。

《灵枢·营卫生气》云："人受气于谷，谷入于胃，以传于肺，五脏六腑皆以受气，其清者为营，浊者为卫，"而卫之性慓疾滑利属阳，以卫外为用，行于脉外；营之性柔顺静谦属阴，以化赤为血为用，藏于脉内。《灵枢·邪客》云："营气者，泌其津液，注之于脉，化以为血，以荣四末，内注于五脏六腑，"此是说明营为脉之用，脉为营之体，其气附于血液，乃具血液和顺，从容不迫之性，即营之性为缓。

《灵枢·营气》云："营气之道，纳谷为宝，谷入于胃，乃传之肺，流溢于中，布散于外，精专者行于经隧，常营不已，经而复始，是谓天地之纪"。此处所云之"精专者"即营气，营气即营附血液而运动之状态，营之气"精专"，能"常营不已"，表达了营在运行敷布过程中的和缓状态。

营气的运行敷布，可以使五脏六腑、四肢百骸、筋肉皮毛皆得其濡养润泽，而人体生命活动保持和谐顺达，体现了营对人体生命的恩泽。

由于脾对人体的恩泽在于营之性用为缓，故脾之用不足，即是"缓"不足之虚证，在治疗时，应用能缓之甘味药以补助其缓之不足。

脾以营为体，营不足之病为实证，治当用泻。而营之不足，责在脾之不运或胃之不纳。脾不健运则水湿内困而壅滞；胃不纳谷则由于气机痞塞或饮食积聚，治之者宜取辛味之药。水湿之壅滞得辛可散，气痞及食积得辛则可开，故脾病之实者可用辛味药以泻之。

脾主运化精微，湿气过盛则脾之用过而易于疲惫，故云脾苦湿。湿淫盛为长夏之特点，在人则宜用能燥湿之苦味以减免脾之所苦，增强脾胃之气化活动力。

附：汉晋古今经学论争始末及心兼属火土

由于五行中火与土的特殊关系，在五行学说发展过程中，曾有一个相当长的时期，在五脏的五行配属上有不同的认识，成为汉晋古今经学论争的学术内容之一。而两汉正是医学经典《内经》《神农本草经》《汤液经法》及《伤寒杂病论》成书的时代，陶氏撰《辅行诀五脏用药法要》时亦去晋未远，因此我们必须概括了解一下此段历史公案，才能达到心明如镜，否则，将会疑惑层出。

五行作为一个系统的学说，肇始于春秋《尚书·洪范·九畴》，《尚书》为儒家经典之一，至秦始皇焚书坑儒，儒学日下，但是皇宫中仍有大量经书储存。研究者整理秦火所遗，即原始的经学，称为朴学。至汉武帝时期，一代大儒董仲舒提倡"罢黜百家，独尊儒术"，在朴学齐派（朴学分齐学和鲁学）基础上，他发挥战国齐国阴阳家邹衍的学术思想，把阴阳学说与五行学说有机结合，使儒家经典阴阳五行化，创立今文经学，当时盛行隶体字，故抄写的经书均为隶字。它使五行学说更加完备和成熟，在社会科学和自然科学等各个领域得到充分的发挥和运用，在西汉时期占有统治地位，医学经典受这种思潮的影响也是必然的。

另一方面，在汉景帝（武帝之父，在位三年）时期，在山东曲阜孔子的故居一夹层墙壁中发现了一部古文尚书，为战国及秦盛行的篆体字写成，被称为壁文尚书或古文尚书。抄写经文者均用篆体字，流传在民间。至新莽时期，撰著《七略》的大学者刘歆（《七略》系与其父刘向共同完成）倡导古文经学，古文经学依托他的政治地位和影响，被上层统治者重视，得到充分传播和发展，形成一个学派，与今文家抗衡。

古文尚书较今文尚书内容多十六篇。古文学派重在训诂，即按字义讲解经文，不重视或反对谶书和纬书，章句（注释经文的文字）简明扼要，这比章句烦琐的今文学（如《书经》大师秦延君，解释"尧典"二字就用了十多万字）具有易被人接收攻研的绝对优势。

东汉初期，光武帝出于政治的需要，重谶纬说，排斥古文学，古文经学再次沉沦民间。同时他也意识到今文经学的烦琐杂乱之弊，提倡删节精减章句，章帝钦定《白虎通义》是其代表作，但成此书者却是古文学者班固。足见古文学派之实力。

班固的弟子马融（79～166年）是纯古文学者，马融之学盛行后，今文学失势，虽有汉末何休集今文学的大成，终因今文章句繁多杂乱，学者难以完全掌握而败北。同时今文学也被一些古文家所吸取，如郑玄（马融的弟子，127～200年）、贾逵、许慎（贾逵的弟子）等，都兼能精通古今经学。许慎在公元

100 至 121 年写成的《说文解字》中"心"字下，就记载了"土藏者，古文尚书说，火藏者，今文家说……"可见心脏的五行归属，也是古今经学论争的学术内容之一。

自郑玄学说盛行后，经学的论争已不是郑学与何学的论争，而是转向了古文学的内部学派之争，即郑玄的杂糅古今学派与王肃（三国司马昭之岳父，晋武帝是其外孙）为代表的马融纯古经学派之争，这种斗争一直延续到魏晋，以郑胜王败而告终。

在古文经学内部斗争的同时，另一新的学派悄然兴起，即王弼、何晏所创之庄老玄学。他们兼取古今二经学之义，一反墨守学派家法之规矩，以玄理解释经义，较两汉经学简要得多，正因如此，玄学得以风靡魏晋，下延及南北朝。当然南北朝时期的思想意识形态领域，具有儒、道、释三教错综复杂的斗争和合流的特点（本书第一章·二节·一·三中已详述），但玄学的影响仍然应当注意，尤其本书所取之五行五味体用观，是全书的理论核心，不认识陶氏的体用观，则难以通达；不了解两汉古今经学之争，就不能推本溯源。

心属火，法时于夏，在季节为从立夏，至立秋，夏至居其中，从夏至到立秋，又名长夏而属土，对应五脏之脾。因此，夏季实际包含着长夏，即脾土本在心火之中，这是"土居中央以灌四旁"说的体现，或者说是其另一种表现方式。这两种学说并存于《内经》。

土居中央说的五行与四季的配属，是把四季各自的末 18 天归属于土，春、夏、秋、冬四季分属木、火、金、水四行，各主 90 天，即每季各含有"土"，以示土灌四旁。

长夏属土说的五行配属，把长夏作为一个独立的季节，配属五行之土。长夏之季从夏至日至立秋日，共 45 天，占据夏季之后期，它与夏季有共同的气候特点，又有其不同之处。

由于水液受热则蒸腾为湿气，受寒则凝结为霜冰，夏季为地面接收太阳光热最多的季节，故为湿热之气盛行的季节，这是夏和长夏共同的特点。

由于夏至时为地面接受阳光最多的时刻，理应为热度最高的时刻，其后地面受太阳光照的时间渐短，强度渐弱而湿热亦相应减少，但是，由于地面接收太阳光热的积蓄作用，实际气温最高的时刻不在夏至时而在立秋，故长夏是湿热量最多的季节。由此可知，自立夏至立秋，虽然气温一直呈上升的趋势，但是其热源却有所不同，即立夏至夏至因于天阳（太阳）之光热渐升，而夏至至立秋因于地面之热的散发，热源的天地之别，是夏季前期和后期（长夏）的根本差别，因此其因热所化之湿也有在上在下之别，长夏之湿以地中之湿为主，亦系其特点。地之体为土，长夏所属，湿气之所，湿热兼盛，胶结不扬与天阳之热，蒸散地湿者性质有异。

夏至到立秋 45 天属长夏，是一年中湿热极期时期，由春（从立春到立夏）夏温度渐高而水液日趋湿化形成，为上半年（从立春到立秋）气候特点的代表，有包容春（木）夏（火），又为年周期之中点，长夏湿土时位在夏至之后，《易》谓"夏至一阴生"，是阳极而趋减，阴始趋盛的时期，是天阳温度盛衰的分界点，故称阴土。

根据上述原理，用阴阳对应的原则，可以推导出从冬至到立春应有一个属阳土的季节。

简言之，冬季（从立冬到立春）本寒水之季，水寒则凝为霜冰而成固体形象，有坚燥之性，冬至为一年中太阳光热最弱之时，地面最寒冷之时却在立春，从冬至到立春气候为寒燥至极，所谓水极似土。此时期的气候特点，可以代表由立秋到立

113

注

疏

春日趋寒凉刚燥的特点，有包容秋（金）冬（水）的意义，与五行中之土地位类同，故亦可称为土季。又因冬至日为阴尽阳生之时，如《易》所谓"冬至一阳生"，阴极趋减，阳生趋盛，应称为阳土。

一般医书中只有长夏属土之说，不及冬至至立春之季，这应当是古代哲学的尊阳卑阴思想在医学中的折射现象。只有阴土、阳土各45日（包含在夏、冬两季）才符合一年四季周期各主90天（3月）的计算方式，只有阴土阳土合看，才具备一个完整的土的形象。

《管子·四时》篇云："中央曰土，土德实辅四时入出，以风雨节土益力……春嬴育，夏养长，秋聚收，冬闭藏……此谓岁德。"《吕氏春秋》和《淮南子》虽已把土季置于季夏（六月）但并无"长夏"之名；长夏之名，至早应在西汉中期以后出现，这或者是据《列子》"夏养长"之义命名，或者是以其时与夏季之德有"独特"、"显著"特点之义，如依前者，"长"应读"掌"音，依后者则应读"常"音，无论如何，长夏之名沿用已久，与其对应的阳土之季，亦应据义正名，命名为"藏冬"（藏有"苍"二声和"葬"去声两个读音，分别为隐避和储存东西的地方之义）或"长冬"这是一个值得讨论的问题。

至于现在通行的五行平面图是一个正五边形，土作为独立的形格，是为方便五行生克次序所绘，不能表达土主长夏的根本原理。

确切的五行图，应是一个正四方立体模式，四方分别代表南火、北水、东木、西金，上方代表天（中轴点上方的扩大）为阳土，下方代表地（中轴点下方的扩大）为阴土。若变通为平面图，应把正四方形的立春点到立秋点连线与夏至点到冬至点连线的交叉点视为中央点，夏至点、中央点、立秋点所形成的三角形视为阴土，相对的三角形为阳土。如此则"土"在夏、冬之内，两立线为一年中燥湿盛衰的分界线，两至线为太阳光热量多少趋势的分界线，中央点为寒、热、燥、湿共同的分界点，更好地体现"土居中央以灌四旁"和万物生于土归于土的形象，但是它既不属阴，又不属阳，即阴阳不测，具有《内经》所谓"神"的特性。

土有"神"的特性，诊治疾病时，观察神之存亡和保胃气的治则是医中之要，《内经》又云："心藏神"，火、土之脏均与"神"相关，也是二者的切合点。

此外，《内经》经络学说中，脾胃的经络循行与心相通，脾经"其支者复从胃，别上膈注心中"；"胃之大络曰虚里，贯膈络肺，注于心前"。心、脾经脉相通，心、脾病理相契，更是心兼有火土两行特性的根据。

【原文】

小泻脾汤。治脾气实，则[1]**下利清谷，里寒外热，腹冷，脉微者。**[2]

附子炮，一枚　**干姜　甘草**炙，各三两

上三味，以水三升，煮取一升，顿服。

【校注】

[1] 则：衣抄本无"则"字。

[2] 主治文：此后衣抄本有"另补文：脾气实，身重不腾，四肢挛急而冷者。（此脾气不行之故）"

【讲疏】

本条系小泻脾汤之主治病证、方药组成、煎服法及加减法。

脾实证之下利清谷，即前所说的飧泄或下利、完谷不化，

其机理，前已述，不赘。此条乃脾体不足之病证。脾以营为体，营行脉中，附于血液而运行，营不足则液不得其养而血管薄而不荣，血质薄而不荣则失其温煦而内寒生，故为"里寒"、"腹冷"，营之气本与脉外之卫气互相恋系而运行，营气不足则卫气失其恋系而外脱，任其彪悍滑疾之性而失御邪之职，寒邪犯卫而见有热之象，故此条又云"外热"；血液失养又失卫气之卫，故运行无力而见脉微。

衣抄本此条后另补文："身重不腾，四肢挛急而冷"，是着重于外证的描述。湿重则身重，寒重则四肢挛急而冷。

本条方证由寒邪中脾致营气不足，法当祛邪为主。祛邪当赖卫气之充实，而《内经》云卫出下焦，壮下焦之阳，实为充卫气之根本，治外感用温肾阳之附子，仲景已有四逆辈，麻黄附子细辛汤等法例，后世医家多有发挥，近代已形成之火神派对此更是推崇有加，确有至理。《本经》谓附子"味辛"，《别录》谓其味"甘"可称为木中土药，为方中之君。

附子质重色黑性热，乃入肾却寒镇水之主药，且其味辛，亦脾之体味，可助脾体之不足，故方中用之壮阳充卫，祛寒温中。

脾实之证为营气不足之证，故应用质能补营，味能辛散之药为主，小补脾汤中之姜，为寻常菜类食品之一，其质多有淀粉而能补营，其味辛而能散，其喜生于沙燥之地，与脾恶湿之性相同，为脾之体味药，外能散外感之寒，且散水饮形肿之湿，内可辛开气机之痞塞而温中。卫气外郁而外热者可用生姜之趋表者以振奋卫气，宣发其郁而热可退，营气虚于内而生内寒者可用干姜以补营，温开血中之寒痹而内寒自除。腹内之凉得温则除，四肢得温则挛痛止，脉得温则血运畅而力巨，其脉之微象即除，中焦气机畅而温化，而水谷得以腐熟而谷食得化，清浊分而飨泄止，此泻脾方证以寒邪外侵为主，生姜补营生热以祛寒水乃攘外安内之药，其性攘外之力胜，安内略嫌不足，因寒水为下焦肾水所主，脾实证之寒之水，为寒邪中于脾土，固然应以温散寒水之气以使邪气外达为要。故方中当以木中火火药生姜为之佐臣。

方中姜、附同用，皆辛热之品，而附子之性，尤为峻烈，过辛则散气有余而令人洞心，过热则耗津液以至枯萎，故以生甘草之甘缓监之而为方中之监臣。甘草与干姜同用名干姜甘草汤能复中焦之阳，与附子同用名附子甘草汤，能复下焦之阳，此所谓辛甘发散为阳，正与小泻脾汤证之病机切合，故亦有佐臣之权。

虽此方乃用生姜草，但与干炙姜草功用相近，可通论其义。

此小补脾汤，即《伤寒论》之通脉四逆汤增加甘草一两半，其主治及其加减法皆相差甚微；若将此方之甘草改用为二两，干（生）姜改用一两半，即《伤寒论》之四逆汤，而且《伤寒论》四逆汤下，皆云强人可用大附子一枚，干姜三两，则与本泻脾亦相差无几；现将《伤寒论》中通脉四逆汤和四逆汤有关条文数条列下，以备参考。

317条："少阴病，下利清谷，里寒外热，手足厥逆，脉微欲绝，身反不恶寒，其人面赤，或腹痛，或干呕，或咽痛，或利止脉不出者，通脉四逆汤主之。"其方后加减为："面色赤者加葱九茎，腹中痛者去葱加芍药二两，呕吐加生姜二两，咽痛者去芍药加桔梗一两，利止脉不出者去桔梗加人参二两，病皆与方相应者，乃服之。"

370条云："下利清谷，里寒外热，汗出而厥者，通脉四逆汤主之。"

388条云："吐利汗出，发热恶寒，四肢拘急，手足厥冷者，四逆汤主之。"

225 条云："脉浮而迟，表热里寒，下利清谷，四逆汤主之。"

92 条云："伤寒，医下之，续得下利清谷不止，身疼痛者……救里，宜四逆汤。"

《金匮要略》中，四逆汤见于《呕吐哕下利病脉证治》，其文曰："呕而脉弱，小便复利，身有微热，见厥者，难治，四逆汤主之。"又云："下利后，腹胀满，身体疼痛者，先温其里，乃攻其表，温里宜四逆汤，攻表宜桂枝汤。"

【原文】

大泻脾汤。治腹中胀满，干呕，不能食，欲利不得，或下利不止者方。[1]

附子一枚，炮　**干姜**三两　**黄芩**　**大黄**　**枳实**熬　**甘草**炙，各一两

上方六味，以水五升，煮取二升，温分再服，日二。

【校注】

[1] 主治文：此后衣抄本有"补文：治脾气不行，饥而食，心下痞，胁下支满，四肢拘急者"。

【讲疏】

本条为大泻脾汤的主治病证、方药组成及煎服法。

大泻脾汤主治病证是在小泻脾汤证的基础上，所出现的气机痞塞症状。本条中虽未重述小泻汤之"下利清谷"、但是其"或下利不止"当为"下利清谷"有所加重之义，小泻汤证之"外热"已入于里，与"里寒"结而为痞，致脾土升降失常，

气机不得上下，或下而不升则下利用不止，或上而不下而干呕，或滞于中而欲利不得不能食。寒热结聚而致之痞塞，应是"里寒外热"的进一步发展，故仍当有"腹冷证"，因其病程当较小泻脾证长，故其脉之微亦当更甚。清气不升则腹中胀满。其治疗，应在小泻脾汤的基础上加入调气之药味。五脏中，肺藏气，而为气之主，调气者必调肺，故本方在小泻脾汤中加入肺之体味咸药和用味酸药各一种，又因脾实日久，其气化功能必衰，又应加入本脏之化味苦药一种以启动之。

大泻脾汤，由小泻脾汤加入大黄之咸与枳实之酸以除胃肠滞塞之痞，实即取肺体用味之味以通调肺腑大肠；加黄芩以启本脏之气化运动，此药能燥脾之湿，又能清气冲之热。所加三味药，黄芩与干姜同用，能开寒热之痞，大黄与干姜同用可除寒热之结聚，芍药与大黄同用可通血中之结热以行瘀。原方中之甘草不但得姜附可复中、下焦之阳，且得大黄能除血燥及胃热食入即吐，三药为异脏援军，均为方中之使佐。

大泻脾汤之组织结构应如图：

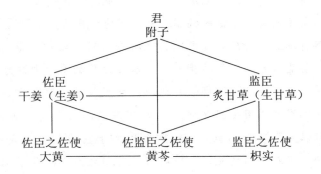

图 5　大泻脾汤的组织结构图

【原文】

小补脾汤。治饮食不消，时自吐利，吐利已，心中苦饥，无力，身重，足痿。[1]

人参　甘草炙　干姜各三两　白术一两

上四味，以水八升，煮取三升，分三服，日二服。

若脐上筑动[2]者，去术，加桂四两；吐多者，去术，加生姜三两；下多者，还用术；心中悸者，加茯苓一分；渴欲饮水，加术至四两半；腹中满者，去术，加附子一枚，炮；腹中痛者，加人参一分；寒者，加干姜一分。

【校注】

[1] 主治文：衣抄本作"小补脾汤：治饮食不化，呕利并作，痞满脉微者。心腹胀满，饮食不化，时作吐利"。

[2] 筑动：跳动不安。

【讲疏】

本条为小补脾汤的主治、方药及煎服法和加减法。

本条主治文中诸证的病理机制，前均已述及，不赘述。

脾胃属土，为后天之本，其之所以为后天之本，是因人之后天，要靠水谷之气维持生命，而水谷之气的有无取决于脾胃的作用。胃主收纳，消磨饮食之物，脾主收藏、运化水谷之精微。此脾胃之作用一旦不足，则为脾虚证，而出现五脏六腑、官窍百骸不得营养的症状。故脾之用在于它的顺承厚载功用，其所顺承者乃卫阳之气，所厚载者乃营阴之血，而其顺承厚载之德，正是和缓和顺之象，故脾虚证应以能缓和之甘味药为主要药物。方中人参力厚气醇，味甘质润，能除痞满以助消磨，补中而止善饥，健脾以运化水谷精微，以濡养肌肉筋脉，故为方中之主药。然而水谷精微的运行敷布，全靠营附于血而行于经脉隧道，若经脉不通而阻滞，则气血不利，营气输转无由则脾之用不彰。甘草味甘，亦脾之用味，其性和缓，有国老之称，具脾之德。《别录》云其"通经脉，利气血"，正可辅助脾输转精微之用，故为方中之佐臣。甘草、人参皆甘缓之品，甘缓过用则有失壅滞，不利于中满及气血之畅达，甚而水湿停滞，故又以干姜之辛开温散者以助脾体，佐监参草之甘缓，为方中之监臣。又因脾虚证多有脏腑气化活动衰惫，而有水湿之淫盛，故宜加入脾之化味以启发其气化活动力。白术开花于初夏，结实于暑湿弥漫之际，有猷有为，具抵御湿热之本能。脾脏之气法于暑，故白术当为脾家燥湿之品。且《本经》谓其"味苦"能坚筋骨，长肌肉，倍力"则可疗无力，足痿"，以白术之味苦正合脾之化味，乃能除脾所苦，故用此为方中之佐使。

小补脾汤证中，若见脐上筑动，即脐上跳动者为肾水之气上冲（此证与现代所称之腹主动脉亢进有关），可于方中加入桂枝以温肾降冲；吐多者是胃气上逆而声物俱出，声者气之啸，物者食之积，气冲食积者不宜用白术之壅滞，故去之而加入专主呕吐之生姜，下利多者为内有湿邪，故仍宜用白术以燥湿止泻；心中悸者为脾不制水，水气凌心，故加茯苓直浚其源以下其水；渴欲饮水者，为水饮结而不化，故加重白术之用量以散饮布津而渴自止；腹满为寒实客中，故去白术之壅塞加附子以除阴寒，使寒邪除而浊气去，其腹满即愈；附子炮制其温阳之力强，故用炮附子。腹中痛是方中之姜附欲散其内寒，而寒邪格拒不受相结而痛，人参能使五味和顺驯归，令寒热相和而寒热之搏结得解，其腹中之痛自止；寒重者加干姜温中散寒，阳复而阴寒去。

本条小补脾汤，即张仲景之理中汤（丸），在《金匮要略》

中，亦称人参汤。而本方较仲景理中汤方少用白术一两。《伤寒论·辨阴阳易差后劳复病脉证》之主治文为"大病差后，喜睡，久不了了，胸上有寒，当以温药温之，宜理中丸"。《伤寒论·霍乱病脉证并治》之理中汤（丸），治"霍乱头痛发热"，有"寒多不用水"症状者，该篇中方后加减法，与本条比较仅"脐上筑动"一句为"脐上筑筑，肾气动也"，对本方中加重用量的句式有所不一，其内容则完全相同。《伤寒论》中之理中汤（丸）并治既吐且利，寒多不欲饮水。《金匮要略》人参汤与本方药味及量均同，主治"胸痹，心中痞气，气结在胸，胸满，胁下逆抢心"。

此条加减法中之药物用量，"一分"，若系重量单位，则有过轻之嫌，此"分"当是"等分"之"分"。究竟多少重量算是"一分"，可从《霍乱病脉证并治》此方加减例中进行核定。

此方在《伤寒论》中为汤丸两剂并用者，其七加减法中所加减药量，附子以枚计，桂用四两，茯苓用二两，生姜用三两，此四味皆非理中原方中所有，其余三味，干姜，人参，术，均为原方中所有而需加重药量者，且其用量皆是"足前成四两半"，即在原有用量上增加一两半。

笔者认为，加减例的病证是原主证的增加和加重，此种变化仍不足以改变属理中方的范围，即所增证或加重证的程度较轻微，不需作主证处理，如主治文中之"时自吐利"，加减例中又有"吐多者去术加生姜三两，下多者还用术"之法。

此加减法说明，加生姜之证其气机上冲重，虽下利但不多，说明其吐"多"的原因，有下利不"多"而气机上冲的成分在内，故所加药生姜之用量要比常情有所增加，要与原方药所用之药等量。这里存在一个将证量化的问题，即如何算是"吐多"？笔者认为，如原证每日吐 4 次，共 1000cc，若变为每日超过 6 次，共 1500cc 即可称为"多"，若每日达 8 次，共 2000cc 以上，即可称为"严重"。当然这需具体证状和经验而定。总之此条加减法说明，所增证严重者，所加药量为三两。

同时对原方固有药所加量均为一两半，即为原方各药用量的二分之一，且此类证均未系以"多"或其他同义词，可知此类证的轻重量为"中等"，即系一般情况。

由于加减法中，症状严重者所加药量为三两，中度者所加药量为一两半，可以一两半为所加药量之常，若所增证程度轻微，所加药应在一两半以下，从，见微知著的预防理念出发，加减药之量应从轻微时开始用药，即"一分"当指重量的"一两"。此追记本《辅行诀》本条部分加减法所用药量以"一分"为数，当是理中方原是为汤丸两剂而设的痕迹，用丸剂时其用量可照此比例即可。临床者，"运用之妙，存乎一心"可也。

【原文】

大补脾汤。治脾气大疲，饮食不消，时自吐利，其人枯瘦如柴，立不可动转，口中苦干渴，汗出，气急，脉微而时结者方。[1]

人参　甘草炙，各三两　干姜三两　术　麦门冬　五味子　旋夫花各一两

上七味，以水一斗，煮取四升，温分四服，日三夜一服。

【校注】

[1] 主治文：此后衣抄本有"补文：腹胀大坚如鼓，腹上青筋出，四肢消瘦，大便时溏如鸭屎，小便短涩如茶汁，口干

气逆，鼻时衄血出者方。（此方是臌症正方）"（衣按：括号中的话是先师张大昌先生所加之按语，类似情况仿此，不一一指出。）

【讲疏】

本条为大补脾汤的主治病证，方药组成及煎服法。

大补脾汤主治诸证，皆较小补脾汤证严重。在小补脾汤之"无力"、"身重"，此条则又以"立不可动转"说明其"无力"、"身重"之严重，在小补脾汤之"身重足痿"，此条则不但有足部肌肉痿软，而且全身消瘦，"枯瘦如柴"，无论在范围上或程度上，都有所加重。并且又增出"口中苦，干渴"之津液缺乏，及"汗出气急"之气虚症状，以及"脉微弱而时结"之气虚血滞的脉象。

从衣抄本中之补文分析，小补脾汤证仅言"心下痞满"之气机升降失常之症状，本条中则言"腹胀大，坚如鼓"，气机之壅塞更胜一畴；小补脾汤之"无力，身重足痿，善转筋"诸证，乃由脾虚津液营气不能滋润荣养肌肉筋骨所致，此条则不仅因虚之不荣，而又有因虚所致气血运行滞涩，瘀阻于脉的"腹部青筋出"，及因瘀而血不归经之"鼻时衄血"症状；其"大便时溏如鸭矢"，是指大便有时稀而少的像鸭屎；"小便短赤如黧汁"，是指小便少而色为棕红色（如茶水）或黄色（如黄柏水一样）；又本条之"气急"在衣本为"气微"，"气急"是指呼吸急促而言，"气微"指呼吸细弱而言，而本条证中呕利严重者，腹内空虚，可见呼吸细微，若腹大如鼓者则呼吸不能下达而见"气急"。然而"气急"者乃"气微"之早期症状，"气急"日久，必为"气微"，"气急"犹现代医学所谓之呼吸代偿性加快，"气微"则是失代偿之症状。

此大补脾汤药物是由小补脾汤与小补肺汤去佐使的复方，

乃脾肺同治之剂。肺脾所系经脉同名太阴而有手足之别，大肠和胃所系经脉，同名阳明仅有手足之异，脾土与肺金乃母子关系，故脾肺息息相关，脾之用在藏营而散布津液，肺之用在藏气而司呼吸，本条主证中"枯瘦如柴，不可动转""干渴"由于津液结聚不布，"汗出""气急"，责在肺卫不固而吐纳气机不利，治之则在小补脾汤中加入补肺之君臣以援之，不但可取"子能令母实"之效，并可获防肺有"唇亡齿寒"之利。

方中麦门冬《本经》谓"主心腹结气，伤中伤饱，胃络血绝，羸瘦短气"，《别录》谓"微寒无毒"，主"身重，目黄，心下支满，虚劳客热，口干燥渴，止呕吐……消谷调中，保神定肺气安五脏，令人肥健，美颜色……"此二书所载已将本条主证基本包括无余，其用量依本书之通例，将此任以"援臣"而与君量同（小补肺中之他药均用君药三之一）甚为适宜。

考诸家本草，尚未见以酸味论麦门冬者，但此《辅行诀》中，只有以酸味论之，才能使陶氏二十五味药五行互含位次属性，完全符合其诸补泻方用药规律之需，究其原委，概是由此书之药味法于四时之气的理念所致。陶氏所撰《别录》未言其味而仅云"微寒无毒"，"微寒"当以"凉"讲，此乃金秋之气，陶氏以酸为金之主味（即用味），以酸论麦门冬无疑。况《本经》谓味甘，与《别录》所载主治均与肺胃有关，书载其色黄白，亦为肺胃之色，胃属土，性缓中正和顺，其经脉阳明亦称燥金之经，称之为金中金药，也无何不可，作为补肺之君恰得其用。

方中麦门冬与五味子同用，为益肺肾以生津止渴之常用对药，方中人参又有益元气生津生脉之功，三药合用乃具孙真人生脉散之义，可见孙氏学术确有与陶氏一脉相承之处。

用麦门冬肺胃同治，仲景亦有方例，如《金匮》麦门冬汤所治胃虚热，津液不足，气火上逆之肺痿证即是，叶桂广而用之立养胃汤，治胃阴伤知饥不能食，可使阳明燥土得阴而安。

然麦门冬性凉，似与补脾汤"寒中"不宜，方中已有五味子，炙甘草之温，干姜之大热以调之，且陈士铎《本草秘录》有"心包火用之可旺"之说，参以陶氏心兼土火之说，当勿多虑。

旋覆花在此方中，可取其"主结气……除水，去五脏间寒热，补中下气"（《本经》），"通血脉"（别录），仲景治"心下痞鞕，噫气不除"，"肝著"及"半产漏下"中上焦及下焦证之方中已用之，与脾虚证之痞满脉结等证亦甚切。

大补脾汤之组织结构应如图：

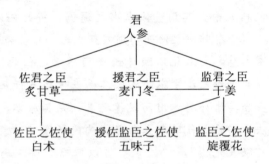

图6　大补脾汤的组织结构图

【原文】辨肺脏病证并方

【讲疏】

此条为辨肺病虚实证候，及其治疗虚实病证大小汤方例的标题。

条文中之"肺脏病证"所指包括肺脏和其腑大肠，以及它们所系的经脉手太阴经脉和手阳明大肠经脉病变的症状。其虚实辨证是以脏腑之体用不足类分虚实病证，而治疗其虚实病证的方例，均有大补泻，和小补泻，共四方。

【原文】

肺虚则鼻息不利；实则喘咳，凭胸仰息。（《灵枢·本神篇》文）[1]

【校注】

[1] 灵枢本神篇文：以上六字系张大昌先生所加之注。

【讲疏】

本条本于《素问·脏气法时论》及《灵枢·本神》。《法时论》云："肺气虚则鼻息不利，少气，实则喘喝，胸盈仰息。"《本神》云："肺病者，喘咳逆气……虚则少气，不能报息，耳聋，咽干，取其经太阴，足太阳之外，厥阴内血者。"

此两条经文中，肺实证之"喘喝，胸盈仰息"，"喘咳逆气"与本条实证之"喘咳，凭胸仰息"文义相同；虚证则较本条多"少气"，《本神》则又多出"不能报息"。

所谓"少气"应为呼吸之气少，即吸入和呼出之气均减少，如现代所谓之肺活量减少，其"不能报息"是指呼吸迫促的表现。"息"是指人在呼吸时，将空气吸入后，有一瞬息的时间，才能有呼气动作，此"一瞬息"即是"息"。因为人一呼一吸之间，只有一息，因此，"息"又成为呼吸的代词。"不能报息"是不能显示出呼气和吸气之间的一瞬息之停顿，气吸入后马上呼出，表现为呼吸急促的状态。

本条未言"不能报息"而言"鼻息不利"。因呼气和吸气都要通过鼻窍，故呼吸之间，鼻窍亦有一刹那之息，而称鼻息，故"鼻息"即呼吸之气通过鼻腔之谓，"不利"为不能通利。所谓鼻息不利，即呼吸之气不能顺利通过鼻腔，但不可单依呼吸堵塞不通为不利；另一种情况，病人吸气时自觉鼻腔及咽部过度通畅，有凉的感觉，因而病者不愿直接吸入空气而常以手捂鼻，呼吸时亦尽量使吸入之气慢而细，因而有呼吸微弱的表现，这种鼻息过度通利和鼻塞不通，都是呼吸之气通过鼻腔时的反常现象，因此都可看作鼻息不利。

《素问·金匮真言论》云："西方色白，入通于肺，开窍于鼻，藏精于肺"，《灵枢·本神》云："肺藏气，气舍魄。"

肺藏气，此气乃指肺之精气而言。呼吸之气中之废而不精者，已从呼气中排出，故所藏之精气即呼吸自然之气的精华，同时也包括由脾传来之水谷精微之气。此精气维持着肺的生理活动，司呼吸而舍魄，行肃降之令而通调水道等，故肺所藏之气为肺之本。按该书以体病为实，用病为虚之通则，因鼻息不利所致的呼吸之用不足为虚证，故而此条之虚证与一般以鼻塞为实证的概念不同，而是把鼻塞和过于通利都视为虚证；其实证则是由肺所藏之精气不足，乃由吸入呼吸之气中的非精华部分不能排出而致，故肺中清浊之气混杂而处，表现为纳入困难的咳逆喘促症状。咳逆也是排出肺内废气废物的自身反应。条文中"凭胸仰息"形象地表述了喘咳病人的形态。

【原文】

肺病者，必咳喘逆气，肩息[1]，背痛，汗出憎风。虚则胸中痛，少气，不能报息，耳聋，咽干。（《素问·脏气法时论》文）[2]

【校注】

[1] 肩息：抬高和下垂肩部以帮助呼吸的动作。

[2] 素问脏气法时论文：以上八字系先师张大昌先生所加之注。

【讲疏】

本条由《素问·脏气法时论》摘录而成，《法时论》云："肺病者，喘咳逆气，肩背痛，汗出，尻阴股膝髀腨胻足皆痛，虚则少气不能报息，耳聋，咽干，取其经，太阴，足太阳之外，厥阴内血者。"

肺司呼吸，病则呼吸之气失常而咳嗽、气喘。肺所藏精气不足则不能行其肃降下行之令，因而气机上逆而为喘咳，需借助肩部的上下运动以帮助活动，抬肩则有利于胸部的扩张而容纳吸入之气，垂肩有利于肺部的内收和下降，使肺中积蓄之废气容易呼出，呼吸不利可影响手太阴经脉而产生病变，《灵枢·经脉篇》云其"是主肺所生病者……气盛有余则肩背痛"，因而出现背痛。

《素问·五脏生成论》云："肺之合皮也，其荣毛也"，可见肺为一身之表。毛孔为汗出之路，靠卫气以固守，肺之精气虚则在表之卫阳不固而毛孔疏，则汗出而恶风。

肺以吐纳自然之气为用，其用不足则出纳失常，纳入之气少而呼吸加快而见急促，呼出之气少则壅塞于内，即胸中满痛。鼻为肺之窍，与咽耳近邻而窍络相通，肺气壅塞则耳窍不利而听力减，肺不布津于咽，则咽干。

【原文】

邪在肺，则皮肤痛，发寒热[1]，上气喘，汗出，咳动肩背。取之膺中外输，背第三椎傍，以手按之快然，乃刺之，取缺盆以越之。（《灵枢·邪在篇》文）[2]

[1] 寒热：是一个病理征象，多由外感六淫之邪所引起。

[2] 灵枢邪在篇文：以上六字系张大昌先生所加之注。

【讲疏】

本条与《灵枢·五邪》篇文字略同，《五邪》篇中，"背第三椎旁"作"背三节五脏之旁"，其"五脏"之义难释，有误。

本条之汗出，气喘同上条，"咳动肩背"即上条"肩息背痛"之变词，条首列出"邪在肺，皮肤痛，发寒热"，意在说明此条病证由外感六淫之邪而成。皮肤为一身之表，外邪之入，皮肤首当其冲，邪气客之则痹而作痛而发寒热。

所谓"寒热"一词，在古代医学中是一个概念相当广泛名词，它不仅指六淫中的"寒"和"热"，还是一类病证的总称。《内经》曾列专篇以论之，其《寒热》篇首列皮寒热、肌寒热和骨寒热之病，直接以寒热命名，此三寒热病是外感六淫之邪，闭拒肌表，至表里阴阳失和，邪正搏争，而为寒热表征。《素问·生气通天论》云："因于露风乃生寒热"，也强调了"寒热"的六淫致病因素。本条之"寒热"有"皮肤痛"一证，故所指当为《寒热》篇之皮寒热病，即外感之邪在于皮表的病证，外邪并于卫阳则发热，并于营阴则生恶寒。

背部足太阳膀胱经脉上，有五脏之俞穴，在脊椎两旁，为五脏气血灌输之处，肺之俞穴在第三椎旁开一寸半，名肺俞穴，能治疗肺之精气虚少之咳喘，取穴时先以手指按压其穴，如有舒服爽快之感，即说明已选中了穴位，而且也说明其病证是此穴位的针刺适应证，因此"以手按之"，不仅是验证选穴准确与否的方法，同时也是一种触诊辨证的手段。

本条之病证，为六淫之邪客于肌表之皮寒热，邪在表在上，治之应引而越之，使邪由外或上越而解。故条文中云：

"取缺盆以越之。""缺盆"一词，既是一解剖部位名称又是一经脉穴位名称，此"缺盆"所指，当是缺盆穴。

缺盆穴位于锁骨上窝，为足阳明胃经穴之一，其主治为咳嗽、哮喘、痛等。针刺时应以浅刺法为宜，浅刺其刺在卫分，可发越在表之邪。

【原文】

陶云：肺德在收。经云：肺苦气上逆，急食辛以散之，开腠理[1]以通气也。以咸泻之，以酸补之。

【校注】

[1] 腠理：指皮肤上的气孔和肌肉的纹理之间。

【讲疏】

肺之气法于秋，秋之气上承长夏之湿热，秋至则气转凉燥而湿热内收，故云肺之德在收，其所收者，湿热之气，其湿乃土中所渗之湿，其热乃阳光积蓄之热。肺气象于金秋，则其气亦当为收。肺藏气而司呼气，布散由脾所上输之水谷精微，呼吸之气中精华被肺藏之于内，所收藏者乃天阳之气，为人体温煦之本，所接收脾输转之精气，为脾土所积藏之营津之类，此精气乃为人体能以润泽之源，故肺给予人体的恩泽在于其气收。五味之中，唯酸者能收，故肺之阳气阴津不足者，应用酸味药以助其收气之不足。

若秋收之气有余，则凉燥之气转为寒而坚刚，因热过于被收则寒而凝，湿过于被收则燥而坚，故又宜用能软坚克刚之咸味以泻其气之有余，否则其气寒凝而不宣，其津液凝而为饮为痰。

四时之气中，春夏属阳，其气升，秋冬属阴而气降，所云之升降，乃针对阳气而言，故在肺之气亦以降为顺。若气机上逆，则呼吸之气不能降纳于下，而有肺气壅塞不通于上的症状，治疗时可用辛散之药以开其毛孔肌肉纹理之闭塞，使肺气宣畅而通降，其"气上逆"诸证得解。

皮肤之毛孔，遍及全身，亦是出气纳气之路，可作为辅助呼吸器官，《金匮要略》云："腠者，是三焦通会元真之处"，而"腠"即玄府，乃皮肤之毛孔之谓，"元真"即一元之真气，可见"皮肤呼吸"与一元之真气是相互通达融会的，是人类不可缺少的重要功能之一。

【原文】

小泻肺汤。治咳喘上气，胸中迫满，不可卧者方。

葶苈子熬黑，捣如泥　**大黄**　**芍药**各三两

上三味，以水三升，煮取二升，温分再服，喘定止后服。

【讲疏】

本条是小泻肺汤之病证，方药，煎服法及加减法。

肺藏气，以气为体，此气为天阳之精气和水谷之精气，肺所藏之精气不足则为肺实病，所谓"精气内夺"则邪气居之，其病除喘咳之外，以气上冲逆，胸中迫满为特征，乃肺之精气不足，痰饮结聚于内，肃降无力，转而上逆冲胸，故治之者应以咸软逐痰水为之主辅药，而佐以酸收之药以助其肃降邪气，收藏精气。

方中之葶苈子，《本经》谓主"癥瘕积聚结气，饮食寒热，破坚逐邪，通利水道"，陶氏把它列为咸药之列。其物萌芽于冬寒水气盛之时，于万物枯藏之时而显其生机，能深入寒水之

中以开其结聚；其长于春木风气全盛之时，得具通达迅猛之性而力巨峻，其子成于火盛之初夏而色泽赤黄，有火急之性而能制肺金之涩收，治在上之水湿而开胸膈之痰水结聚。

葶苈子所主癥瘕积聚结气诸证，以所主证测其药味，当为咸。《纲目》引甄权曰："酸，有小毒，入药炒用"，酸为金之主味，咸为火之主味，葶苈子兼心火肺金之主味，故称之为火中金药，作为泻肺方中之君药。《纲目》又引寇宗奭曰："葶苈有甘苦两种……经既言味辛苦，……概取其苦泄之义，药性论不当言味酸"。《纲目》介绍《药性本草》云："［禹锡曰］"药性论四卷，不著撰人名氏，分药品之性味，君臣佐使主病之效。一本云陶隐居撰。然其药性之功，有与本草相戾者，疑非隐居所著也。甄权（约540年~643年，据《中医简明词典》），扶沟（今河南扶沟县）人，仕隋为秘省正宗，唐太宗时，年百二十岁，帝幸其第，访以药性，因上此书，授朝散大夫，其书论主治亦详。又著《脉经》，《明堂人形图》各一卷，详见唐史。"

从上二段文字可知，葶苈子味酸之说，出自《药性本草》（即《药性论》），无作者署名，有署名陶隐居撰者，书中主要是讲药性的，但所载有与《本经》不同的地方，此书由甄权在晚年献给唐太宗，流传到掌禹锡时期（禹锡在1057年主编的《嘉祐本草》问世）掌氏认为《药性论》非系陶氏所撰，因为其中所论药性有与陶氏订之《本经》有不同之处，但其后约60年的寇宗奭时期（寇于1116年撰成《本草衍义》），还有葶苈味酸的说法流行于世。

笔者认为，甄氏生于陶卒后约4年，很有得陶所撰之书的机会，《药性论》很可能亦是其晚年所撰"唯弟子得之"的十部书之一，陶氏撰《本经集注》时间较早，《药性论》与《本经》

内容不完全一致的情况应有该是正常和不可免的，陶氏一生追求进取，对药性新的认识笔之于书是很有可能的，同属隐居晚年之作的《辅行诀》或者应该与《药性论》有较多的相同和相关。另外，甄权之弟立言著有《本草音义》，而陶氏唐代道学后人李含光（约是同时）亦有同名之作，亦可能非是偶然，其中似是有某些血缘关系，甚至本来即是一部书。值得研探。

秋金之气所降者为湿热，在病之气则所降者为痰水，痰水之降以葶苈为主，而其热不除则湿难祛，热不除则水被蒸而难以清肃，且肺气壅塞者大肠之气亦多有所不通，肠内糟粕运行滞迟而积聚于内，亦为气难肃降之由，《本经》和《别录》虽称其寒和大寒，尤其恐不胜湿土之暑热，故又配以泻火之大黄，以荡涤肠胃，此斩将夺关之将军，可以辅助葶苈子以逐痰水之结聚，更可助其折结热。

大黄"破癥瘕积聚留饮宿食""除痰实肠间结热，心腹间结热，心腹胀满，女子寒，血闭胀，小腹痛，诸老血留结"，可谓之味咸。《纲目》引隐居曰："大黄，其色也，将军之号当取其骏马快也。"是大黄之名因色而名，黄为中土之色，大黄之色"大黄"（大大的黄！），又可称其味甘。咸而甘自当为火中土药，可为此方中之佐臣。

肺之病以气为主而亦必及血，因气机上逆而壅塞之肺实证，其血亦必随之而结，"除血痹"之芍药，酸敛助收降而开血分之结。此药与大黄同用，一治阴结，一治阳结，结开者气自降。其味酸为肺之用味，故可监体味之过而生弊。但本条诸证尚未涉及血，且其性酸收，与本条文中之胸中壅塞不利。如《伤寒论》所云："太阳病，下之后，脉促胸满者，桂枝去芍药汤主之"即是胸满证忌芍药之例，当然《伤寒论》中还有"太阳病误下而腹满时病者用桂枝加芍药汤主之"之例，可知芍药之宜忌，不在于"满"之有无，而在于病位之上下而下宜上忌。又因于其"满"之因在气，太阳病亦即肺所主之表病，本应汗解，若下之则邪不得出，而与肺气相结而为胸满，病在气故去芍药；若邪气陷下，与肺所藏之血相结，则满而痛，故善散血结之芍药在所不忌，若在下之气所伤不重，主上行之肝气必上冲以抗邪，因无邪与血结，故仍可用桂枝易解其外，如《伤寒论》所云："太阳病，下之后，其气上冲者，可与桂枝汤"并云："若气不上冲者，不得与之"，可见芍药宜于"满"证之有血结，或有"痛"，或有气上冲者。本条证之"满"虽位在胸中，但"满"前系一"迫"字，"迫"有"压迫"、"紧迫"之义，与"胀满"或"支满"有异，迫满为阴结、血结之证，"支满"胀满为阳结气结之证，且本证之"上气"，乃肺失肃降不能镇摄肝气上冲，可视为"气上冲"之变词，但与肝气自冲之逆（如因怒致上气）并非完全相同。本条中诸证以肺失清肃下降为病，用芍药虽不失大法，但仍不如主气之枳实更为切要。

枳实《别录》谓主"除胸胁痰癖，逐停水，破结实，消胀满心下急痞痛，逆气胁风痛……"与本条主证完全相同，且《别录》谓其味"酸微寒"《本经》谓其"味苦寒"，符合本方药需"金中水"五行互含名位，当用为方中监君之臣。

【原文】

大泻肺汤。治胸中有痰饮，喘不得卧，大小便闭，身面肿，迫懑，欲得气利[1]者。

葶力子熬　大黄　芍药各三两　甘草炙　黄芩　干姜各一两

上六味，以水五升，煮取二升，温分再服，日二。

【校注】

[1] 气利：泻泄时有气随大便而出的症状。

【讲疏】

本条为大泻肺汤之主治病证，方药组成及煎服法。

本大泻肺汤与小泻肺汤证比较，症状深重而广泛，小泻肺汤证虽胸中迫满，而未重至不可卧，是以气机痞塞为主，虽血行滞涩而不至结聚之甚。此条中已明言胸中有"痰涎"，有形之物壅塞其间，小汤证之"喘咳"也重至"不得卧"。除肺胸局部症状加重外，又扩延至下焦及全身。下焦证之大小便不通，及很想使腹内积气及粪便一齐排出的症状，说明此条之"迫满"，已从上焦传入下焦阴水之地，其证由肺气不宣发展而来。另一方面，由于小泻肺证之气机壅塞而发展为气不化水，出现身面水肿之全身症状。诸多症状表明，大泻肺汤证与小泻肺汤证之关系为由气及水，由上及下，由表及里，由肺及肾。故其治疗，应在小泻肺中加入小泻肾汤之药。

方中黄芩味苦乃肾之用味，肾水之用在于制火，芩乃水中之木，故虽可制肺火而有生火不伤肺气之意；生甘草为土中火，为肾之体味，原可补脾之用以制水，正应见脾之病当先实肾之法。因生者利小便而泻火，才与此条病机相符，故不宜用炙者；肺之化味为辛，故加入姜之辛散以助肺气之宣畅，肺气宣畅则如启在上之塞，水始下流，而小便通下；脏畅者腑亦通，则大便亦可得下，然干姜大热而不走，不如生姜之散热而宣畅者切证；甘草与葶苈、大黄同用则可缓葶苈大黄之急而峻，生姜与黄芩、大黄同用则可监二药过寒生弊。

大泻肺汤之组织结构应如图：

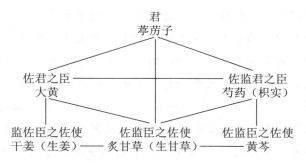

图 7 大泻肺汤的组织结构图

【原文】

小补肺汤。治汗出，口渴，少气不足息，胸中痛，脉虚者方。[1]

麦门冬　五味子　旋夫花_{各三两}　细辛_{一两}

上四味，以水八升，煮取三升，每服一升，日三服。

若胸中烦热者，去细辛，加海蛤一分；若胸痛者，还用细辛；咳不利，脉结者，倍旋夫花二两；苦眩冒者，去细辛，加泽泻一分；咳而有血者，去细辛，倍麦门冬二两；苦烦渴者，去细辛，加粳米半升；涎多者，加半夏半升洗。

【校注】

[1] 主治文：此后衣抄本有"另补文：治胸有积饮，咳而不利，喘不能息，鼻癍不能闻香臭，口舌干燥者方"。

【讲疏】

本条为小补肺汤之主治病证，方药组成，煎服法及加减法。

肺气法于秋，其对人体有益的作用是其气收降。补肺汤所治，乃肺用不足之证，收敛之气不足，则津液外泄而汗出，津液外泄则内燥而口渴，气不降纳于下，则上冲为喘促且呼吸无力，胸中为肺所在之地，肺收纳天阳及水谷精气不足则胸部失荣而痛，肺之精气不足则血行无力而脉虚。此外，肺能将所收藏之精气敷布全身，使水精四布，水道通调，如雾露之弥漫，灌溉脏腑，充养皮毛百骸。肺此散精调水之作用减，则可见如衣手抄本之主治另补文诸证。因水精不布则积于胸中为饮邪，肺中有饮而气不利，故"咳而不利，喘不能息"；鼻为肺窍，肺气不利而失其精气之荣养，故鼻塞而不通，不闻香臭，津液不得敷布于口舌，故有"口舌干燥"之证。

肺虚证之治疗，当取肺之用味酸药以助其收降之用，兼用其体味咸药以监之。所谓咸药监之者，因酸收可使水热俱收于内，而外呈燥象，如所谓"秋主燥"，咸药可以致津液生，所谓"致津液生"者，乃使水液聚于咸之所在之谓，水液聚于咸之所在则物软而不燥，故云以咸药监之。

方中五味子味酸，性温，主"益气"，"咳逆上气"，《本草经疏证》谓其"具足三阴之气，收之以降"，又云"能收温气入肾"可见此药能收降阴津，并有纳气归肾之功，正合肺之德，故为方中之佐臣药。

方中之麦门冬，以其主治而言，《本经疏证》云："麦门冬之功，在提曳胃家阴精，润泽心肺以通脉道，以下逆气，以除烦热，若非上焦之证，则与之断不相宜。"肺虚证本为上焦之证，主证又皆麦门冬所能治，故取此药为方中之君。就其理论而言，《别录》谓其性"微寒"，"微寒"即"凉"之意，而"凉"乃秋之气，亦可讲通。或曰"微寒"当与"微温"同，皆寒热温度之中者，春气温，何不言是春之气？此是一年中以春夏为阳，秋冬为阴之理，温者阳之气，凉者阴之气，故云"秋凉"不云"秋温"；而"春温"亦不言"春凉"此正是古人用字之精处。麦门冬之五行互含属性问题，前以论之，不复述。

方中之旋覆花，味咸而能下水气，消胸上痰结，唾如胶漆，本方证中可有如衣抄本另补文中胸中积饮之证，正宜用此咸味之药导水气，使水去而饮除，正如水入于海乃不复返而味转咸；水饮去则津液布，而口舌干燥诸证自除，可为方中之佐监之臣。方中之细辛，味辛而能通窍，肺及其窍鼻，与所属之毛孔，皆为中空之器，细辛之味烈，皆能通之，在皮可以宣汗，在鼻可以除塞，在肺可通肺止咳，正是助肺气化活动之药，其味辛为肺之化味，且细辛之辛开，与五味子之酸敛，一开一合，正是肺呼吸运动之方式，可启动肺之气化活动力。

本条方后加减法中，胸中烦闷者，为胸中有热，故宜去细辛之辛热，而加咸寒祛痰之蛤粉；"若胸痛者"为胸气不宣而结所致，故加细辛辛散结气以止痛；"咳不利脉结者"为痰水阻内，脉不通之证，故加重下水气，消痰结，通血脉之旋覆花；"苦眩冒"是水饮上至于巅，蒙闭清阳，故去细辛之辛散趋表，加入可达极上之泽泻，以使在巅之水，随气之通调而下；咳而吐血，是胃有燥热而伤血络，故加麦门冬以清肺胃之热而润燥，则其络安血止；若"烦而渴"是内热而燥，故去细辛之温烈，加粳米"益气止烦"（《别录》）引热中之水以止渴（理参《本经疏证》）；涎多者为水饮结而上逆，加半夏以下气散饮。

【原文】

大补肺汤。治烦热汗出不止，而少气不足息，口苦干渴，耳聋，脉虚而速者方。[1]

麦门冬　五味子　旋夫花各三两　细辛一两　地黄竹叶　甘草各一两

上七味，以水一斗，煮取四升，温分四服，日三夜一服。

【校注】

[1] 主治文：此后衣抄本有"补文：治肺劳喘咳不利，鼻癃，胸中烦热，心下痞，时吐血出者，此为尸劳"。

【讲疏】

本条为大补肺汤之主证，方药组成，及煎药法。

大补肺汤证较小补肺汤证较为深重。小补肺汤证但云"汗出"，此条则系以烦热，以明其汗出，又有内热且烦，较单纯之汗出病甚一畴；小补肺汤证之"口渴"是有想喝水的欲望，此条则为"口干"是口里已经干燥，必须饮水才能解除；小补肺汤证之"少气"证，在此条中则又加"不足息"三字，以形容其呼吸之气微弱至极的样子，小补肺汤中之脉象为一"虚"字，此条是因为虚而加快了脉搏的速率，小补肺汤证中未涉耳病，此条又增以肺系外之症状耳聋。肺虚证之所以加重，就在于病已涉肾，因肾主水液，水不济火则烦热，肾不纳气则喘而无力，肾阴不能上承则口干，肾窍不通则耳聋，肾虚内热则脉数，故其治疗应在小补肺汤中加入调补肾水之药。

方中后三味药为在小补肺汤中所加入之调补肾水之药，其中地黄、竹叶两苦药以助肾水清降火热之用，甘草甘味一种以助肾体，此证中少气、口渴、脉速，均与肾润气脉之用不足有关，而补虚缓急复脉乃炙甘草之长，故甘草用炙者较宜；炙甘草可助地黄益肾水以滋泽其肺燥，竹叶可助五味子、麦门冬敛肾纳气，降火清肺以除烦止汗；甘草与旋覆花同用，乃甘咸除燥之法，使痰涎去而津气复；细辛与旋覆花同用，其开痰涎结聚之力愈大，与地黄同用能启肾中阴水上升以除口干咽燥。

大补肺汤之组织结构如图：

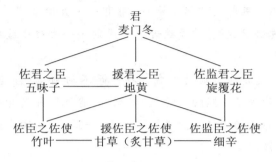

图 8　大补肺汤的组织结构图

【原文】辨肾脏病证并方

【讲疏】

本条为辨肾病虚实证候条文及其治疗虚实病证方例的标题。

"肾病"是泛指肾脏及其腑膀胱、足少阴肾经脉和足太阳膀胱经脉之病。病证虚实条文引自《内经》而略有异同，方例包括大小补泻汤方共四首。

【原文】

肾气虚则厥逆；实则腹满，面色正黑，泾溲[1]**不利。**（仝前）

【校注】

[1] 泾溲：指小便和大便。

【讲疏】

本条乃据《内经》如下条文文义而来。

《灵枢·本神》："肾气虚则厥，实则胀。"

《灵枢·经脉》："肾足少阴之脉……是动则病……面如漆

色……"

《灵枢·五邪》："邪在肾……腹胀……大便难。"

《脏气法时论》："肾病者……虚则……大腹小腹痛，清厥意不乐。"

"气"是物质运动的形式，物静而不动则无气；不同物质的运动，产生了不同的"气"，因此，"肾气"即是肾运动的形式，而有肾运动的特点。"气"生于"动"而属阳，因此"肾气"与肾阳同类。

《灵枢·营卫生会篇》云："营出中焦，卫出下焦"，肾为下焦之主，故可谓卫出于肾。肾气包括卫气。

《灵枢·卫气行》云："阳尽于阴，阴受气矣，其始入于阴，常从足少阴注于肾，肾注于心，心注于肺，肺注于肝，肝注于脾，脾复注于肾"。卫气之运行，始于肾，复注于肾而为肾气之属。

卫气之性慓疾滑利，行于脉外，在内则熏于肓膜，散于胸腹，在外则循皮肤之中，分肉之间；卫气傍脉道而行，昼行于阳，夜行于阴。行于阳是行于足太阳膀胱经脉，继而阳明、少阳经脉，行于阴是行于内在五脏，故肾气之用在于温煦四肢肌肤及在内之五脏。若此气之作用不足，则为肾气虚证而见四肢不温之厥逆证。

卫气若运行不顺，或肾之经脉受到冲动则为肾之体不足之实证。《灵枢·胀论》云："营气循脉，卫气逆为脉胀；卫气并脉循分为肤胀"；又云："卫气之在身也，常然并脉循分肉，行有顺逆，阴阳相随，乃得天和，五脏更始，四时循序，五谷乃化，然后厥气在下，营卫留止，寒邪逆上，正邪相攻，两气相搏，乃合为胀也。"可见若卫气运行不顺，可使五谷不能消化，而寒邪上逆，与正气相争，搏结不散，而发为胀病。胀是其气排脏腑而郭胸胁，而有腹满的感觉。

若因卫气之逆致肾足少阴之脉受到寒邪之冲动，则可见面色黑如漆的症状。

又因卫气之运行傍于三阳经脉，气逆则足太阳膀胱经脉运行不畅而小便不利；手阳明大肠经脉之运行滞涩而大便不利。

【原文】

肾病者，必腹大胫肿[1]，身重，嗜寝。虚则腰中痛，大腹小腹痛，尻阴股膝[2]挛，髀胻[3]足皆痛。（仝前）

【校注】

[1] 胫肿：小腿部肿胀。

[2] 尻阴股膝：尻指尾骶骨至骶骨部分；阴指前后二阴，即肛门和阴器；股即大腿之股骨；膝即膝盖及其关节部分。

[3] 胻：小腿内侧，即胫骨。

【讲疏】

肾居下焦，病则气化不利而腹部胀大，然而实证之腹大，为因有寒邪内结，故其腹大必有按之坚实之感；虚证由卫气运行滞涩而致，其腹虽大而不必满实，按之当为软，且以自觉胀大为主，视之不一定太大。

《灵枢》云："肾藏精。"此精除先天生育之精以外，还有真火真水之义。真火真水的交互运动，为生命之原动力。此真火不足则不能蒸化而阴精下流，聚于足少阴经脉循行之处，而发生胫部（小腿内侧）肿胀，真水不得真火之蒸化，则阴精不布而身体沉重，精神不振而多睡；若真火不足以化水，则阴水结聚，客于与肾卫气运行相关的足太阳、手阳明、足少阴等经脉循行部位，则可见腰中、大腹、小腹、尻、二阴、股、膝部的拘挛及足部小腿部的疼痛。

【原文】

邪在肾，则骨痛，阴痹。阴痹者，按之不得。腹胀，腰痛，大便难，肩背项强痛，时眩仆。取之涌泉、昆仑，视有余血者尽取之。（仝前）

【讲疏】

本条出自《灵枢·五邪》，其原文中"则骨痛"为"则病骨痛"；"按之不得"为"按之而不得"；"背"字后有一"颈"字；"视有余血者"为"视有血者"。

肾合骨，与膀胱相表里，司前后二阴，为胃之关。病邪之气侵入肾，则发生骨痛之阴痹证，因为骨的部位在人体之深处，轻按其表皮，不易找到痛处，故称"按之不得"，只有重按至骨，才能找到痛的部位。肾所出之卫气滞行于三阳经脉，运行不利则影响足阳明之经脉，经气逆则寒邪客之而作胀，此所谓肾气（阳）虚不能温煦脾胃所致；气逆而寒邪入于手阳明大肠经脉则可见大便结而难下；肩背项部为足太阳膀胱经脉循行之地，气逆且寒邪结于此，则作强而痛；三阳经脉皆上行至头部，邪气随三阳经脉上行至巅，则头失去清灵，而有时视物不清，甚至眩晕跌倒。针刺治疗此病，可取足少阴经脉的井穴涌泉，和足太阳膀胱经的经穴昆仑放血，使邪气随血而出。

【原文】

陶云：肾德在坚。经云：肾苦燥，急食咸以润之，致津液也。以甘泻之，以苦补之。

【讲疏】

本条文字与《素问·脏气法时论》所记略有异同，《法时论》文为"苦补之"，"咸泻之"。

肾气法于四时冬之气。冬之气阳气潜藏于内，因而天寒地冻，阴水因寒凝而坚冰，因水凝而地燥裂。肾之气给予人体的德泽在于"坚"，此"坚"字应有二义，一是如冬之气，能令水凝，水由液态变为固态而坚硬；二是冬之气阳气潜藏坚闭于内，此"坚"字又有闭藏、收藏之义。在人体则肾主闭藏，而主寒水之气。其所闭藏者乃真水真火及其阴精，其所藏者为先天所有，为人体生命之本。所主之寒水之气，可制约火热以防过亢，故云其德在坚。五味中，唯苦药之性可"坚"，故用苦药可以助益肾水闭藏寒化，而云"苦补之"。

然而寒之性收引，水之凝，阳之潜，均为收引之象。凡物收之则紧，寒之则缩，肾之气寒收而紧缩。而五味中之甘味，能缓，缓者松缓，弛缓之义，故甘味可减弱收缩之势，而云"甘泻之"。

肾气之燥，因于水之凝，而咸味之物可使水不凝，即可润燥。如盐水虽寒而不能结冰，以其液态，即能润燥，如本条所谓之"致津液生也"。所谓"燥"，乃是肾寒收之气太过，故肾不喜欢燥，应用能致津液生的咸味药以助益。

【原文】

小泻肾汤。治小便涩少，少腹满，时足胫肿方。

茯苓　甘草　黄芩各三两

上三味，以水三升，煮取一升，顿服。

【讲疏】

本条是小泻肾汤之主治病证，方药组成及其煎服法和加减法。

《灵枢·本神》云："肾藏精，精舍志。"故肾之体应为

"精"，但精乃维持人体生命之精微物质，而此物质所指非一，如有人认为它可包含四个方面的内容：1. 与性功能有关的神经内分泌系统的各种性激素；2. 血液、体液各种腺体分泌液；3. 与机体免疫机能有关的各种物质；4. 空气中的精微物质。尽管此"精"所指甚多，但在古代医学中只把它们分为两大类，即阴精和阳精。阴精阳精是水火之精华，此水此火是阴精阳精之基质；其盛衰盈亏情况决定着精的充足与否，故称为真水真火。此真火真水以既济为用，水火相交而成运动变化，此运动变化即肾的气化，因其由真水真火相交而成，故谓之真气，即元气。真气可不断充养先天得自父母媾精所成之先天元气，以为人体生命之本，故《素问·金匮真言》云："夫精者，身之本也。"

由于肾之精为水火，故肾以水火为体，此水此火之不足即为实证。此条中之小便赤少，即是水少不足以济火之热邪为病；足胫肿为火不足以化水之湿邪证，至于少腹满，则应为卫气不足所致，卫气为水谷之精而成，当为阳精之类，其致胀之理，前已述之，不赘。

小泻肾汤证，由肾体不足而致，故其治当以助肾体之甘味药为主辅，而用助肾用之苦味药为监药。

方中茯苓，《本草经疏证》引陶弘景云："性无朽蛀，埋地中三十年，犹色理无异，不可见其坚贞哉。"其之所以有坚贞之性，是因其生于松树根下，为松之灵气结成，而松树之性，四季常青，凌冬不凋，枝干叶质坚硬。茯苓不但性坚而贞，而且味淡若水而色纯白。其生于树根阴下之地而具如此天阳之色味，足见其能于阴中吸附天阳之气归于阴；其处阴地而能具如此天阳之色味，亦足能见其能使地阴之气归附于阳；其性能收摄阴阳之精气归于自身，正具肾藏真水真火之能事，故因肾体不足而致之实证正当用之。

《本经》谓茯苓"味甘平"。该药功能利窍而除湿，益中而和中，有利用小便，开腠里，生津液，防虚热，止泻等作用，可使入胃之饮食"游溢精气，上输于脾，通调水道，下输膀胱（《内经》语）"，其属脾土所主之甘味无疑。又因其系假松之气所生，而松凌冬枝叶不凋、不黄而翠，是得寒水之气所资，茯苓必亦具备寒水之性。肾法冬之寒水，陶氏以苦为肾之主味，故茯苓亦可以苦味论之。苦和甘为肾之体和用味，可谓其于肾体用兼备而称土中水药，在泻肾方中任君药之职。

方中甘草，《本经》谓："甘平，主五脏六腑寒热邪气，坚筋骨，长肌肉，倍力，金疮肿，解毒，久服轻身延年。"其性纯良，无处不到，无脏不涉，无邪不除，有坤土为万物之母之象，具固守后天本源之功。肾藏精，为水火之脏，先天之本；脾藏营，为水谷之海，后天之本。先天之精要靠后天之水谷精微不断充实，故脾肾二脏虽则相制，实亦相需，如河水无堤则泛滥为灾，在人则如肾无脾制则病水，故取能固守后天本源之甘草，以佐助茯苓之藏精固肾。且茯苓有气无味，以淡见甘，甘草则味厚气薄，气者宗于天，味者钟于地，气味合用，肾之体象俱备，而助体之功成，故以甘草为佐君之臣。

小泻肾汤证，由于水火交济不足而致，为内热湿盛之病，故又用黄芩之苦以清其热而燥其湿，其味苦可坚，能监茯苓、甘草之甘缓，故可为方中之佐监之臣药。

【原文】

大泻肾汤。治小便赤少，时溺血，少腹迫瘲而痛，腰沈重[1]者方。

茯苓　甘草　黄芩　大黄各三两　芍药　干姜各一两

上方六味，以水五升，煮取二升，日二，温服。

【校注】

[1] 沈重：即"沉重"。

【讲疏】

本条是大泻肾汤的主证，方药，及煎服法。

大泻肾汤证由小泻肾汤证发展加重而来，小泻肾汤中之少腹"满"，为卫气滞涩，病在气分，而此证中之"迫满而痛"，则病已有有形之积滞而不通，有急迫欲下感。彼言小便涩少，此条中则云"小便赤少，时溺血"，是邪热已盛，甚而动血。又与小泻肾汤证多出"腰沉重"之湿著肾府之证。

考本大泻肾汤证之少腹迫滞，病已涉肝之部位，有肝不藏血及性急迫之病态，故其治疗方药应在小补肾方中加入调肝之药。但方中之芍药，为泻肝方之君，不合大泻方中加用子脏泻方佐臣之通例，故应以泻肝方之佐臣枳实以代之。此证有热象，非干姜所宜，且泻肝方中本来所用即是生姜，故仍以用生姜为妥。

方中在小泻肾方中加用小泻肝汤之佐臣枳实以除有形之积滞，与大黄同用推荡积滞之力加大，可使积滞去而痛止，与甘草同用可调肝行气缓急。生姜与黄芩同用乃陶氏"辛苦除痞"法，可开痞除满。大黄，黄芩与甘草同用，可泻火热之盛以免动血，大黄与甘草同用乃陶氏"甘咸除燥"之法，于溺血更宜。茯苓与甘草同用，可利小便，与姜同用可调脾去湿以除肝著而已腰痛。

大泻肾汤之组织结构如图：

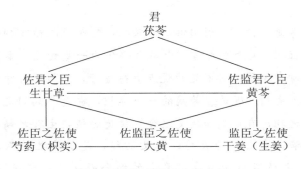

图 9　大泻肾汤的组织结构图

【原文】

小补肾汤。治虚劳失精，腰痛，骨蒸[1]弱瘦，脉数者方。[2]

地黄　竹叶　甘草各三两　泽泻一两

上四味，以水八升，煮取三升，日三服。

若小便多血者，去泽泻，加地黄为四两半；如茎中痛，仍用泽泻；若大便下血者，去泽泻，加伏龙肝如鸡子大；若苦遗精者，易生地黄为熟地黄；少腹苦挛急者，去泽泻，加牡丹皮一两半；若腹中热者，加栀子十四枚。

【校注】

[1] 骨蒸：是蒸病的一种，形容其发热如自骨髓透发而出，乃劳瘵之类。

[2] 主治文：此后衣抄本有"更文：治肾虚，小便遗失，或多余沥，或梦中交媾，遗精不禁，骨痿无力，四肢清冷方"。

【讲疏】

本条系小补肾汤之主治病证，方药组成及煎服法和加减法。

注

疏

肾为寒水之脏：以坚闭收藏为用，此用不足，则为肾之虚证。

虚劳是一种气血阴阳俱虚的疾病，它是五脏精气损耗过多的综合症状，《金匮要略》中与血痹合为一篇论述。本条从精气虚少责在闭藏功用不足的观点看待虚劳，而归于补肾法之主治病证。失精，既是虚劳病的一个症状，也是其病因之一。精是精微之物，有广义和狭义之分。狭义之精指生育之精，在男子为精液，在女子为天癸；广义之精，是水谷之精微，天阳（空气）之精微与肾中真水真火的结合而化生，包括营、卫、气、血、津、液等，无论狭义的精，还是广义的精，都是依靠肾的坚闭收藏作用以收藏，将其损耗降低至最低限度。

此条之失精，当为精液、血液、汗液的脱失，乃肾坚闭固藏之用不足所致。观《金匮》虚劳病诸证，有"男子面色薄主渴及出血"，"面色白"，"亡血"，"妇人则半产漏下"，"衄"等出血证候；及"阴寒精自出"，"梦失精"等，及"善盗汗"症状可知。但此类失精，《金匮》治疗从脾而论，用桂枝汤（桂枝汤属脾土说，可参阅拙著《伤寒论阴阳图说》第二章·三节·四及第三章·四节·五）加减治疗，所用有桂枝龙骨牡蛎汤、小建中汤、黄芪建中汤等；治疗"虚劳腰痛，少腹拘急，小便不利者"，用八味肾气丸主治，乃虚劳从肾论治之范例。本条虚劳失精，并有腰痛，而专主从肾论治，其"骨蒸"，"脉快"又与肾气丸证有阴阳寒热之异，可以互相参照使用。

腰为肾所在之地，为肾之府，肾主骨生髓，肾用不足则不能固藏精髓而骨髓亏虚，腰脊失养而见疼痛症状。

肾为阴水之藏，其寒收之用不彰，则阳火之气虚浮外越，其阴水之液因之蒸化外越，则为多汗，寒不制热，则热灼于内而骨痿，此正是骨蒸之候。

肾为先天之本，肾用不足则如树之根失用而枝干枯瘘而叶落，故人体四肢百骸，肌腠表里失其荣养而干枯羸瘦。

肾中藏有真水，其用在上济心中之火，肾水失用于下，则心火独亢于上，心主脉而有火急之性，火亢而脉搏动速度加快。

由于肾之坚闭收藏，为其寒性收缩的体现，故其治应以性收、味苦、气寒之药为主辅以助肾之用，以味甘性温缓之药以监主药辅药之偏；因虚证气化之机衰，故加咸味之药以启动其生化之机。

《本经疏证》地黄条云："种植之地，土便焦苦，十年之后，方得转甜。"可见其善吸收土壤中之营养充长本体，又云"予尝治地黄醴饮先君，醴尽而地黄枵然如故也，暴之令干，则其质轻虚，剔而破之，则其中脂液已尽，在外层者，悬空包裹，如栝楼之壳，在内者纵横牵引如丝瓜之筋，因是悟地黄之用，在其脂液能荣养筋骸血络，诸枯者，能使之润泽矣"。又足可见其能使壤中之养分，化为脂液而藏之于内以润泽筋络，此正象肾能坚闭收藏阴液，以润泽四肢百骸，肌肉筋骨。《本经》谓其味"甘"，《别录》谓其味"苦"，兼具肾体用之味，乃水中水药，故为方中之君药。

竹之为物，其笋遇春雷则发，生长极速，为阳气在下之象；其叶凌冬不凋，坚硬而常青乃阴气在上之象；其干中空，节间生枝，枝又有节，叶生枝节处，其形轻举飘肃洒然，而植物之叶，功能同人之肺而为水之上源，竹叶乃象肾中之阴水在上而济火者。且《本经》谓其"味苦"，故用之载肾水上承以济心火，使肺金免火灼之苦而行其清肃降下之令，使逆上之气得下而肺气得宁，可称有金酸收之性味，故为水中金味（前在心包泻心汤中亦曾论及，可互参）药，为方中佐君之臣。

肾主收藏，所藏者精，此精乃诸脏之精的综合。若五脏之精空虚，则肾纵有闭藏之力，亦如巧妇难为无米之炊，故必使五脏调和气血津液营卫充盈，才能使肾收藏有物。能调和气血津液营卫者，莫如甘味之药，且甘为脾土之用味，土为万物之母，可统其他四脏，即可使五脏调和而五精充盈。甘草《本经》谓其"味甘辛，主五脏六腑寒热邪气……久服轻身延年"，人之脏腑邪气去则气血可以通调而精气充沛，又因其炙者性温可监地黄、竹叶寒凉之过，故炙甘草可为方中佐监之臣。

肾藏水火，水火交济乃是人体生命之功力来源，其气化活动主要表现在水液的变化。其气收藏而司二便，二便乃水谷排出之事，所收者精，所排者废，废去而精来谓之推陈出新，肾之气化不已，则生命活动不止，肾之用虚者其精气不收，故可取助肾气化之味以启其推陈出新之机，方中泽泻，《别录》谓其"味咸……起阴气，止泄精，消渴淋沥，逐膀胱三焦停水"。其"起阴气"是能升，气升则精血不下而泄精，下血可止；阴升则津至而不渴；其能逐膀胱三焦停水是能降浊，浊者降则膀胱三焦之水能出，可见泽泻之性能升能降，能收能出，正具肾气化之特点。《本经》谓其"味甘"，故可称为火中土药，为方中之佐使。

小补肾汤证，若又见小便血者，是肾不能收其火热，膀胱之血因热而动，故去泽泻之通利，加地黄以凉血止血，茎中痛为膀胱三焦停水不通，故仍用泽泻。大便下血亦责在肾之不收，但其病位在于大肠，大肠属燥金之府，治宜咸润，故亦去通利之泽泻，而加入咸味之灶心土以润阳明大肠之燥，燥除则血可止。遗精是肾失闭藏，本脏所藏之生育之精泄出不能自知，故以熟地之温滋肾中之精者，易生地黄之清补苦寒。少腹苦挛急者为有血结于内，病在血而不在水，故去通利水道之泽泻，加散血结之丹皮。若腹中热，为热郁于中，故加栀子以解三焦之郁火。

【原文】

大补肾汤。治精气虚少，腰痛，骨痿，不可行走，虚热冲逆，头晕目眩，腹中急，脉软而速^[1]者方。^[2]

地黄　竹叶　甘草_{各三两}　泽泻　桂枝　干姜　五味子_{各一两}

上七味，以长流水一斗，煮取四升，温分四服，日三夜一服。

【校注】

[1] 衣抄本主治文中无"腹中急"；"速"为"数"字，均当从。

[2] 主治文：此后衣抄本有"更文：治小便浑浊，时有余沥，或失便不禁，腰疼不可转侧，两腿无力，不能行走，此为骨痿"。

【讲疏】

本条为大补肾汤之主治、方药及煎服法。

小补肾汤中云"失精"，此条则言"精少"，小补肾汤证之"腰痛"，大汤证则又云"不可行走"，小补肾汤中云"骨蒸"，此条则云"虚热冲逆，头目眩"；小汤中言"脉快"，大汤证之脉又兼有"软"象，都是大汤证较小汤证重而复杂。且其"头晕目眩"，已涉及肝病范畴，病证之程度和范围都有所加重或扩散。

此条中之"精少"、"腰痛"、"小便不利"、"脉快"诸证之机理，前已述之，不赘。其所谓之"虚热冲逆"是由肾收藏之用不足，水不内藏与火相交，则肾中之虚火独亢。火之性上炎，故上冲至头目。目为肝之窍，故此即所谓"水不涵木"之证；肝窍有热，则目视物昏花，谓之眩，头为诸阳之会，受虚热之冲而有昏沉之感。其脉之兼有软象，是不但因热而快，而且因精血内虚，不能充脉所致。

此方主证已涉及肝，故其治疗当在小补肾汤中加入小补肝方之用味和体味药。桂枝能降冲逆之气，冲逆降则其虚热得下，更得五味子之酸敛，则火归其原；五味子并可协地黄敛收阴精以充肾体；干姜得甘草则可温中可除饮；姜桂同用心脾阳复而阴中上逆之阴火即退，所谓"天明则月不明"，亦当属以热治热之从治法。

大补肾汤之组织结构应如图：

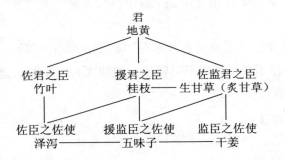

图 10　大补肾汤的组织结构图

【原文】

陶云：又有泻方五首，乃救诸病误治，致生变乱者。

【讲疏】

本条为救误五泻方例的冒头按语。

误治之说《伤寒论》中就有记述，其中所载结胸、心下痞、奔豚等病均为误治所致，它们都具有外感邪气未清，又有脏腑气血阴阳虚损的特点，多是平素即有旧病，因外感之病引发，或误用汗、吐、下三法，或用药过寒、过热，或误用火法、渫法等所成之坏病，治疗应根据所误用治法的特点，结合宿疾情况而施治。如误用汗法伤阳者宜复阳；误用下法致痞者宜开痞，由痰饮宿疾者逐痰饮，有宿寒者温阳散寒等。

由于误治所致之病既有外邪未清，又有正气虚损，故多兼有外感和内伤病的特点，《伤寒论》原名《伤寒杂病论》，是外感和内伤合论的，外感应以祛邪为主，内伤宜以扶正为主，因误所致之病宜祛邪兼以扶正，仲景正是以误治之说，把外感病和内伤病的病理机制与治疗方法有机地结合起来，把伤寒与杂病合一而论的，张仲景撰用《汤液》以为《伤寒杂病论》，很可能是继承了《汤液经法》救误方例的形式和内容，完成了《伤寒杂病论》的写作。《五脏用药法要》把误治方列为专篇，为我们研究和使用《伤寒论》，提供了不可多得的资料，值得重视。

【原文】

泻肝汤[1]。救误服吐法，其人神气素怯，有痰澼[2]发动，呕吐不止，惊烦不宁方。

枳实熬　芍药　赭石烧　旋夫花　竹叶各三两

上方五味，以水七升，煮取三升，温分再服。呕甚者加生姜，作六味。[3]

【校注】

[1] 泻肝汤：衣抄本"泻"字前有"大"字，当据补，以下救误方，均是如此情况，不再出注。

[2] 痰澼：为水饮久停化痰，流于胁肋之间，有时胁肋痛的病证。

[3] 煎服法：衣抄本无"呕者加生姜，作六味"八字。有

"心中懊侬者加盐豉一分，易竹叶为竹茹；言语善忘者加桃仁一分。"二十六字。

【讲疏】

本条为救误大泻肝汤之主治病证，方药组成，煎服法及加减法。

肝法于春天温升之气，若误用吐法，其气则机有升无降而作呕吐。平素即心气不足而神虚的病人，不任其上冲之气之冲击，或平素胁下有痰饮，上冲之气挟水饮上扰心神，则心中惊慌烦躁不能安宁。

本证有三大特点：即气机上逆，胁下痰饮，心神虚弱。气机上逆为肝气过盛，痰澼之证位在肝部，痰气合邪，为肝气实，宜泻之，心神不足又受痰气之冲击，则心神愈为不足。肝实宜泻，故用前泻肝小汤之君药与佐臣药，神虚宜补心主，故又加入补心小汤之君药与佐臣药（依陶氏草木金石分类为方之通例方中代赭石当用牡丹皮为宜，衣抄本中此方无代赭石有牡丹皮，当从），复加入竹叶之苦以清心除烦，且芍药酸敛肝火，牡丹皮、枳实、旋覆花通血脉结热，下气逐痰饮，牡丹皮又有疗"惊痫"（本经）之用，此方可下气除痰安神，用于肝实心虚证尤宜。

就本方之药味而言，芍药、枳实两酸乃泻肝方之君和佐臣，此两酸可收上逆之气，丹皮、旋覆花两咸乃补心方之君和佐臣，在此方中可分别称为"子援臣"和"子援佐使"，有"子能令母实"之义（以下诸救误大泻汤相应药物之名位准此，不再说明），能软痰血之坚积。竹叶一苦乃补肾方之佐臣，在此方中称为"母援佐使"，有虚则补其母之义（以下诸救误大泻汤中相应药物名位亦准此，不再说明），可除烦以清心。

呕甚者是因气逆而胃气不降，故加散饮和胃之生姜。衣抄本中所载"心中懊恼者"，是胸膈有结热，胃气上逆，故加盐豉之宣发上焦郁热，并以兼治中焦而降胃除逆气之竹茹，代专主上焦之竹叶，"言语善忘者"为血络不通，故加桃仁以祛瘀血而通络。

又此条中痰澼一证，皆谓首见于隋代巢元方之《诸病源候论》，巢氏等撰此书于 610 年，晚于陶氏卒时 70 余年，故"痰澼"一词的提出早于巢氏。

此救误大泻汤之组方结构如图：

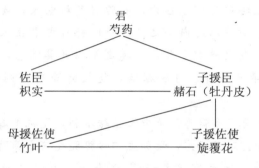

图 11　大泻肝汤的组织结构图

【原文】

泻心汤。救误用泻下，其人阳气素实，外邪乘虚陷入，致心下痞满，食不下，利不止，雷鸣腹痛方。

黄连　黄芩　人参　甘草炙　干姜各三两

上方五味，以水七升，煮取三升。温分再服。下利甚者加大枣，作六味。[1]

【校注】

[1] 煎服法：衣抄本无"下利甚者加大枣，作六味"十

字，有"呕甚者加半夏一分，而干姜易为生姜，下多者（者字疑衍）腹疼者，加大枣十二枚。"

【讲疏】

平素阳热气实的人，感受外风寒之邪易形成太阳表实证，而有发热症状，本当用解表法以散热，若误诊为里热实证而用寒性药物攻而下之，则在里之气受损，而在表之邪乘虚内陷，结于胃脘部位，发生气机痞塞不通而升降失常，胃不受纳而不能饮食，食入之食物亦因不能消磨而即泻下，邪气与正气搏结于内，阻碍肠道之传送糟粕则雷鸣而腹痛。

此证之特征为邪热在内，而脾胃气机痞塞，故用泻心之君臣黄连、黄芩以泻内陷之热，而以补脾之君臣人参、炙甘草扶因下而伤之脾胃之气，干姜之辛以开其痞塞，干姜与黄连同用，辛开苦降，可除痞满，气机升降有序则肠鸣腹痛即除。

此证若见下多腹疼，是中土枢转不利，气机下趋，致使邪气不除，中虚不荣而疼，故加主"心腹邪气安中养脾，助十二经，平胃气，通九窍《本经》"之大枣。衣抄本所载"呕甚者"，是热邪痞塞于中，胃气上逆较重，故加降胃散饮止呕之半夏、生姜，尤嫌干姜助热多守，故去之。

此方即《伤寒论》之干姜黄芩黄连人参汤加甘草，其原方主治"伤寒本自寒下，医复吐下之，寒格，更逆吐下，若食入即吐"，（见《伤寒论》第359条），与此条之病机不同处是其为"本自寒下"而非"阳气素实"，应予鉴别。

又，此方与张仲景之五泻心汤证有密切联系，应互相参考，随证用之。

救误大泻心汤之组方结构如图：

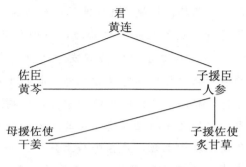

图12　大泻心汤的组织结构图

【原文】

泻脾汤。救误用冷寒，其人阴气素实[1]，阳气不行[2]，致腹中滞胀，周身恶寒不已。[3][4]

附子炮　**干姜　麦门冬　五味子　旋夫花**各三两

上方五味，以水七升，煮取三升，温分再服。[5]

【校注】

[1] 阴气素实：衣抄本作"阴气实"。

[2] 阳气不行：衣抄本作"卫气不通"，当从。

[3] 周身寒不已：衣抄本作"反寒不已方"。

[4] 主治文：衣抄本下有"补更文：治误服过冷药，其人卫阳不行，致腹中胀满，气从内逆，时咽中呛，唾寒不已（亦谓素有寒喘，久年不愈者神方）"。

[5] 煎服法：衣抄本后有"如人行十里时，若痰吐不利者，易复花为款冬花，喘者加杏仁一分"。

【讲疏】

本条系泻脾汤主治病证，方药组成，煎服法及加减法。

泻脾汤证，病人平素阴寒之气盛大，患外感之后，因有发热症状而误用寒凉药物，致使卫气因寒而运行滞涩，发生胀满。

关于卫气运行不利发生胀满之病理，前小补汤下已讲述，然而卫虽出于下焦，却源于中焦而宣发于上焦，所谓出于下焦，是卫气的运行始于足少阴肾经脉之外，而归于足少阴经脉之外，乃就运行之起始而言；所谓源于中焦，是指卫气为水谷精气中之浊者；水谷之气的泌别清浊及其水谷的收纳消磨，都在于中焦；所谓宣发于上焦，是指肺居上焦，主一身之气，主皮毛，皮毛在表，为卫气所用之地，卫气的功用，发挥于此，故云其宣发于上焦。

阴气素实之人，阳气必虚，中焦阳虚则卫气之源竭之，复因服寒凉之药，则卫气虚而且寒，运行滞涩而无力，卫气运行滞涩无力致经络病之脉胀和肤胀，也可因卫气壅滞而"排胸廓胕"而有胸胁腹部之胀。因脏腑经络之卫气运行障碍，则阳气难以恢复，则素有之阴寒仍不能排除，甚至有所加重，故寒不已。

治此证者，当用姜、附之辛热以泻素有之阴寒，扶下焦之元阳以助卫气功运行之始终，温中焦化水谷以充卫气之源，加入助肺用之小补汤以利卫气之用，则卫阳化源不竭，运行有力而流畅，寒邪去而阳来复，诸证即愈。

此方所主之病，起因在于外感之寒，基础在于内素有寒。人以正气为本，故此方以附子温阳助卫而祛阴气为君，姜之功在中，但生干有所异同，若用干者，则全方散外邪之力过逊，故用生姜较宜。

衣抄本煎服法中"如人行十里时"句，与下"若痰吐不利者"文气不接，疑是衍文或其后有脱文。《金匮》大黄附子汤煎服法中有"服后如人行四五里，进一服"，与此句式相同，若系下有脱文，或亦是"进一服"。如是则说明服此方后"如人行十里时"即可见效，其效不可谓之不捷。痰吐不利是肺中有寒，故以能凌冰雪而独秀之款冬花温化痰饮者，易"微温冷利"《别录》之旋覆花。杏仁为喘家要药，仲景桂枝汤云：喘者加之，小青龙汤证喘者去麻黄加杏仁，乃取其通血络壅塞，利气行水，故加之。

救误大泻脾汤组方结构如图：

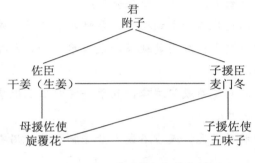

图13　大泻脾汤的组织结构图

注
疏

【原文】

泻肺汤。救误用火法[1]，其人血素燥，致令神识迷妄似近于痴[2]，吐血，衄血，胸中烦懑，气不畅[3]方。[4]

葶力子熬黑捣如泥　**大黄　生地黄　竹叶　甘草**各三两

上五味，以水七升，煮取三升，温分再服。[5]

【校注】

[1] 火法：包括熏蒸、艾灸、熨、烧针、温针等治疗方法。

[2] 神识迷妄似近于痴：衣抄本作"人遗忘如狂"。

[3] 气不畅：衣抄本作"气结"，当从。

[4] 主治文：此后衣抄本有"补更文：治误用火法，其人津液素少，血燥致生肺痿，胸中痞而气短迫急，小便反数赤者

方（亦治消渴身肿者神方）"。此括号内文字系先师张大昌先生所按。

　　[5] 煎服法：衣抄本后有"少腹急者，加栗仁十二枚，茎中疼者，易甘草为白茅根一分。"

【讲疏】

　　本条系泻肺汤主治病证，方药组成，煎药法及加减法。

　　关于火法的具体用法，简介如下：

　　熏蒸：将地烧赤，上铺桃叶、桑叶之类药物，或洒水，取气，令患者卧其上；或用其他药物或盐水热汤，人坐其上，外围以被，令其出汗。

　　灸法：是将艾条或艾绒球，置于一定穴位上燃烧熏烤，使其温热之势入内。

　　熨法：将砖或瓦，或沙石或大盐等物加热，用布包裹，置病人体表，使其出汗。

　　烧针：即火针，把针烧赤，迅速刺入所选穴位，然后出针。

　　温针：将针刺入穴位后，再烧灼其针柄，使热气传入体内。

　　上述五种火法有温经散寒、发汗的作用，适用于阴寒痼结的寒痹、阴疽等病的治疗。若素体津液不足，或血少枯燥之人误用火法，容易导致亡阳竭阴，动血助燥。

　　火法治疗多以发汗为目的，若本系三阳热证，而误用火法，则会汗出过多。汗为心液，出汗过多则心气虚，甚而亡其阳；其火热内攻煎液耗津，甚则阴气竭。上焦之阴阳俱虚，血气枯燥，则血动气结；心神因火扰之则迷妄如痴、如狂，血因热而溢，为吐为衄。肺气不畅而结滞不行，则胸中烦闷而懑。

　　泻肺汤以上焦肺心有热，而水津不济为主要特点，火热盛而气结，故应泻肺之体，津液阴水不济则应清滋肾水。故取小泻肺汤中之君臣药以泻痰火，加入小补肾汤以补肾水。

方中葶苈子泻肺气以开结祛水，与大黄同用可祛痰水而直折其内热，痰热除则心神安而神志清爽，生地黄可滋肾水而生津液以抑血燥，竹叶能清上焦之热而除胸中烦懑。甘草之甘与葶苈子、大黄之咸同用，符合陶氏除燥之理法，更能除血之燥，血不燥而安宁则吐衄自止，与地黄、竹叶（即补肾小方之主辅）同用，则助肾闭藏之气化，津血坚闭于内而诸证易疗。

衣抄本加减法所谓之少腹急，为肾虚而下焦气化不利者，故加肾之果栗子以助益之；茎中痛，是膀胱小肠有热，白茅根《本经》云其"主劳伤虚羸，补中益气除瘀血闭，寒热利小便"，故加之以清利手足太阳之经腑，则茎中痛可除。

误用火法致病《伤寒论》中名为"火逆"，"火逆"之证治与本方有所异同，现录出数条，以备参考。

111条："太阳病中风，以火劫发汗，邪风被火热，血气流溢，失其常度，两阳相熏灼，其人发黄，阳盛则欲衄，阴虚则小便难，阴阳欲虚竭，身体则枯燥，但头汗出，剂颈而还，腹满微喘，口干咽燥，或不大便，久则谵语，甚者至哕，手足躁扰，捻衣摸床，小便利者，其人可治。"

112条："伤寒脉浮，医以火迫劫之，亡阳必惊狂，卧起不安者，桂枝去芍药加蜀漆牡蛎龙骨救逆汤主之。"

114条："太阳病，以火熏之，不得汗，其人必躁，到经不解，必清血，名为火逆。"

118条："火逆，下之，因烧针烦躁者，桂枝甘草龙骨牡蛎汤主之。"

119条："太阳伤寒者，加温针必惊也。"

从上述《伤寒论》条文可见，误用火法除有本条所述诸证外，还可有发黄、头汗出、谵语、哕惊狂、大便血（清血）烦躁等症状。

此外《金匮》论肺痿之病因，亦认为与汗出过多，重亡津液有关，与此条病机相仿，其文曰："热在上焦，因咳为肺痿，肺痿之病，从何得之？师曰：或从汗出，或从呕吐，以重亡津液故得之"。衣抄本主治文后"补更文"与此条有关，故其治法亦可互相参考。

救误大泻肺汤组方结构如图：

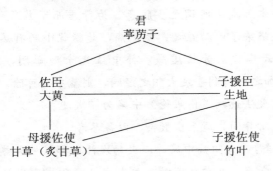

图 14　大泻肺汤的组织结构图

【原文】

泻肾汤。救误用汗法，其人阳素虚[1]，致令阴气逆升，令心中动悸不安，冒汗[2]出不止者方。[3]

茯苓　甘草　桂心　生姜　五味子_{各三两}

上方五味，以水七升，煮取三升，温分再服。[4]

【校注】

　　[1] 阳素虚：衣抄本作"阳气素虚"，当从。

　　[2] 冒汗：头上出汗。

　　[3] 主治文：此后衣抄本有"补更文：治误服汗法，其人

血气素虚，冲气盛，致令其人心中悸动不安，汗出头眩，苦呕逆，不能饮食，或四肢逆冷，腹中疼者方"。

[4] 煎服法：衣抄本后有"若腹中疼者，易五味子为芍药；若气冲如奔豚者，当加李仁一分，一云加吴萸一分"。

【讲疏】

本条系泻肾汤的主治病证，方药组成，煎服法及加减法。

阳气素虚之人，误用了汗法，因汗出过多而阳气更虚。汗为心液，过汗伤阳，故以损伤心阳为主。心阳受损则肾水寒之邪上逆冲心，致心中悸动不安；头为诸阳之会，水寒上冲至阳气聚集之地，则如雪投火中而蒸腾于外，故头汗出。

泻肾汤证之特点为肾水之阴邪缘冲脉上逆，肝之经脉循少腹与冲脉相系，冲气逆则肝气亦随之上逆，肝气过升不节，如《经》言"病起于过用"而致虚。故治疗时应伐肾之阴邪以复心阳，补肝用以降冲逆，用前小泻肾汤之君臣药加入小补肝汤去其化味药。方中苓桂同用，温阳利水而伐肾邪，桂枝五味同用降敛冲气以止其上逆；姜、桂与甘草同用可复中上焦之阳。阳气复、冲气降、寒水去而诸证自愈。然此证乃阴邪上逆，《本经疏证》谓甘草"除邪气、治金创、解毒宜生用，缓中补虚、止渴宜炙用"，故甘草当用生者。此证之治在于复阳，温阳之功则生姜逊于干姜，故此方中当用干姜。

衣抄本煎服法后所载之"腹中疼者"，系阴寒之邪，邪致营血结聚故加入和营开结之芍药，而去酸敛滞涩之五味子，气冲如奔豚者，宜用制肝降气。郁李仁"其木色正白。性洁，喜和风暖日，溉宜清水而不欲肥，乃金化之象"，能"盘旋润泽于上，条达通输于下"（俱见《本经疏证》），且《本经》谓其"主大腹水肿，面目四肢浮肿，利小便水道"，有利于制肝降气以伐水邪，故加之。吴萸能拔开阴霾，使阳自中而上下，于中焦阴霍阳者尤宜，与此腹疼之病机相切，故亦可选用。

泻肾汤与《金匮要略·痰饮咳嗽病脉证》之茯苓桂枝五味甘草汤及该方去桂枝加干姜汤略同，此二方为服小青龙汤发汗后变证的治疗方法，即所谓"小青龙汤后五证"之内容，该五证是以病案形式所记，将其有关此二方之文录下，以备参考。

"青龙汤下已，多唾、口燥、寸脉沉、尺脉微，手足厥逆，气从小腹上冲胸咽，手足痹，其面翕热如醉状，因腹下流阴股，小便难，时复冒者，与茯苓桂枝五味甘草汤治其气冲"。

"冲气即低，而更咳胸满者，用苓桂五味甘草汤去桂加干姜、细辛治其咳满"。

其苓桂五味甘草汤，苓桂用量为各四两，甘草三两，五味子半升，煎服法为以水八升，煎取三升，分温三服。该方所治为冲气挟热而上，故面色如醉，与本条不同。该方去五味子，加入干姜、细辛各三两，即服苓桂五味甘草汤后，冲气降，而有咳嗽证之方。

汗后冲气上逆证，《伤寒论》中所论甚详亦将有关条文录下：

64 条："发汗过多，其人叉手自冒心，心下悸，欲得按者，桂枝甘草汤主之。"

65 条："发汗后，其人脐下悸，欲作奔豚，茯苓甘草大枣汤主之。"

82 条："太阳病发汗，汗出不解，其人仍发热、心下悸、头眩、身𣊾动、振振欲擗地者，真武汤主之。"

《伤寒论》此三条均为汗后见证，64 条所述为心阳虚，但无阴寒上冲证；65 条之证系肾水之气欲随冲气上行，以寒水之邪损伤心阳之气为主；82 条证则为寒水之气冲上之重者，不但心阳虚而且肾阳亦不振。

救误大泻肾汤之组方结构如图：

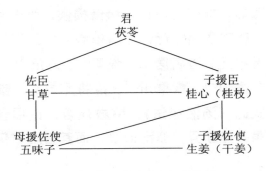

图 15　大泻肾汤的组织结构图

附：救误五泻汤组织结构表

本节救误五泻汤：均以前章中小泻汤之君臣为君臣，但其子脏小补汤之体用味药之用量却与君臣药同，故而本节之使佐药不拘于前章中用量较小之规则。子脏小补汤中之君药，在此泻方中当称之为臣，如前所喻诸侯分封皆朝于周，而其方中之臣佐，可迁位为佐使，改制表如下：

表 6　救误五泻汤组织结构表

五泻方名 结构		肝	心	脾	肺	肾
泻本脏	君	芍药	黄连	附子	葶苈子	茯苓
	臣	枳实	黄芩	生姜	大黄	生甘草
补子脏	臣	旋覆花	人参	麦门冬	地黄	桂枝
	佐	丹皮 （赭石）	炙甘草	五味子	竹叶	干姜
	使	竹叶	干姜	旋覆花	炙甘草	五味子

【原文】

陶云：经方有救劳损病方五首，综观其意趣，亦不外虚候方加增而已。录出以备修真之辅，拯人之危也。然其方意深妙，非俗浅所识。缘诸损候，脏气互乘，每挟滞实[1]，药味寒热并行，补泻相参，先圣遗奥，出人意表。汉晋已还，诸名医辈，张玑[2]、卫汜[3]、华陀[4]、吴普[5]、支法师[6]、葛稚川[7]、范将军[8]等，皆当代名贤，咸师式此《汤液经法》，愍救疾苦，造福含灵。其间增减，虽各擅新异，似乱旧经，而其旨趣，仍方圆之于规矩也。

【校注】

[1] 每挟滞实：衣抄本作"虚实杂错"，当从。

[2] 张玑：东汉末人，约生活于公元 210 年前后，曾任南阳太守，著有《伤寒卒病论》。

[3] 卫汜：汉代人，著有《四逆三部厥经》《妇人胎藏经》《小儿颅囟方》等。

[4] 华陀：即华佗，元化系其字，三国时沛（现江苏省铜山县西北）国谯（谯，现安徽省亳县）人。

[5] 吴普：三国时人，华佗之弟子，系广陵（今江苏江都县）人。著《吴普本草》《华佗药方》，前者散见于《证类本草》诸书，今有尚志钧（1918.2.4～2008.10.9）辑本，后者失传。

[6] 支法师：疑即支法存。支法存，东晋人，著《申苏方五卷》（已佚），善治脚气病（据《中国传统文化与医学》第 31 页，李良松、郭涛编著，1990 年 5 月第 1 版，厦门大学出版社出版）。

[7] 葛稚川：名洪，稚川为其字，东晋人，自号抱朴子，丹阳句容（今浙江句容）人（281～341 年），著名道学家，著有《肘后备急方》《玉函方》（已佚，部分方收藏于《外台秘

要》《医心方》中)。

[8] 范将军：名汪，字玄平，因曾任东阳太守，故又称范东阳，颍阳（今河南许昌）人，撰有《范东阳杂药方》（即范汪方），原书已佚，部分内容散见于《外台秘要》等书中。

【讲疏】

本条为虚劳五补汤方例小序。

文中首先说明了此五补方的出处和其录出的目的。陶氏说此五方出自《汤液经法》，是由前面五补汤加减而成。录出的目的，也是为了辅助修道的人固守真一之气，并拯救危重病人，解除他们的疾苦。

接着，陶氏对此五补方进行了评介。他认为，此五补方证，病机复杂，方义深奥，非一般人所能理解。陶氏很注意所著书籍能否被人理解，尽量使其理论简便化、通俗化，便于人们接受。如他所撰《肘后百一方》是为了方便荒山僻村之用，其《本草经集注》中提出"甘苦之味可略，寒热宜明"的主张，也是为了方便没有文化的人能够使用。他并非不主张理论的纵深探索，相反，他在这方面是非常致力的。本书的五味五行互含说即是其例。本五补汤的制作方意，也是非常深奥难懂的，但是陶氏说："盖不外虚候方加减而已"，足见他是能够理解其义的。由此可见陶氏不但热衷于谱写"下里巴人"之曲，又擅长"阳春白雪"之调，这种既照顾没有文化的贫民百姓，又勇于探索深奥的医学理论的用心和精神，是难能可贵的。

陶氏指出，自汉代以来一些名医们，都是按照《汤液经法》的学术思想去组方用药，尽管他们各有专长，发挥出一些新的内容，但皆未离开《汤液经法》的宗旨，进一步发扬了《汤液经法》的学术思想。

劳损病在《金匮要略》中与血痹合一而专篇论述，但该篇中与本节之劳损以五极为名者不同。本节之劳损是以五脏分类，《金匮》则不分脏腑，而是以气血阴阳津液的虚损而论证。陶氏之后，隋代大业六年（610年）《诸病源候论》记载了五劳六极七伤；唐代天宝十一年（752年）《外台秘要》问世，也详细记载了虚劳病，其第16、17两卷，基本都与虚劳有关，所引资料有《删繁》《病源》《范汪方》等，其内容广泛，病名不一，完全吸取了此五极病名，可见五极之说对后世影响之大。

尽管此五补汤"方义深妙，非俗浅所识"，笔者仍据陶氏"不外虚证方加减"的提示，及五方后"上五汤皆建中意，五行以土为本，制以所官之主，承以所生之同，"、"毒药攻邪，五菜为充，五果为助，五谷为养，五畜为益"的原则，对现传承本此五补方用药情况进行考证和探索，试图律齐其组方结构。鉴于"建中补脾汤"与仲景方完全吻合，即结合五行学说脾土的特性，将其所用药五行互含属性及谷菜果畜味属性情况，作为它四方之取用准则，作为本《讲疏》之据。

笔者认为，虚劳致极之病，如国家衰败之极，内乱层生，政令不行，群臣不和，夷族侵扰，上下相怨，民不聊生，时有亡国之虞。当此"乱世不可治以王道"之时，君主蒙尘隐退，各自为政，胜者为王，败者为寇，民贫而忿争。欲得复兴，必审时度势，重整朝纲，安抚群民，乱中求治，始可有望。如治肉极之建中补脾汤证，脾虚则肝乘而势盛，可借其势以代君位，故补肝之君桂枝可称之为代君之药。但补肝则有土被木化之忧，故又用泻肝之君以监之，且倍量于代君而呈泻肝之局，此克己之脏的补泻方君药同用，且倍用泻君之量，即所谓"制以所官之主"。芍药在方中可称监代君之臣。国有亡主而世无废道，建中补脾方中之炙甘草，原系补脾方之佐臣，可抱德推诚，以维持脾土无主而用衰之乱局，利用名补实泻肝木之力以图脾土复兴，仍可称之为方中之佐臣。

国以民为本，民以食为天，食物为人所必需，虚劳证中食物的作用显得尤其重要，不进食物则化源绝而命亡。民在军中为士卒，在虚劳补方中食品乃为佐使。《内经·五味·脏病者宜食》（下简称"宜食"）所载各脏宜食之谷、菜、果、畜类的味属，应是虚劳补方取用的根据，建中补脾汤所用之谷酿品饴、果品大枣，畜品牛肉，皆味甘为补脾所需，仅舍《宜食》之甘味菜葵，而用辛味之生姜，甚是令人弗解。

笔者认为这是陶氏此作是建立在阴阳五行合流学说基础之上的，即在五行学说中融入了阴阳学说（用体用表达阴阳），而五行学说又以土"阴阳不测"而为"神"（详说见拙著《伤寒论阴阳图说》），故在虚实兼挟，脏气互乘的诸劳极证中，可见诸多格据不和的症状，甚至出现"大实见羸状，至虚有盛候"的反常现象。据此特点，在设方时，应交互使用五行中两对阴阳（金与木和水与火）之脏病的"宜食"食品，以期达到脏气的和谐，此即陶氏此书中在论外感天行病时所提及的"交互金木"、"既济水火"的法则。此法则在此五补方中应有所体现，即补心和补肾方互用其所属"宜食"果菜，补肝和补肺方中互用所属"宜食"果菜，这种用法的结果，所取之品恰是补脏的"用味"，完全符合陶氏以用为补的理念。

关于谷类的使用，是为营养本脏之气为目的，故当用《宜食》本脏属之谷。然而谷类品种繁多，酿制品所取原料又各有所异，当取原料或制品与本脏用味同者，按《宜食》五味所属脏而论，也与金木交互、水火既济之说吻合。

由于脾土"阴阳不测"的特性，似难以运用交互既济之

注

疏

术，但是仍可以体用之阴阳属性以示陶所云之"升降阴阳"。脾以甘味为用属阳，辛味为体属阴，虚劳小补脾方中已用果、谷（关于补肝之谷制品，后有详说）两用味，菜类取体味辛之干姜升降阴阳达其自身和谐，而且食品中体用味之比为 1：2，仍不失补方之制，大概这就是建中补脾汤中不用《宜食》脾菜葵，而用非《内经》所载五菜之一的辛味生姜的原因。

上述五脏虚劳小补汤，加五畜药即虚实劳大补汤，所加畜药，亦如上述果菜类金木交互使用，水火交互使用，脾土用其本脏之属的原则，取与五脏病相应的畜之脏器，这种"脏器疗法"，现代科学亦认为有其深刻的科学内涵。五畜药在大补方中亦可以佐使称之。

虚劳大补汤的组织结构如图：

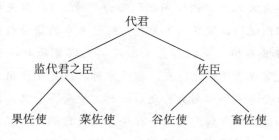

图 16　虚劳大补汤的组织结构图

【原文】

养生补肝汤。治肝虚，筋极，腹中坚痞[1]，大便闭塞方。

蜀椒—升，汗　桂心[2]三两　韭叶—把，切　芍药三两　芒硝半升　胡麻油—升

上六味，以水五升，先煮椒、芍等四味，取得二

升，讫去滓。内芒硝于内，待烊尽，即停火。将麻油倾入，乘热，急以桑枝三枚，各长尺许，不住手搅，令与药合和为度。共得三升，温分三服，一日尽之。

【校注】

[1] 腹中坚癖：衣抄本作"腹坚澼"，当从。

[2] 桂心：衣抄本作"干姜"，当从。

【讲疏】

本条为养生补肝汤的主治病证，方药组成及煎服法。

治肝虚劳病之方，取名养生，乃取义于脏气法于四时之气。肝应春，春之时万物生机始发，推陈致新。肝病虚劳，则生机衰败，推陈致新之力微，故治之方取名养生。《素问·四气调神大论》曰："春三月，此谓发陈，天地俱生，万物以荣，夜卧早起，广步于庭，被发缓形，以使志生，生而勿杀，予而勿夺，赏而勿罚，此春气之应，养生之道也，逆之则伤肝。"故治肝之虚劳，用药应掌握疏而不抑，补而不壅，扶而不宠的原则，以达到调动人体生命活动机能，推陈致新，使虚劳病得到康复的目的，本方正是建立在上述治疗原则之上。

肝在体为筋，"筋"包括现代医学之静脉，切合"肝藏血"之说。"极"有极度之意，虚劳筋极，即虚劳病中血之用极度衰疲的意思。

肝藏血，血由水谷之精微与天阳之气结合而成，肝之病主要表现在血液代谢方面的症状。血液与水液同源异体，代谢之力微则血结为瘀，水聚为澼，病久则瘀血、水澼固结于内而为干血、坚澼，坚澼于内不能润泽，槽粕排降受阻，则大便闭结不通。肝病虚劳筋极，病情复杂，固然非"腹中坚澼，大便闭塞"八字所能包容，但其主要病理机制已经明确，经文之言简如此。

《金匮要略》虚劳与血痹归为一篇，可谓深得血瘀水瘀之旨，所立大黄䗪虫丸，谓治"五劳虚极、羸瘦、腹满不能饮食、食伤、忧伤、饮伤、房室伤、饥伤、经络营卫气伤、内有干血、肌肤甲错、两目暗黑、缓中补虚"，即所谓"大实有羸状，至虚有盛候"者。其中"腹满不能饮食"与本条之"腹中坚癖"有关，其"内有干血，两目暗黑"，亦即瘀血之症。其方以大黄为主药而取名大黄䗪虫丸，其中又有桃仁、杏仁、大黄，桃仁、杏仁均为润肠通便之药，大黄更是治便结之猛将，故其证中亦当有如此条之"大便闭塞"者。

又《金匮要略·妇人杂病脉证并治》云："妇人经水闭不利，藏坚癖不止，中有干血，下白物，矾石丸主之"，亦为干血坚癖于子宫之病，每见此病而虚劳者，其病理亦与此条相通。可供参考。

前五脏补泻方剂中，补肝大汤证之主证亦为"内有瘀血"和"素有痰饮"，而泻肝大汤证亦由血瘀而气机不畅所致；本条虚劳之证虽因久虚而来，但虚劳证为"脏气互乘，虚实错杂"者，故肝实证日久亦可致虚劳证，这与虚证和实证的概念均为正气虚有关。无论虚证和实证，瘀血日久，即为劳损而可兼有体不足和用不足的症状，这正说明了"体用一如，显微无间"的关系。

本方中药物，应以补肺之君麦门冬代芍药，以泻肺之君"葶苈子六两，熬黑，捣如泥"代"芒硝半升"，方合"制以所官之主"的法则，依衣抄本用"干姜"代"桂心"方合"承以所生之同"的法则。以"葱叶十四茎"代"韭叶一把切"，方符合"金木交互"取本脏"用味"之菜以"充之"的法则。方中麻油，据《纲目》大麻条云："［释名］火麻、黄麻、汉麻、牡麻……花名麻蕡"；在麻蕡条下又引吴普曰"神农辛"，按其以汉麻为原料所制，味以辛论，才符合取"用味"谷物以肝的法则。尽管在《内经》中为肝谷，无属"肺谷"之说，但汉麻具《内经》肺主辛味之说，故仍可以肺谷论，证以麻油润大便通肺腑大肠，可为此说之佐证。

方中以麦门冬之主"心腹结气，伤中伤饱，胃络血绝，羸瘦短气"（《本经》)，并"强阴益精消谷调中，保神，定肺气，安五脏"（《别录》）补肺强身，为方中代补肝之君。以葶苈子之"主癥瘕积聚结气，饮食寒热切，破坚逐邪，通利水道。"（《本经》)者以去其坚澼，并防麦门冬补而生滞，为方中监代君之臣。用干姜肝之用味中属水性者以温中生发肝气，并监葶苈子、麦门冬之寒凉，为方中之佐臣。以谷物制品麻油、菜类之葱，果类之桃奴诸辛味者以养、充、助之，且麻油可通便结，葱可"除肝中邪气，安中利五脏"（《别录》)，桃奴可破血结，皆为方中之佐使。

大养生补肝汤即小方加鸡肝。鸡在《灵枢·五味》脏病者宜食中记为味辛之肺畜，据陶氏金木交互之理念在此方中作佐使药用之。

煎服法中，用桑枝搅之。桑枝在《本经》、《别录》不载，性当与根皮相似而更有通行经络之用，桑根白皮，《本经》谓其"味甘寒，主伤中，五劳六极羸瘦，崩中脉绝，补虚益气"，《别录》则谓"去肺中水气，唾血热渴，水肿腹满胪胀，利水道，去寸白，可以缝金疮"，《本经》是从其补益着眼，《别录》乃从祛邪处言，均可说明桑对肝虚劳之证甚宜。

方中果类和菜类，凡以"枚"或"茎"计量者，均按所属脏的五行生数核订，取有助生机之义，下诸方一般情况不再说明。

注

疏

大养生补肝汤组织结构如图：

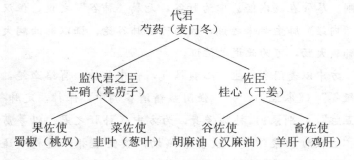

图17　大养生补肝汤的组织结构图

【原文】

调神补心汤。治心劳，脉亟，心中烦悸，神识荒忽方。[1]

旋夫花一升　栗子打去壳，十二枚　葱叶十二茎　豉半升　栀子十四枚　人参三两，切[2]

上六味，以清酒四升，水六升，煮取三升，温分三服，日三。

【校注】

[1] 主治文：衣抄本作"治虚劳，心中烦悸，疼痛彻背，惙惙气短，心神迷妄者方。"

[2] 方剂组成：衣抄本无"豉半升"，"栀子十四枚"为"生地三两"，均当从。

【讲疏】

本条为调神补心汤主治病证，方药组成及其煎服法。

心藏脉，脉舍神，心为君主之官而出神明。心病虚劳，则虚实证候交叉互现，有神失其舍而见烦乱、惊悸不安及神志不清，等症状；久病心虚则为劳损，故表现出有气无力，呼吸微弱而短促的样子。

"神志恍惚"与衣抄本中之"神志迷妄"同义。衣抄本又多出"（心中）疼痛彻背"一证，"心痛彻背"为心脉被痰血痹阻症状之一，劳证亦多血水坚澼，与诸神志症状均可用调治心脏之药治之。

地黄为补肾方之君，"主男子五劳七伤，女子伤中胞漏下血，破恶血，溺血，利用大小肠，去胃中宿食，饱力，断绝，补五脏内伤不足，通血脉，益气力，利耳目"（《别录》），心病劳至极，必持同为少阴而在下焦之肾气以图转机，其"利小肠"即利心之腑，心腑利则清浊泌，二便畅，营血足而心得养，血脉通，小便利则血水之坚痹除而神识清，悸烦除，故为方中代君之药。

茯苓为泻肾方之君药，"主胸胁逆气，忧恚、惊邪、恐悸……利小便"（《本经》），主"膈中痰水……开胸府，调脏气，伐肾邪，长阴益气力，保神守中"（《别录》）。其所治位在胸膈，乃心之位，所治忧恚、惊邪、恐悸等保神之功，亦正与此脉极诸神志症状相关，其治痰水，伐肾邪，利小便，不但疗水之结聚，更可防地黄补阴水泛为灾之过，且用量倍于地黄，可监地黄助阴蔽阳之过，故为方中监代君之臣。

旋复花本补心方之佐臣，其治悸、除痰水、通血脉、补中下气之功自是补心疗虚之品，其"温"（《本经》）性尚可调地黄之寒，以防寒而生滞，有碍于血、水之温化畅行，为方中之佐臣。

栗子，《宜食》以味咸之肾果论，孙思邈从之曰："栗，肾之果也，肾病宜食之"，《别录》谓"益气厚肠胃，补肾气，令人耐饥"。筋极之病，上下不交，水火不济，宜用肾果助肾水上承以济心火，使水火交济蒸腾而转生化之机，为方中之佐使。

藋，即鹿藋，又名野绿豆，其叶即藋菜。《宜食》列为味咸之肾菜，《本经》谓"主蛊毒，女子腰腹疼痛不乐，肠痛，瘰疬，疠疡气"肾之菜可充实肾气，协果药栗交济心火之功，故亦为方中之佐使。

清酒，本方所用之清酒，顾名思义，当为酒之不浊者，乃是以酒之清浊度而命名，或取清者亲上，易入上焦之义而用清者。然酿酒之原料不同，将直接影响酒之味，制酒原料多多，诸谷类皆可为之，而大麦为其一。《宜食》谓麦为心谷，而《别录》谓大麦"味咸"，李时珍云："大麦亦有黏者，名糯麦，可以酿酒"，以此为原料所酿之清酒，富含麦谷之精华，当有咸味而符合心用味，在方中荣养肾气，使肾气上交济于心而源不竭，亦为方中之佐使。

脉极深重者，又非小调神补心方所能疗，当借血肉有情之畜类脏器以益之。《宜食》以羊为心畜，猪为肾畜，据交济心肾之法则，此加畜相应脏器之大调神补心汤，应是小汤中加猪心，猪心亦为大方中之佐使。

大调神补心汤组织结构如图：

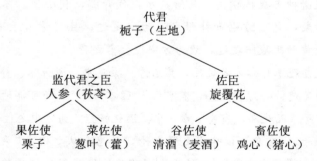

[注]此追记本中，谷类药用了两种，它虚劳方中均为一种，且均为谷酿制品，故此图中未能显示方中所有之"豉"。

图18　大调神补心汤的组织结构图

【原文】

建中补脾汤。治脾虚，肉胝，瘦弱如柴，腹中拘急，四肢无力者方。

甘草二两，炙　大枣十二枚，去核　生姜四两，切　黄饴一升

芍药六两　桂心二两

上六味，以水七升，煮取三升，去滓。内饴，更上火，令消已，温服一升，日三服。

【讲疏】

本条系建中补脾汤之主治病证，方药组成及煎服法。

脾胃属土，居人身之中以灌四旁，是肝肺和心肾两对阴阳的集散点。所谓集，是说脾胃的正常气化活动是肺肝心肾气化功能的集中体现，因此脾胃之气的盛衰是衡量人体生机状态的主要标志之一，如诊断学中以胃气的有无判断生死预后；《伤寒论》之治疗法则以保胃气为本等，都是五脏以脾胃为中心的学术思想。所谓散，就是肺肝、心肾四脏的气化活动，要在水谷精微经脾"散精"作用下始能完成，否则会源泉断绝，生化大衰。若脾胃有所虚损，则五脏不安，治宜补益中土，则诸脏如众星捧月而拥之，与补他脏之补此泻彼者有异，故本方名曰"建中补脾"，此"建"字则非"补"、"养"、"益"等字所能达意。

脾藏营、主肌肉、主四肢、其德缓，为后天之本。脾虚日久则为劳损，劳损至极表现在肌肉失营而消瘦，故名肉极。肌肉枯萎则如皮包骨，干瘦如柴；腹内营气不足，失其和缓之常而拘急紧张，脾主四肢，气力不足者首先表现在四肢活动无力，脾为后天之本，本虚者气力必乏。

本方之用药之理，前已述及，现仅补述如下：

补脾之方，以陶氏五行互含药性，本应以人参为君，但虚劳至极，人参甘味之缓已不足挽回脾败之残局，当另建脾土脏气运行秩序，这当是此方命名之意。脾土以甘缓为德，而甘缓本化生于肝，即由肝之体和用相互作用而化成，在味变规律中，称之辛酸化甘，本方正是从此立足处方的。

方分草木药和谷果菜畜类两大部分，前者系药治部分，即后陶氏提及的"毒药攻邪"部分，此处之"毒"字不可理解为如砒之剧毒，乃泛指一切性味作用有所偏颇之品，即一般药品。后者乃指食品而言，有性味平和，可常服而无明显副作用者，即食物疗法。前者是救治的关键，后者是养生的必需，对虚劳之病，二者相辅相成，缺一不可。

药物部分，取补泻肝方之君而泻君芍药量为六两，此本中为补君桂用量（二两）之三倍，即使将菜类之生姜（二两）计入，酸味与辛味之比仍是三比二，不足酸辛平衡化生甘味之例，有偏离本方"建中"旨意之嫌，故桂之量依《伤寒论》小建中汤改用三两。据陶氏"量同于君而非主，故为臣"之例，佐臣炙甘草之量亦订为三两。如此则虽全方酸辛之比仍非一比一之值，但已接近平衡建中之意，酸味略多而于肝不失"名补实泻"之术。

《宜食》脾之谷为秔，《纲目》稻条下引李含光《音义》引《字书》解粳字云："稻也"，秔字云："稻属也，不黏"，并引《字林》云："糯，黏稻也，秔，不黏稻也"。《纲目》饴条下引韩保昇曰："饴即软糖也，北人谓之饧，糯米、粳米、秫米……并堪熬造，唯糯米作者入药，余但可食耳。"纵观诸说，古之饴当为糯米所造，糯米当是今之形如大米而稍小而质黏者，俗称"江米"者。此本饴之用量为二升约折今之 400 毫升，有失量过大之嫌，依《伤寒论》小建中汤订为一升。

此方中之饴糖，乃至关重要之品，《本经》谓其"味甘"，主补虚乏；《别录》谓其"微温，止渴去血"。上述诸建中汤中皆不缺此味，且《伤寒论》中桂枝加芍药汤，比本方药味同而独缺饴糖，即不以建中名之，可见无饴糖者不足以称建中，切不可以为佐使而忽之。

《宜食》脾之畜为牛，大建中补脾用牛肉，偏离它脏均用畜脏器通例，以用牛肚（即牛胃）或脾（即牛胰）为宜。

《伤寒论》小建中汤主治"伤寒二三日，心中悸而烦者"，证虽非虚劳，但"伤寒二三日"即有悸烦之内虚证，必是平素即营气不足，心气失养者，伤寒初起，其邪即因虚而入，可见此方亦为虚人外感证之方；本方在《金匮要略》中，亦治虚劳，其文曰："虚劳里急，悸、衄、腹中痛，梦失精，四肢酸痛，手足烦热，咽干口燥"，其中里急当为内里拘急之感，属肝之病，悸为心病之证，腹中痛，四肢酸痛为脾土病证，衄血，咽干口燥为肺燥热之证，梦失精，手足烦热，为肾病之证，可知《金匮》用此方所治之虚劳病证，已涉五脏，若中土建立，则营卫调和，水谷之精转输四旁，五脏自得其荣养，而劳损自复。正如尤怡《金匮心典》所云："中者，四运之轴而阴阳之机也，故中气立则阴阳相循，如环无端而不极于偏"。

仲景以建中为名者，除小建中汤外，尚有大建中、黄芪建中，《金匮》附《千金翼方》内补当归建中等汤方。其中大建中汤由蜀椒、干姜、人参、饴糖组成，原方主治"心胸大寒痛呕不能饮食，腹中满，上冲皮起，出见有头足，上下痛不能近者"，乃中土虚而无权，阴气凝结上冲之证，所述诸证均为中焦虚寒之证，腹满、呕、腹中上冲皮起，出见有头足又拒按而痛，均可见于肠梗阻及胃扭转等证中，不属虚劳范畴，但其治方亦用建中，有温热之药能祛其寒实而中气即建之意，参、饴补益中土则其用立而大寒去，而痛、呕止。黄芪建中即小建中方中加入黄芪一两半，主治"虚劳里急，诸不足"。当归建中汤乃《金匮要略》小建中汤加入当归四两，倍饴糖为六两，治"妇人产后及虚羸不足腹中刺痛不止"。此芪归分别加入小建中汤则所治有气虚血虚之不同，黄芪补气，当归养血，故其方用有别。

大建中补脾汤之组织结构如图：

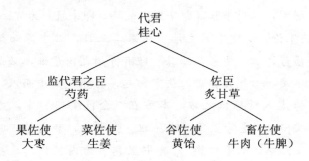

图 19　大建中补脾汤的组织结构图

【原文】

宁气补肺汤。治肺虚，气亟，烦热，汗出，口舌渴燥方。

麦门冬二升　五味子一升半　白酨浆五升　芥子半升　旋夫花一两　竹叶三把

上六味，但以白酨浆煮上药，取得三升已，分温三服，一日尽之。

【讲疏】

本条为凝气补肺汤之主治病证，方药组成及其煎服法。

肺之气通于秋，秋之气凉降收下，肺病虚劳至极，犹秋之凉降失权，湿热暑气当去不去，热灼肺金而汗出气逆，口舌干，湿气壅结而为痰饮，此湿热变为痰火，治之者宜用凉降。凉则凝上湿而趋下为雾露，继而渗藏于地中，降则痰气得下而呼吸得以安宁，故名之曰凝息补肺汤。此凝字兼有"凝"结，安宁两义。此外"凝"尚有结聚不动之意，若依此而论，则"凝息"即使呼吸停止之意，岂不与愈肺劳之旨大悖？不知使呼吸停止而借皮肤毛孔呼吸以维持生命，乃道家修炼内功者所追求，道家有言："若欲长生，先学短死"即是此意，凡炼吐纳之功者，莫不以减慢呼吸频率为要领，即现代所谓之"深呼吸"，频率减慢至极，道家谓之胎息，若凝息如定，达到胎息境界，则是求之不得的，陶氏此方命名时，或有此意。

此肺虚劳之证，因之于肺金当令而不行，气机收降不足，如前所言暑热当去不去，而湿热郁蒸者。而肺劳至极，非但金令不行之气逆息弱，并有火邪来乘之烦热汗出，及痰火内结，津液不行之口舌渴燥证。治者应大力调治心火，下其痰气，并以食品充养助益肺金之正气，以利清肃收降之令行。

方中当用"除客热，五劳劳气"（《别录》）之牡丹皮代麦门冬，因门冬性虽清肃但泻火不足，且肺气之疾，势必及血，牡丹皮除"症坚瘀血"《本经》之力较麦门冬胜，故用此补心之君药为代补肺之君药。

此肺劳气极之证以湿热郁蒸为患，而竹叶清热燥湿之力不及黄连，故以泻心方之主药黄连代方中之竹叶。且黄连味苦能坚，并能监丹皮咸软太过不利去湿之弊，可为方中监代肺君之臣。

五味子本系补肺方之佐臣，《本经》谓"味酸温，主益气，咳逆上气，劳伤羸瘦，补不足，强阴，益男子精"，《别录》谓"养五脏，除热，生阴中肌。"正可助肺金收降之令，协黄连使湿热之气敛收而肺气得降，且其性温，可鉴牡丹皮、黄连之寒，仍为方中之佐臣。

追记本此方无果类药，不合虚劳补方之通例，据金木交互之法则，当用属肝木之果。《宜食》肝果为李，味"酸"。《别录》谓李实"除痼热，调中"，可为方中之果佐使。

此追记本中芥子，非《内经》五菜中所用，以陶氏学理，当用属肝木味酸之菜。《宜食》以韭味酸属肝木。《别录》谓韭"味辛微酸，温，无毒，归心，安五脏，除胃中热，利病人，可久食。"其味辛兼酸，兼具肺金化用两味，充调肺气之功自在其中，可为方中菜佐使。

白截浆，疑系制黄酒过程中提前淋出，色白而味酸者。《宜食》肺金之谷为黄黍。《纲目》黍条下引［颂曰］："黏者为秫，可以酿酒，北人谓之黄米。"现代仍有用黄米（性黏）酿制黄酒者，发酵后即淋出者，色白，味酸，类似《本经疏证》所载浆水。白截浆为谷化于水之品，虚劳之人，皆有水谷转化不利，宜用之，此味酸之品，气极而收之用不彰者，用此养之尤宜，故可以此为谷类佐使。

《宜食》肝之畜为犬，《纲目》引《别录》谓"安五脏，补绝伤，轻身益气"，据陶氏金木交互组方法则，当以犬肺为方中畜佐使。

大凝息补肺汤之组织结构应如图：

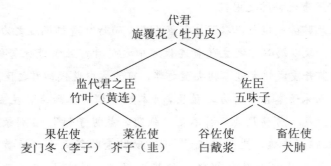

图20　大凝息补肺汤的组织结构图

【原文】

固元补肾汤。治肾虚，精亟，遗精，失溺，气乏无力，不可动转，唾血，咯血方。[1]

地黄切　薯蓣各三两　苦酒一升　甘草炙　薤白四两　干姜二两,切

上方五味，以苦酒合井泉水五升煮诸药，取得三升，每服一升，一日三服，一日尽之。

【校注】

[1] 主治文：衣抄本作"腹中时疼，下利不止方。"

【讲疏】

本条为固元补肾汤主治病证，方药组成及煎服法。

肾气法于四时之冬，冬之气以坚藏固守为用。肾病虚劳，则坚藏固守之用不足，肾所藏者为精，精因劳致损且失固藏，故虚少至极，名为精亟。治之者应以固守精气为法，然肾为先天之本，元气封藏之地，元气乃精之运动变化，故治肾虚劳精极之方名为固元补肾汤。

肾气虚者元气不能固守于内，则精液遗失于外；肾司二便，失其收藏之令，则小便不禁，大便滑泄；肾为作强之官，气虚精乏则不能作强，故少气无力，动作困难。肾气虚则真水真火衰，火衰不足以温煦中土而胃肠寒，则腹疼下利，水衰不足以摄火而炎于上，则血妄行唾咯而出。

中焦脾土，有渗纳水湿，储藏热量之能，为湿热所居之处，其湿即水谷之精微，其热即阴中之相火，病精亟则水土失和，治宜调中土以纳水降火，则生机盎然而肾气得复。然此追记本所用草木之药，炙甘草、附子乃补脾、泻脾之佐臣，恐难胜此至"亟"之重任，应用补、泻脾之君人参、附子为妥。肾

本脏气机已紊乱至极，取补方君药地黄，反易格据不受，不如用其佐臣竹叶暂降浮火之急而图缓治。

方中人参"味甘，微寒……主补五脏……除邪气……久服轻身延年"《本经》为补脾之君，在此方中为代补肾之君；附子《本经》谓："味辛甘，温，主……邪气，温中，金疮，破症坚积聚，血瘕，寒湿，踒躄，拘挛，膝痛，不能行步"，《别录》谓"甘，大热，有大毒，主脚疼冷弱，腰脊风寒，心腹冷痛，霍乱转筋，下利赤白，坚肌肉，强阴"。与人参同用可回阳救逆以除寒湿，为泻脾之君，可监脾用味人参甘缓之偏，协参之甘共扶脾土渗纳水湿，容存相火，化生收藏（苦味，能坚闭收藏）之能，为监代君之臣；竹叶《本经》谓："味苦平"《别录》谓："除烦热"，仍为此补肾方之佐臣。

肾居下焦，乃污浊之气排出之所，虚则气疲而排废无力，故又用薤白之苦温性滑者，减排废之阻滞，使之易出，《宜食》记此为心火体味（苦）之菜，为肾之用味，用此正合交济水水火之意，为方中之菜佐使；苦酒味酸具谷物之精华而有曲直之性，谷之精华则可补精之不足，能曲则能使精收藏于内，能直则可舒畅阳气，以防阴精藏而阳被遏，陶氏云其有苦味，当有助肾用之力，堪称补肾之谷类佐使；此本中薯蓣非果类，当用苦杏。苦杏味苦，《宜食》记为心之果，苦为心之体又为肾之用，亦所谓"见肾之病，当先实心"之局，为方中之果类佐使。

大固元补肾汤，系小方加畜脏器，此本所加为猪肾。《宜食》所载，猪为肾畜，羊为心畜，以陶氏"水火既济"之说，此补肾方当用羊肾。考《外台秘要》卷十七，治肾气不足方六首，用羊肾者四首，其中一首有"猪羊（肾）并用"的说明，另一首有"猪羊（肾）并可用"的说明。又有崔氏肾沥汤，治百病劳损，所用为猪肾；又有李子豫增损崔氏肾沥汤，系疗肾脏虚劳所伤补益方，及落肾散也用羊肾。卷十六补肾汤中所用亦为羊肾。《金匮》已有崔氏八味丸的记载，说明崔氏当为汉末之前人，李子豫系晋代人，崔氏补肾之肾沥汤用猪肾，而李氏增补崔氏方则改用羊肾，及《外台》诸补肾方有猪羊肾"并用"或"并可用"的情况说明，补肾方用畜肾的选择有一个变化过程，即汉或汉之前用猪肾，晋代已转为用羊肾了。可知陶氏此方当是羊肾。换言之，陶氏所见到的《汤液》用羊肾治精亟，已有记载，而用猪肾的早期《汤液》亦有流传，而形成了唐代的《外台》仍有兼用的记载。

大固元补肾汤之组织结构如图：

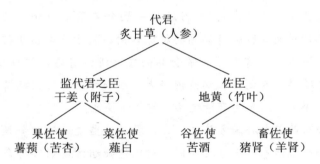

图 21　大固元补肾汤的组织结构图

【原文】

陶云[1]：经曰：毒药攻邪，五菜为充，五果为助，五谷为养，五畜为益，尔乃大方之设。今此五方，皆小汤也[2]。若欲作大汤者，补肝汤内加羊肝，补心加鸡心，补脾加牛肉，补肺加犬肺，补肾加猪肾，各一具，即成也。

[1] 陶云：衣抄本此前有"上五汤皆建中意。五行以土为本，制以所官之主，承以所生之同，其道备矣"。当从。

[2] 今此五方，皆小汤也：衣抄本作"今所录者，皆小汤耳"，当从。

【讲疏】

此条是上救虚劳五补汤方义总结和制作治虚劳大补汤的方法。

病致劳亟则脏腑气化虚极，生机衰败，邪气稽留，五脏之间有失生克制化而机能紊乱，攻邪则气化益虚，补正则邪气愈实，治者最为棘手，其组方可用本条所示的法则。

此条所称之"毒药"，乃泛指一切金石草木虫介之品，一切药品均对某些脏腑有偏颇的特殊作用，利于此则伤于彼，相对菜、果、谷、畜肉等寻常食品而言，所谓有毒，非仅砒石、马前等峻猛杀人之品。病情较轻者，用小补汤即可，病情深重者可用小方加入畜肉有情之品，作大汤服之。

分析此五大补汤方药之原文，君臣佐监之药的取舍颇不规范，而纵观诸本此五方之异同，对比选择组方，则可符合衣抄本条冒头所言"皆建中意"。五行以土为本，制以所官之主，承以所生之同的规律，即在所克脏补方之主药基础上，加入所克脏泻方之君药，再加入本脏所主味中有生本脏性者。谷、菜、果、畜类的选用根据，诸方下已作说明，不复述。

关于《内经》五菜、五果、五谷、五畜之说，各篇所指非一，《素问》之《金匮真言》以各有归属论，《脏气法时论》以五脏宣食论，《灵枢》之《五味》以宣食先走论，《五音五味》亦以五脏归属论，现制表如下，以便参考。

表7　《内经》诸篇五菜、五果、五谷、五畜对照表

金匮真言论				脏气法时论						五音五味					五味											
															脏病者宜食（1）						五脏宜食（2）						
五脏	五味	五谷	五畜	五脏	五味	五菜	五果	五谷	五畜	五脏	五味	五果	五谷	五畜	五脏	五味	五菜	五果	五谷	五畜	五脏	五味	五菜	五果	五谷	五畜
肝	酸	麦	鸡	肝	甘	葵	枣	粳	牛	肝	酸	李	麻	犬	肝	酸	韭	李	麻	犬	肝	甘	葵	枣	秔米	牛
心	苦	黍	羊	心	酸	韭	李	小豆	犬	心	苦	杏	麦	羊	心	苦	薤	杏	麦	羊	心	酸	韭	李	麻	犬
脾	甘	稷	牛	脾	咸	藿	栗	大豆	猪	脾	甘	枣	稷	牛	脾	甘	葵	枣	秔米	牛	脾	咸	藿	栗	大豆	豕
肺	辛	稻	马	肺	苦	薤	杏	麦	羊	肺	辛	桃	黍	鸡	肺	辛	葱	桃	黄黍	鸡	肺	苦	薤	杏	麦	羊
肾	咸	豆	猪	肾	辛	葱	桃	黄黍	鸡	肾	咸	栗	大豆	彘	肾	咸	藿	栗	大豆	猪	肾	辛	葱	桃	黄黍	鸡

【原文】

陶云：《神农本经》及《桐君采药录》，上中下三品之药，凡三百六十五味，以应周天之度，四时八节[1]之气。商有圣相尹伊[2]，撰《汤液经》三□，为方亦三百六十首。上品上药，为服食补益方者，百二十首；中品中药，为疗疾祛邪之方，亦百二十首；下品毒药，为杀虫辟邪痈疽等方，亦百二十首。凡共三百六十首。实万代医家之规范，苍生护命之大宝也。今检录常情需用者六十首，备山中预防灾疾之用耳。（现存四十六首）（下文脱佚不清者二行，文句不接）□检用药之要者，可默契经旨焉。经云：在天成象，在地成形。天有五气，化生五味，五味之变，不可胜数。今者约列二十五种，以明五行互含之迹，以明五味变化之用。如下[3]：

【校注】

[1] 四时八节：四时：春、夏、秋、冬之谓；八节：二十四节中之四立及两分两至。即立春、立夏、立秋、立冬、春分、秋分、冬至、夏至。

[2] 尹伊：当作"伊尹"。相传为商代人，奴隶出身，长于烹调，曾做过皇帝的厨师，后官至宰相，政绩显赫，为人所敬仰。

[3] 如下：原件作"如左"，今改作横排，故改"左"为"下"。后仿此。

【讲疏】

本条是古代药物学和方剂学的理论渊源及五味五行互含学说的理论根据。

《神农本草经》和《桐君采药录》都是中药学最早的书籍，它们都是把药物分成上、中、下三个等级，这是古代天地人三才学说的体现。《本草经集注》云："上品药性一百二十种为君，主养命以应天，可应寅卯辰巳之月，法于万物生荣；中品药主养性以应人，应于午未申酉之月，法于万物成熟成时；下品药一百二十五种为之佐使，主治病以应地，有毒，应戌亥子丑之月，地体收杀，法万物枯藏。"而且还引用了《药对》五条，认为此五条"义旨渊深，非世所究，虽可遵用，而是主统领之本"；陶氏认为，此《药对》五条为至高至深之理论，虽然不必完全遵照使用，但仍然有指导和统领的意义。其五条原文为：

立冬之日，菊、卷柏先生时，为阳起石、桑螵蛸，凡十物使主二百节为之长。

立春之日，木兰、射干先生为柴胡、半夏使，主头痛四十五节。

立夏之日，蜚蠊先生，为人参、茯苓使，主腹中七节，保神守中。

夏至之日，豕首、茱萸先生，为牡蛎、乌喙使，主四肢，三十二节。

立秋之日，白芷、防风先生，为细辛、蜀椒使，主胸背二十四节。

古代药物的三品划分，是以药物对人体有无补益作用和有无毒害作用，分为三个等级，然而药物对人体的利弊，又与其生成条件及四时气候影响有关。四时之气、春生、夏长、秋收、冬藏，药物在生成过程中，禀受了寒、热、燥、湿、风之性，或为求生存，而具备了抗拒五气淫盛之功能，于是形成了药物的特性，得具生养之气者谓之上品，得具收杀之气者谓之下品，性能冲和者，谓之中品。

《神农本草经》中，共收载药物三百六十五种，用来对应一年中的三百六十五天，分辨与四立、二分、二至不同的气化特点相对应的药物性能。药物的三品说，实际上非仅是等级说，并是天人相应说指导下的药理学说，它是以药物与自然关系为基础的药性功用学，有着极其玄妙的方面，同时更有其实用的方面，不宜皆以文化糟粕论之。

在《神农本草经》记载单味药物性能的基础上，随着医学的发展和医疗实践的需要，由多种药物合用治疗的方剂学建立，方剂学的典籍即《汤液经法》。此书相传为商代宰相伊尹所撰。伊尹奴隶出身，有丰富的烹调经验，因此对五味的配合变化尤其熟悉，又因其政绩显著，被人尊崇称之为圣相，该书书名见《汉书·艺文志》中，并云系三卷，故可知原文中"三□"，当为"三卷"。

《汤液经法》在学术上秉承《神农本草经》思想，所载方剂数同于《神农本草经》的药物数，载方三百六十五首（原文中缺一"五"字），《神农本草经》中，下品药用一百二十五种，此兼有闰月之数。每年三百六十五天，与三百六十五天差五天，每七年三次闰月以调整之。此亦以此多余之五种以应置闰，其三百六十五首方剂中，亦分上、中、下三品如《神农本草经》，用上品药组成食疗补益方，中品药组成疗疾祛邪方，下品药组成杀虫辟邪痈疽方。

自《汤液经法》问世以后，历代医学家对它都是推崇遵用，如持规矩，如张仲景即"论广汤液"（皇甫士晏语）而为《伤寒论》，上章救误虚劳五补汤小序所述诸家，均宗法于《汤液经法》，对继承发扬其学术，解除人民疾苦作出了巨大的贡献，可见该书的宝贵价值和深远的影响。

本条云择录《汤液经法》中常用方剂六十首，其实现本《五脏用药法要》共载方91首，即草木药大小补泻方24首，救误草木泻方5首，救虚劳草木大小补方10首，金石药大小补泻方20首，金石（救误）大泻诸散汤方5首，救虚劳金石药大小补方10首，外感天行大小六神方12首，神仙开窍救卒死中恶方5首，其中救虚劳草木大小补方后有"今所录者，皆小汤尔"，故知加五畜脏器之五补大方为陶氏所录"六十首"之外者，以此推测，金石药救虚劳中之有五畜肉之大方亦当为"六十首"之外者，其录小方舍大方之原因，很可能是因当是陶氏已接收了佛教思想，有戒杀生食荤的观念所致。另外衣抄本中金石大小补泻方20首，仅有表格，疑为陶氏据前草木补泻方例用金石药之对应者置换而成，亦非陶氏所录"六十首"中之方，如此计算，则现本所记，当有61首为陶氏择录《汤液经法》者。本节小序中言《本经》中载药三百六十五种，而《汤液经法》三□，为方亦三百六十五（此句中有"亦"字，可知脱一"五"字）首，陶氏云捡录六十首，乃约略之词，所录此六十一首，适得《汤液》之六分之一。若现本中金石大小补泻方表系张偓南氏祖孙据原卷归综制成，则应为81首方，虽不符合陶氏所言择录60首之数，但却符合古人著书喜用"81"这个数的风格，如《素问》《灵枢》均为81篇，《难经》有81难，这与《易》学数理以9为最大数，九九八十一，81亦为最大数，表示圆满无遗，如此计算，则原卷中有81首方其中有20首非《汤液经法》中者，是否如此，待考。

陶氏在所择录《汤液经法》方中例具有代表性，既有务使"脏气和平"的脏腑补泻方例（养生方），又有救误治、虚劳的补泻方例（治坏病方），还有治外感天行病方例（调病方）及救急开窍方，同时还有用峻猛"毒药"攻病之金石补泻方。只要理解了这些方剂的组方规律，就可以使读者默默体会到《汤液经法》的组方意义了。

对《汤液经法》的用药组方意旨，陶氏作了高度的概括和简要的说明。他讲了三层意思。

一是"在天成象，在地成形"。此语出《周易·系辞》，是讲变化的，陶氏引以为处方学的宗旨，说明用药组方的规律应遵循自然界一切事物变化的规律。

"象"是指什么呢？《周易·系辞》说："圣人有以见天下之赜，而拟诸其形容，象其物宜，故谓之象。"可见"象"即是能用眼看到的东西，用来对奥秘难以用言语表达的事物形容和比拟。所谓"在天成象"即是天上有象，此象是什么呢？即人们所见到的，天上日、月、星、辰的有序运行，因为日、月、星、辰的有序运行规律，与一年四季更迭，寒暑往来，昼夜交替等一一对应，故可以用来比拟这些事物。因为世界一切事物无不在这些客观环境中生存和毁灭，其生、老、病、死或生、长、化、收、藏，与客观环境息息相关，因此一切事物都与"天象"有一定的关系，并且有其规律，故可以用"天象"

比拟，形容世界万事万物。譬如北斗七星的运转，可以比拟四时，所谓"斗柄指东，天下皆春"即是见到北斗七星的斗柄指向东方，必然是春天的时间，这时天气渐暖，植物开始发芽、成长，一些冬眠动物结束蛰藏，开始活动等，因此"斗柄指东"可以作为这些事物状态的比拟和形容，即"象春"。

所谓"在天成象"即是天上有一切事物变化规律的形象和比拟。

"形"是什么呢？《周易》释乾坤时说："形乃谓之器"，又说"形而下谓之器"。可见"形"即是器物的形状，器物是客观存在，能用感官觉察到的，并非凭空幻想的物质。所谓"在地成形"，地上有哪些客观存在的形体物质呢？古代哲学家们把地上无数物质分为五类，用木、火、土、金、水作为它们的代表，因此这五种物质的形状，代表了在地上器物之形。这些器物的形态是如何形成的呢？它们的形成要靠在天之气作用于地上五类物质，才能实现。如地上的水，受天气之热，则蒸发为气体之云雾，受天气之寒，则可凝为冰霜固体，木得天之热则茂盛，得天之寒则凋零等。

所谓"在地成形"即是地上一切物质在天气的作用下成就了其形态变化。

由于"在天成象，在地成形"是一切事物变化的原因和基础，因此药物和方剂的认识也必须以此为法。于是陶氏又阐述了第二层意思，即"天有五气，化生五味"。

天上日月星辰的循序运行，产生了四季更迭变化，夏季太阳光强，其气热，对应五行之火；冬季阳光弱，其气寒，水为其应；长夏之季，湿气重，故长夏对应湿；秋季天气转凉，湿气凝结为燥象，故以秋对应燥；风为空气流动之象行于四时，但风性动，有风则草木摇动，故以春木应之。此寒、热、燥、湿、风为天之五气，故云"天有五气"。

寒、热、燥、湿、风五气的交替出现，影响着地上五类物质的形态和质量，因此天气运行对物质的性质改变和形成有巨大的作用，五味可以表示五行物质性能，故云："天有五气，化生五味。"

五味作为五行物质的性能，它是五行运动的产物，而五行运动是在天气运行的影响下进行的。关于五味与五行的关系，一般认为《尚书·洪范》的文字为最早的记载。我们不妨对此段文字疏讲，以便了解"五味"的含义。

其文曰："五行，一曰水，二曰火，三曰木，四曰金，五曰土。水曰润下，木曰曲直，火曰炎上，金曰从革，土爰稼穑。润下作咸，炎上作苦，曲直作酸，从革作辛，稼穑作甘。"

此段文字是周朝宰相箕子献给周文王治国安邦规则的第一条。大概这位老相国认为应该重视农业生产，只有农事搞好了，才能达到国泰民安。与农业生产关系密切的是植物的生长规律和土地的温度与湿度。掌握植物春种、夏长、秋收、冬藏的规律，适时播种，恰当管理和及时收割，采取适当的办法贮藏其种子，是搞好农业的关键，而五行之气正是生、长、化、收、藏的变化规律，完全符合科学种田的需要，因此把五行列在第一条来论述。

所谓"水曰润下"是指水有下渗就洼运动的趋势；"木曰曲直"是指草木有芽苗时期的乙曲状态，发育生长的挺直状态，如所谓"树大自直"；"火曰炎上"是指火之形下宽上锐，其势上腾；"金曰从革"是指秋天，庄稼成熟，由郁郁葱葱之色转为一片金黄，革，改变之意，随着这种改变，应该适时收割庄稼；"土爰稼穑"，庄稼的播种为稼，收割为穑，稼穑代表作物由种植到收割的整个过程，而作物的生长到衰亡都以土地为场所，土地的温度和湿度是作物能否正常生长的重要条件，可以作为整个农事活动的代表。掌握了上述五行的运动特点及其规律，对采取适时收种，管理措施，正确排灌，防止森林火灾等都具有重大意义。

五行运动过程中，物质本身产生了质的变化，这是五行物质在天气的作用下产生变化的结果，这种变化结果，即是五行各自的特性，古人分别用五味来表示。此五"味"不但是口尝到的滋味之味，还包含有鼻闻、目视及情感的喜恶。

诸如水在由高处向低处流动，归积于大海而产生了咸味，这是水受冬寒收藏之气影响，由流动的淡水，变为积聚的咸水；果木在春天温和之气的影响下，由弯曲的小苗渐长大而直，其所结的果实在未成熟时大部分都有酸涩之味，这种酸味和咸味都是用口可尝到的滋味。亦即是"润下作咸"和"曲直作酸"的意思。

又如火在燃烧过程中烟焰上升，散发出令人不舒的焦苦味，这种"焦苦"味不是用口尝到的，其味谓之苦，乃是"痛苦"之"苦"，人所不欲之意，其焦苦是用鼻可闻到的。这也是"炎上作苦"所包含的意义。

稼穑是农事的代称，人们从事农事活动，具风调雨顺的气候条件时，会得到丰收，由于五谷是很好吃的食物，给人们一种甘美幸福的感觉，因此称为"稼穑作甘"，这种"甘"味是人们可以用口尝到的"甜"味，也可以是人们对事物体验的情感。

"金曰从革"，"金"本身是不可以口尝的，但其色之"黄"是可用眼看到的，"从"有随从、顺从之义，见到农作物由绿色转为黄色，则知道作物已经成熟，可以收割了，从革曰辛，革之意为改变，"辛"之意为"新"，庄稼成熟，收割，即结束了植物

《辅行诀五脏用药法要》校注讲疏

的生长过程，形成了其崭新的子粒，此种子给人一种"新"的感觉，因此，"辛"也是视觉与情感综合为一的一种"味"。

上面所述，应该是"五味"的原始意义，它代表着事物的特性，受四时之气的影响而产生，故此陶氏说："天有五气，化生五味。"

最后一层意思是陶氏所说的"五味之变，不可胜数"。

由于"味"是五行物质运动与在天五气运动相互影响而发生性质改变的现象和结果，五行所指乃五类物质，并非五种物质，每类物质的各自差异，其性质必然有异，如同是木类，有草木、树木、灌木、谷类之不同，其生长区域，或环境不同，则其性质亦异，如淮南之橘，在淮北则为枳，因此五味之中，又可以分出无数种类来，故云："五味之变，不可胜数。"

"五味之变，不可胜数"是陶氏企图在把众多不同物质归类为五的前提下，据五类物质的不同进行再分类的认识。

大概陶氏受《素问·阴阳离合论》"阴阳者，数之可十，推之可百，数之可千，推之可万，万之大不可胜数，然其要一也"，和《灵枢·阴阳二十五人》"天地之间，六合之内，不离于五，人亦应之，故五五二十五人之政……"思维方式的启示，在五味问题上，提出了五味类分五行，每行又分为五行的理论模式。这种理论模式，解决了相同味的多种药物之间，功用特异的问题，把高度概括药味五行分属，更加细致化、具体化、个性化，是中医药物性味学说由宏观走向微观的初步尝试，对推动中药性味学的发展具有进步意义和启示作用。

序文最后，提出了下文的内容，即选择常用药物二十五种，以明确其在五行互含分类方法中的归属，为五味理论增加了灵活性和实用性，同时也昭示了药物同味不同质问题的理解和具体使用。

注疏

【原文】

味辛皆属木，桂为之主，椒为火，姜为土，细辛为金，附子为水。

味咸皆属火，旋夫为之主，大黄为木，泽泻为土，厚朴为金，硝石为水。

味甘皆属土，人参为之主。甘草为木，大枣为火，麦冬为金，茯苓为水。

味酸皆属金，五味为之主。枳实为木，豉为火，芍药为土，薯蓣为水。

味苦皆属水，地黄为之主。黄芩为木，黄连为火，术为土，竹叶为水。

【讲疏】

本条选前大小补泻方中所用药物二十五种，把它们按五味分属于五行中，又按其特性分别配属于五行中之五行。

本条之五味五行归属既不同于《内经》中五味所入，如"酸入肝"等，也不同于五脏禁食之味，如《素问·宣明五气》所说之"肝病禁食辛"等，它是在《素问·脏气法时论》五脏所欲，宜食之味的基础上略为改动而成。五脏之味属，即是五脏所欲的宜急食之味，如肝欲散，急食辛以散之，辛味就是肝之味。

至于五味五行中再分属五行之药，则是根据药物的特有性能，或其色味形态，或其生长习性、采集时间，或其特殊功效而定。前大小补泻汤中的组织结构中，君臣使佐的选择，与其五行属性有密切关系，如补方之君，均为本行中之属本行药物者，即肝属木，木中木为桂，以桂为补肝之君药等。但是本条中药物的选择和五行分属存在着一些问题，给探讨这些规律带来很多不便，现存问题有如下几个方面。

1. 原文残缺，如肝条之木中水药。

2. 本条以草木药为主，其中又挟有金石药硝石。后面有金石药专用条文，不宜混杂其间。

3. 豉和枣为五谷和五果药，五果、五谷之用，在虚劳五补方中别有意义，且本条中五脏之果，谷药亦不完备，故不应为本条所述内容。

4. 存在一些传抄之误。

根据上述情况，本条内容应当适当调整，笔者根据前诸补泻大小汤例对诸药的使用情况及药物特性，重新排定五味五行互含位次，已完全适应陶氏组方理论之需。现将其内容，制表如下。因该表完成于2005年5月8日，姑且称之为5.8表。

表8 5·8草木金石药五味五行互含位次表

		辛 木	咸 火	甘 土	酸 金	苦 水
木		桂枝 瑯玕	旋覆花 硝石	薯蓣 云母	芍药 硫黄	黄芩 代赭石
火		生姜 龙肝	丹皮 凝水石	甘草，炙 石英	黄肉 皂矾	黄连 丹砂
土		附子 阳起石	大黄 禹粮石	人参 石脂	五味子 曾青	术 黄土
金		细辛 砒石	葶苈子 芒硝	甘草 石膏	麦门冬 石绿	竹叶 白垩土
水		干姜 雄黄	泽泻 磁石	茯苓 乳石	枳实 白矾	地黄 滑石
土	用	甘	白酒 火硝[1]	栝楼 矾石	豉 曾青	
	体	辛	栀子 戎盐[2]	龙胆草[3] 卤碱		半夏 礞石[4]
	化	苦		薤白 姜石		

[1] 火硝：系补入。

[2] 戎盐：系补入。

[3] 龙胆草：疑应为通草。

[4] 礞石：系补入。

注

疏

衣按：表中"石英"对应之"甘草"后原无"炙"字，"五味子"对应之"曾青"原作"石胆"，据"从心属土火论心补泻方再重整的思路"一节文字补改修正。"再重整"一文对于从土论心部分的更改较大，拟新作一表（即表9）以示之。而本表中末三行暂予保留，以具体展示不同阶段的不同思考过程。

表9　5·8表中有关从土火论心部分的更改续表

方从			辛木	咸火	甘土		酸金	苦水
心兼属土火	木	土		半夏 卤碱				栀子 朴硝
		火		五味子 曾青				淡豆豉 石胆
	火	土	淡豆豉 石胆		牡桂 理石			
		火		半夏 卤碱	升麻 石蜜	牡桂 理石	白蔹浆 硇砂	栀子 朴硝
	土	土	通草 铁落	（玄参） 戎盐	栝蒌 海蛤		五味子 曾青	薤白 姜石
		火		（玄参） 戎盐	栝蒌 海蛤			
	金	土			升麻 石蜜		白蔹浆 硇砂	
		火						薤白 姜石
	水	土	干姜 雄黄				酢 矾石	
		火	通草 铁落	干姜 雄黄			酢 矾石	

说明：该表的实质是对5·8表中末三行"从土论心部分"的充实、完善和再修订。

【原文】

此二十五味，为诸药之精，多疗五脏六府诸内伤病[1]，学者当深契焉。

【校注】

[1] 五脏六府诸内伤病：衣抄本作"内损诸病"，当从。

【讲疏】

本条系对上述二十五味药所作的简要说明，此二十五种药，是前大小补泻方例所用药，主要是为内伤杂病和养生预防疾病而选的，读者应该认真领会其中的意思。

【原文】

经云：主于补泻者为君，数量仝于君而非主故为臣，从于佐监者为佐使。

【讲疏】

本条为《汤液经法》对其方剂的组织结构所作的说明。

"经云"二字之"经"，所指当为《汤液经法》。因当时的医经还有《内经》《神农本草经》，但组方规则内容与此说不一。《伤寒论》与《金匮要略》还未被列为经典（《金匮要略》还未被发现），《甲乙经》乃是整理《内经》之作，与《内经》内容相同。

本段内容，在本书第二章·一节·三中已讲及，现提要如下。

1. 本条不同于《内经》"主病之谓君，佐君之谓臣，应臣谓之使"之说。

2. 本条与《神农本草经》上品药养命为君，中品药养性为臣，下品药攻病为佐使之说也不完全相同。其组织结构不是三品三级模式，而是方剂中分养命养性攻病三类。五脏补泻大小方例，以五脏苦欲言补泻，为养生和治疗之方；救误泻方及虚劳补方，补泻兼施为扶正祛邪，补虚起羸之方而有养性之意，后面即将讲疏的外感天行、外伤卒死等当为攻病之方。但是其君臣药的选择，却不拘三品之说，不以五脏苦欲分补泻君臣。

3. 本条之组织结构分为三级，君药是对病证的虚实起主要作用者。臣药可分佐臣与监臣，佐臣即与君味相同，用量相同，但不是主于补泻者，监臣则是不与君、佐臣同味，但用量同者。佐使药用量较君臣药小。药物的味与用量是在方剂中职位不同的关键。

4. 在补泻小方中，药物在方中的职位与在五味五行互含表中的位次有对应关系，其关系如下表：

表 10　补泻小方君臣佐使与五行互含属性对应表

	君	佐臣	监臣	佐使
小泻	克制本脏主味中之本脏属性药	克制本脏主味中之本脏克制属性药	本脏主味中本脏所生属性药	
小补	本脏主味中之本脏属性药	本脏主味中之生本脏属性药	克本脏主味中之被本脏克制属性药	被本脏克制脏主味中之本脏属性药

5. 在大泻方中以本脏小泻方之君为君，佐臣为佐臣，监臣为监臣，子脏小泻方之君、佐臣、监臣均为佐使药。本脏小补汤之君为大补方中之君，佐臣、监臣及子脏小补方中之君均为监臣或佐臣；子脏小补方中之监臣及佐臣，本脏小补方中之佐使均为之佐使。

【原文】

陶隐居云：此图乃《经法》尽要之妙，学者能谙[1]于此，则医道毕矣。

【校注】

[1] 谙：原稿误"韽"，今正之。

【讲疏】

本条是对《汤液经法》用药图表的评介。

陶氏认为，此图不但是《汤液经法》这部方剂学经典的理论精髓，而且也是全部医学的理论精髓。因为天人合一思想是中医学的主要特点之一，它体现在理法方药的一贯性。方剂的设施，是根据辨证而来，辨证的内容与人的生理、病理密切相关，而其生理学是用脏气法于四时之气学说指导推衍出的脏象学说；其病理学说亦是用四气有余不足类推人体脏腑经络的改变，因此掌握了方剂学的理论，实际上也就掌握了整个中医学的真谛。陶氏此表正是天人合一思想在方剂学中的体现，谓"学者能谙于此，医道毕矣"，虽有失夸耀，但确实不无道理。

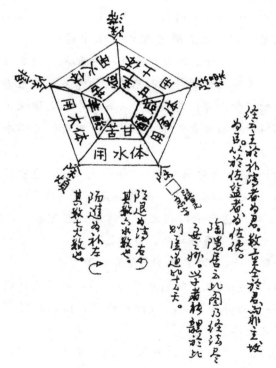

[1] 此图见王雪苔先生著《〈辅行诀脏腑用药法要〉校注考证》一书第 154 页，为保持其原貌本书原样引用不予重绘。

【讲疏】

此图是陶弘景对《汤液经法》方剂组织设置及按味用药规律的高度概括。

此图为五行格局，以相邻相生，隔位相克，顺时向排列为序，此图上南下北、左东右西，有四时意义又有四方意义，它本身就是一个时空结合的模型，根据中医脏象和时空的关系，体现了天人合一的具体内容。

图表最内圈，把五脏各配以五味中的两味，以顺时序而言，先体味，后用味。其体味和用味的配属，乃本《素问·脏气法时论》五脏之苦欲补泻而来。其体味系泻本脏者，用味系本脏所欲的宜食之味；其格之外，各边中间之化味，是《法时论》中本脏所苦而应食之味。但是本图中有肺肾两条与上述情况不符。

《素问·脏气法时论》云："肺苦气上逆，急食苦以泻之"，"肺欲收，急食酸以收之"，"用酸补之，辛泻之"。

"肾苦燥，急食辛以润之，致津液，通气也"，"肾欲坚，急食苦以坚之"，"用苦补之，咸泻之"。

脾条则又云："脾苦湿，急食苦以燥之。"

品味此三条经文，颇觉与不易理解，对照陶氏引文，可知《素问·脏气法时论》当有传抄之讹错，证以病因病机，可知二者差异之原委。

"脾苦湿"，"肺苦气上逆"，此两脏所"苦"不同，气化有异，宜食之味亦当有别。《素问·脏气法时论》言"苦坚"，"坚"有坚闭之意，长夏脾土湿热俱盛，湿热得以坚闭而呈燥象，故宜食苦味以防脾湿过亢而自伤；金秋肺气本凉降而收，物呈燥象，当食升散之味以防收降过亢而自伤，云用苦味以治气上逆，岂不南辕北辙？所谓"气上逆"，乃肺收过亢而气机壅塞不宣所致，宜用能散之辛味以宣畅气机，使腠理通而气自下，陶氏引文"急食辛以散之，开腠理以通气也"正合此理，临床所见之肺气上逆之证，多为咳喘，治之者用辛散之药，诸如生姜、桂枝、苏叶等辛药宣肺降逆，乃常用之法。此肺气上逆证，乃肺秋金收之太过而燥，治用辛味，正如《素问·至真要大论》所谓："以辛润之"，开发腠理，致津液，通气也（"致津液"，当为肾条文误入此条）。

或云"气上逆"之证，亦多用苦温药治之，如麻黄、厚朴、杏仁等，《本经》《别录》皆载味苦温，今但以辛润论之，岂不有失偏颇？

苦味之功在于坚，能坚闭暑夏脾土之湿热，坚藏者收敛之终归，金秋肺收之气不及则湿热淫盛为邪，湿热一转而为痰火，由足太阴而及手太阴，即由中焦上冲于肺，《素问·至真要大论》云："太阴之复，湿变乃举，体重中满，食饮中满，阴气上厥，胸中不便，饮发于中，咳喘有声。"又云："太阴之复，治以苦热，佐以酸辛，以苦泻之，燥之，泄之"，又云："诸逆冲上，皆属于火"，所述之病因机理和用药原则，正与这类"气上逆"证相符合，但是此属肺收气不足，中土湿热之气上冲于肺所致，故用苦味坚闭其湿（饮）热（火）而气上逆者降，乃着眼于病邪之论，陶氏此图所言"气上逆"，当属肺收气过亢，肺体（气）壅塞不宣，故用辛散，助其流通出纳，则逆气自降，乃着眼于脏气而论，而以辛为其化味。

泻肺之味，《素问·脏气法时论》云用辛味，或据补泻对比而论。肺金之气，以收降为用，酸味能收，二书均以酸味补之，辛散与酸收相对，补用酸，故泻用辛。陶氏文则以助体为泻，金秋之时，万物老成而体呈坚刚而燥之象，泻其坚而燥之气，则需能润能软之咸味。就病证而言，《素问·脏气法时论》以湿热为肺之实邪，而用苦味坚闭之，陶氏则着眼于湿所变之痰，火所致之燥，故用能使水液不凝之咸味祛其燥痰，恢复其空虚清灵之体以行收纳空气之用，即所以能泻肺之实。若以苦泻肺，徒生坚燥，于治秋肺坚燥之痰何益之有？

肾乃寒水之脏，其德用在于使水火俱藏而闭之，物因之变为坚硬之质。苦味能坚，故二书皆谓以苦补之。

《素问·脏气法时论》谓泻肾用咸味，似与补用苦对比之言，苦味能坚为补，则能软之咸为泻；陶氏则泻用甘味，乃据甘味有益肾体而论。肾所藏为精，以精为体，精对人体是美好的物质，甘有甜美之意，用甘味即是助肾之体，故能泻肾。

《素问·脏气法时论》与《用药法要》皆云："肾苦燥"，但宜急食之味不一。《素问·脏气法时论》云宜食辛，意在辛散以制约闭藏之过，使津液敷布而达除燥之用，但辛虽能除燥，不能除坚（硬），唯咸味既可使精液不致因寒凝固而坚，又可使精气津液至而不去，承顺肾闭藏之气化，于肾更宜。

由上比较可见，《素问·脏气法时论》肺肾两条不如陶氏引文更为贴切，其肾条"急食辛以润之"，当为肺条"急食"之句误写，"开腠理"，"通气也"亦为肺条之文。肾条文应如陶氏引文："急食咸以润之，致津液生也"，而且泻肺宜咸，泻肾宜甘。至于他脏之苦欲补泻，二书义理相同，五脏虚实辨证条文中已详述，不赘。

图表第二圈为五行体用。五行之名在各脏体用之间，体字在前，有以体为本，用为末之义。此体用二字，不但是本脏药味的分属，作为补泻方例的选药根据，而且也是辨证的虚实盛衰，功用与质体等方面的范畴，如用不足，正气衰属用病，质体病邪气盛为体病。其内容亦在五脏辨证条文中详述，不赘。

本图表最外一圈之化味，既代表着五脏之气化活动特点，又可表达四时气化的特点，它是脏腑之体和用交互运动产生的新物质的代名词，因此化味是五行各自运动变化形成的，已不属本次五行运动之范畴，它是现五行系统之子代，因此不用表格框之。它是新的五行继续发展和运行的开始，较母系五行已有了质的变化，但仍具有母系五行的某些特征，是继续运动变化着的新物质，如肝之体用交互作用产生了化味甘，此"甘"味，既非肝之体味酸，也不是用味辛，它是一种新的"味"，可以作为脏腑继续进行体用交互的物质基础。仍以肝之化味甘为例，此"甘"可作为下一代脾土的用味，又可作为下一代肾水的体味，如此生生不已，维持着人体生命的活动。

此图表最外圈之五角处，各有"除×"字样此是五行中相邻者母脏之用味与子脏之体味共同使用可产生的效果，所除的五病，皆是母脏所克制脏的主证，如辛苦除痞，辛为肝之用味，肝木克制脾土，痞证为脾土证。它如"烦"为心火证，"挛"为肝风证，"燥"为肾寒证，"滞"为肺收证等。此五证的治疗，皆可取图中角处母脏之用味与子脏之体味同用治疗。如前面所述：辛苦除痞，如半夏泻心汤，咸辛除滞如旋覆花汤，甘咸除燥如大黄甘草汤，酸、甘除挛如芍药甘草汤，苦酸除烦如栀子豉汤。此五"除"证，均为救误诸方所治，多为寒热错杂，虚实兼挟，或有宿疾而新感者。

原文中"挛"字为残缺字，张大昌先生先据芍药甘草汤可复阴之说，补以"益阴"二字，后又虑"益"字不符"除"字之通例，且益阴可以愈挛急（阴血不复则筋脉失养而拘挛），又改之为除挛。

由于此表中之体、用、化之五味分属，都是用脏气法于四时理论推导而出，五味的作用与四时之气化一一对应，故此五味亦即五脏四时气化之五味，是基于酸收、甘缓、苦坚、咸软、辛散基础上的药物功效分类。它绝不是单单由口尝而得的滋味（当然可以包括口尝得知的滋味），而是中医气化学说在药物学说中的具体体现和运用。

【原文】

阳进为补，其数七，火数也；阴退为泻其数六，水数也。

【讲疏】

本条是《汤液经法》用药图表的哲学内涵。

《汤液经法》组方用药图表，在天人合一思想指导下，在五行学说中引进体用观念形成了它的哲学构架。因为五行学说本身就是讲五类物质运动变化的，而运动必然有其方向性，由于引进了体用观念，五种物质的运行方式也有所分别。因为体有质体、本体之义，对人体生命而言，是物质基础，是消耗性的，故应属阴，阴有倒退之义，此表是顺时向为序，故以逆时向运动为退；用有功用、作用之义，对人体生命而言，是积极、进展的表现，属阳，阳有前进之义，故以顺时向运动为进。

因为体属阴，用属阳，体、用是阴阳的具体概念，是一对阴阳，故此，把体用观念引入五行学说，实际上是引入了阴阳学说的具体内容，这是五行学说和阴阳学说融合为一的模式。

五行学说融入阴阳学说，使原来的五行学说增添了新的内涵。不但使五类物质的运行有了顺时向和逆时向两个相反运动的方向，而且产生了进退、有无、虚实等无数相互对立的概念，体用正是古代哲学家用来讨论这些问题时常用的术语。认识到用为阳、体为阴后，以阴阳体用观点分析进退、有无、虚实、补泻等问题，则本条的意义就清楚了。

因为一切事物的发展只能随时间的进展而进展，时间不能倒流，具一去不复返的特点，体和用是同一事物的两个方面，其运动都是前进的，虽体属阴而主退，但如前所喻"蝇附骥尾"，仍是日行千里；其退是对用的前进而言，如前所喻"舟行岸移"似退实静。

方剂的补泻是针对症状的虚实而来。病证的虚实辨别在于有无，如《内经·调经论》云："有者为实，无者为虚。"而辨别有无的阴阳属性，有论理和论象之不同，《河图洛书解析·周易函书约存》说："阴以形用，故实而有，论象则阴暗故无，阳明故有。"陶氏以论理为法，故以体病为实证，用病为虚证。其方剂则以治虚证者为补，治实证者为泻。

当体或用有一方不足时，则二者失去平衡，而呈运动中的偏颇状态，即是病态。人患病之后，随着时间的推移，其病情亦随之发展。无论用病或体病，都是正气不足，但病对体用影响出现的快慢不一。用病为功用病，症状出现得快而早，体病为器质病，症状出现得慢而迟，这是用虚证和体实证的实质性区别，也就是本条阳进阴退的时间、方位、数据差的原因。

由于用虚病为本脏之用气衰少而致，随着病情的发展，历经发生、发展、恢复各个阶段，到本脏用气恢复时病即将愈。致子脏用气旺时，则痊愈。由于本图表为顺时向排列，由本脏用病之发生到子脏之用气旺时，需要历经七次变化，其间经历了其子脏用气的影响，其所克制脏用气的影响，其克制脏用气的影响，其母脏用气的影响，以及其本脏用气的恢复等，到其子脏用气旺时而痊愈。其间所受各脏用气特点影响的结果，使病证亦出现各种不同的特点。治疗用虚病证，需要药补助其各脏的用味共七种药物，就组成了大补汤。如肝之用虚证，从本位用辛开始，顺时序依次取心之用味咸，脾之用味甘，肺之用味酸，肾之用味苦，复用本脏之用味辛，复用心之用味咸，而组成大补肝汤，共七种药物，这便是此条中以阳进为补，其数七的含义。

由于体实病为本脏之体气虚所致，其体气虚之症状出现前，即有体气虚的因素，即在其母脏体旺之时即有不足，但因程度轻微而不出现症状，随着时间的推移，母脏体气损少加重，致本脏体气旺时，虚损达到不可抗邪的程度，故而发病，这是体为阴、为器质而出现症状迟的原因。因此它比用虚证的痊愈期要稍提前。体实证出现之后，虽然也是随时间前进而发展，但是它却是倒退发展的方向，即逆时向运动，这是人们的视运动，其实它仍然是顺时向运动的。体实证出现后，依次递向而动，历经其母脏体气的影响，克其脏之脏体气的影响，其克脏体气的影响，其子脏体气的影响，又到本脏体气旺时而病痊愈。与用虚病一样在各脏体气旺时，也会由于该脏与本脏生克乘侮的不同关系而产生不同的表现，因此在治疗体实证时，需要用药补助各脏之体味共六种，即可组成本脏大泻方。如肝实证，应从肝体味酸开始，逆时向依次取肾之体味苦，肺之体味咸，脾之体味辛，心之体味苦，复用肝之体味酸，共六味组成大泻肝方。这便是本条中以阴退为泻其数六的意思。

前五脏大补泻方例均符合此式，救误、虚劳大方，因证已兼杂，不合此式。

为何"阳进为补其数七"，"阴退为泻其数六"，之后又说"火数也"，"水数也"呢？

前面说过，本图是在五行中渗入体用观念而作，而体用乃是一对阴阳，阴阳最明显的征兆是水火，水是地球上最多、分布最广，而且与人的生息至关重要之物，易引起人们的重视；火是热量的来源，影响最大、最持久而明显的热量来源是天上的太阳，因此亦最受人们重视。故以水火作为最重要的一对阴阳。

水火均为五行所属，是一对阴阳，金和木也是一对阴阳而为五行所属，五行之土乃木金水火之中界，既不属阴又不属阳。《内经》说"水火者，阴阳之征兆也"，"木金者，阴阳之道路也"。可见亦把木金、水火作为两对阴阳看待。这两对阴阳中，木和金都是地之气，水和火是天之气，就天地而言，天在上为阳，地在下为阴，而天气为主（太阳为世界之主宰，万物生长靠太阳），地气为从属，水火为五行中之主，故而此条中专用水火以统五行。其所谓七为火数，六为水数，乃是根据五行中水火之成数。成数，是由始到终整个过程中变化的次数，此生成数乃据《河图》而来，《河图》以一六为水数，二七为火数，此数当与天象有关，在天之火星可为火之象，水星为水之象，而火水二星的出没时间，间隔的日、月、时数，即六、七两数（详说请参阅拙著《伤寒论阴阳图说》），同时也与《周易》"七日来复"说有关。"七日来复"之说据"庚甲先后"而来，为事物运动周期规律的日数，亦有其天文气象依据（详说参阅同上）。

【原文】

隐居曰：外感天行之病，经方之治，有二旦、六神、大小等汤。昔南阳张玑，依此诸方，撰《伤寒论》一部，疗治明悉，后学多尊奉之[1]。山林僻居，仓卒难防，外感之疾，日数传变，生死往往在三五日间，岂可疏忽[2]。若能深明此数方者，则庶无蹈险之虞也。今亦录志之[3]。

【校注】

[1] 多尊奉之：衣抄本作"咸尊奉之"，当从。

[2] 岂可疏忽：衣抄本作"岂可疏而不识也"，当从。

[3] 今亦录志之：衣抄本作"今亦录其要者如下"，当从。

【讲疏】

本条是治疗外感天行病六神方的小序。

外感六淫之邪导致的疾病，古人称之为天行病，因为风、寒、暑、湿、燥、火六淫之气是天之气的淫盛和不足，天之气是随四时八节的往返变化而变化的，而四时八节又由日月星辰的运行对地球的影响而决定，故天之六气的太过与不及，都是天体运行的结果，因此而得的病，名之曰天行病。外感乃对内伤而言，感受六淫之邪致病即称之外感病，故"天行病"前又冠以"外感"二字。

陶氏选录的治外感天行病的方剂有阴旦、阳旦、青龙、白虎、玄武、朱鸟共六个名称，而各方有大汤小汤之分。这是由五脏辨证改进而成的六合辨证。所以称之为六合辨证，是因为五脏中脾土应中央，而主上、下，肝木、心火、肺金、肾水分别与东、南、西、北四方相应，四方与上下称之为六合，故此五脏辨证即六合辨证。它把脾土剂分为阴旦、阳旦两剂以统木火和金水之剂，实际上是把阴阳学说纳入在五行学说之中的辨证方法。汉末张仲景"撰用汤液"（皇甫谧语），以这几个方子为主所写成的《伤寒论》效果可靠，所以后来的医生们都很尊重张仲景，并奉行他的治疗方法。《伤寒论》的辨证方法是三阴三阳辨证，即我们现在习惯所称的六经辨证，其辨证方法是在三阴三阳学说中纳入了五行学说，尽管它与《汤液经法》的六合辨证形式上有所不同，但都是阴阳学说和五行学说的有机结合，没有实质的区别。

《汤液经法》六神方，是《伤寒论》三阴三阳辨证的雏形，其六合辨证思想是其学术渊源。在方剂的药物组成，主治病证，煎服方法，方剂命名等方面，都有密切的联系。这些问题，拙著《伤寒论阴阳图说》中论述较详，请参阅该书第一章·一节·五、六，第二节·四，及第三章·四节·五。

陶氏隐居茅山修道授徒，难免遇到外感急性病证，在长期医疗实践中，体会到这些病证发展迅速，变化多端，若治疗不当，可凶危立见，甚至死亡，用药应特别谨慎，万万不可粗心大意。据陶氏如此之描述，可知其所谓之外感天行病，应包括现代医学之急性传染病在内。临床实践证明，六神方加减治疗一般外感病和急性传染病都有良好的效果，诸如小白虎汤加减治疗乙型脑炎，大阴旦汤（即小柴胡汤）加减治疗传染性肝炎的效果，都为现代医家所公认。

六神汤治疗外感天行病，是辨五脏之气的盛衰而施治，五脏之气法于四时，与四时之气一一对应。张仲景治疗外感病，是辨天之三阴三阳之气的太过与不及而施治，六气中暑为湿热合气，其中热又与火同类，故六气实即五气，其中风可对应肝之气，寒可对应肾之气，湿可对应脾之气，燥可对应肺之气，火可对应心之气，其中脾土分出二类，即阴土可对应湿，阳土可对应热。故陶氏所选录此六神汤，实际上即是《伤寒论》三阴三阳辨证的骨架，可以治疗一切六淫之邪所致的外感天行病，若掌握了六神方的辨证治疗及方药组成的道理，遇见外感天行病，就差不多不会发生什么危险了。

【原文】

小阳旦汤。治天行病，发热，汗自出而恶风，鼻鸣干呕，脉弱者。

桂枝三两　　芍药　　生姜切，各三两　　甘草炙　　大枣十二枚

上方，以水七升，煮取三升，温服一升。服已，随啜热粥一器，以助药力。稍稍令汗微出[1]，不可令流漓，则[2]病不除也。若不汗出，可随服之，取差止。

【校注】

[1] 汗微出：衣抄本作"汗出"，当从。

[2] 令流漓，则：衣抄本作"大汗，汗之则"，当从。

【讲疏】

本条为小阳旦汤的主治病证、方药组成及煎服法。

一年之中，春夏两季属阳，秋冬两季属阴，由于四时与四方的配属关系，立春点在东北方向，由立春到立秋属阳，是阳方的起始点。同时，立春之时，太阳出土于东北，故阳旦在时间应立春，在方向应东北，此时此位，为阴阳分界，阴尽阳出之时位，故称之为阳土剂。

春之气温而升，立春之时位气化不足则阳气当升不升，当温不温，阳气内郁而发热，热迫阴液外出则自汗，卫阳不固而恶风。在人体中，胃为阳土，其经脉循行于鼻，其气以下行为顺，胃气不和则气逆而为病，经脉之气壅塞则鼻不通而呼吸鸣响，胃腑之气上逆则干呕有声，欲吐不吐。

方中以桂枝温升助阳为君；生姜辛散和营助其宣通为佐臣，君臣共勉，郁阳得以宣伸，则郁热可自毛窍而出；芍药酸敛阴液为之监臣，阴液不得外泄而自汗可止；大枣味甘多汁，可助芍药增液养营以备汗源，与姜桂同用则可缓姜桂之辛烈，故为之佐药；甘草可调和诸药，和胃调中为方中之使药。姜桂两辛可助脾土之用，甘草、大枣两甘可助脾土之体，体用调和则脾土所藏之营气亦和，而鼻鸣、干呕等证自愈。

服药后啜热稀粥饭，别具精义。用粥饭者，欲借其水谷之气以益营，热者阳之属，可助扶阳，稀者水必多，可增液以充汗源，既补自汗之损失，又为取微汗备足阴液，其饭必热而稀，否则失其义而效不佳。

服此方不可使大汗淋漓，大汗则易竭阴亡阳，体弱者尤其不可。证由阳气升发无力，更易损阳，证本自汗，大汗更易竭阴，故以微微汗出为度。

此方即《伤寒论》中之桂枝汤，方证服法无一不符，但《伤寒论》以此方治中风，而遍见三阴三阳各篇，所宗乃风无定位，遍行六经之义，此以阳土剂而论，乃宗土居中央以灌四旁之义。土在地，其气湿；风在天，其气燥，天地之气，阴阳反作，其实理仍一贯，其用无异。

【原文】

小阴旦汤。治天病[1]，身热，汗出，头目痛，腹中痛，干呕，下利者。

黄芩　芍药　生姜各三两，切　甘草二两，炙　大枣十二枚

上方，以水七升，煮取三升，温服一升，日三服。服汤已，如人行三四里时，令病者温饮[2]白酨浆一器，以助药力。身热去，利自止[3]。

【校注】

[1] 治天病：衣抄本作"治天行"，当从。

[2] 温饮：衣抄本作"啜"，当从。

[3] 利自止：衣抄本作"自愈也"，当从。

【讲疏】

本条为小阴旦汤的主治病证、方药组成及煎服法。

立秋点之时位在西南，为一年之中暑热将去，秋季之凉爽即来之际。炎热属阳，寒凉属阴，故方名阴旦。而且西南方向，为月亮每月初升之方位，每月初三昏，新月初见于西南，"月本无光，借日之光为其光"，月，古代又有太阴之称，太阴亦脾土经脉之名，故小阴旦汤为阴土剂。

该时位之气化不足则阴凉之气当升不升，湿热之气当降而不降，阴凉不至湿热不去则身热，阴不恋阳则湿气外泄而为汗，热腾于上则头痛、目痛。阴土为脾，脾气不足则营运内结而腹痛，脾失建运而大便稀薄。脾胃失和则干呕。

方中黄芩苦平为君，可助金秋阴凉之气，其苦可燥暑气之湿，并可清下暑气之热。芍药酸收可助秋收之气以行敛降清肃之令，越上之热，得以敛降、清下，则头痛、目痛自止；外泄之湿，得内收之令则内收而汗出自止。芍药除营血之结闭，与甘草同用可除拘挛，营血通拘挛止则腹痛除，故以芍药为佐臣。生姜之辛与黄芩之苦同用，可开降脾土气机之痞塞，痞塞开则升降有序而上不作呕，下不为利，运化自如，故生姜为方中之监臣。大枣滋养营阴，可佐芍药和营养阴，故为方中之佐。甘草与生姜同用挟阳，与芍药同用益阴，使邪气去而阴阳复，故为方中之使药。且甘草大枣两甘，与生姜辛药相伍，乃甘辛补脾之制，又有脾之化味苦药黄芩以接承土之气化，故此方乃补助阴土之方。

本方服后少时啜白酨浆一器以助药力，与桂枝汤啜服热稀粥相仿，均是欲借其水谷之气，但白酨浆为米汤酸化而成，有水谷之性，而又纯为水液，益阴退热之力较之稀粥更强，且酸能曲直，曲则敛阴清热，宣则通阳散营，于营结气痞者尤宜。

本条之小阴旦汤，即《伤寒论》之黄芩汤加生姜，或黄芩加半夏生姜汤去半夏。《伤寒论》原文第172条云："太阳与少阳合病，自下利者，与黄芩汤；若呕者，黄芩加半夏生姜汤主之。"太少合病为既有太阳表热，同时又有少阳之火郁，重点在于少阳，下利为胆火下注，故以芩芍清泻敛戢胆火为主；小阴旦汤证之身热，汗出实即太阳证，头目痛为少阳证；腹痛干呕下利则为病及中土，呕吐者不妨加入半夏，即黄芩半夏生姜汤。二书体系不同，方名如此不一。

【原文】

大阳旦汤。治凡病自汗出不止，气息怯怯，身劳无力，每恶风凉，腹中拘急，不欲饮食，皆宜此方。脉虚大者，更为切证。

黄芪五两　人参　桂枝　生姜各三两　甘草二两　芍药六两　大枣十二枚　饴糖一升

上七味，以水一斗，煮取四升，去滓。内饴，更上火，令烊已。每服一升，日三夜一服。

【讲疏】

本条为大阳旦汤之主治病证、方药组成及煎服法。

本条主治文中，冒头有"治凡病"三字，提示此方所治，非但外感天行病，凡是见有下述证候者即可服用，包括内伤杂病在内。该条主证较小阳旦汤证深而且重，小阳旦汤证云"自汗"、"恶风"，此条则云"汗出不止"、"恶风"凉。"汗出不止"是阳气外脱，恶风凉是不但怕风，且些微之凉感也不能承受。这是由卫气虚发展为卫阳虚的表现，而且不但表阳虚，在里之气亦有所损伤，故见身体疲劳无力、呼吸微弱，食欲不振等脾气虚弱症状。腹中拘急，是因脾气虚而营血虚寒之证，如果脉搏虚而且大，则是中土气虚严重的表现，故更迫切需要用此方治疗。

本条方证较小阳旦汤证，不但阳气温升力不足，而且虚劳无力，这是脾气内虚，故在小阳旦汤中加固表兼能补中气之黄芪为君，又以补脾益阴之人参为之佐臣；腹中拘挛为营血结痹，故倍芍药以开其结，仍为方中之监臣；桂枝为小补方中之君，在此大方中已嫌其补力欠缺而屈尊为之佐臣；它如大枣可佐人参益阴健脾；生姜可佐桂枝扶中上之阳；饴糖、甘草可助芍药除血结，缓拘急，皆仍为方中之佐使。本方较小阳旦汤已增入助中焦气化之参芪，故无须啜热稀粥以增水谷之气。

本方与前治虚劳肉极之建中补脾汤，多黄芪五两，人参三两，而饴糖则少用一升，大枣少用三枚。本方与《金匮要略》黄芪建中汤多用黄芪三两半，并加用人参。《金匮要略》亦用于虚劳气虚证，与此主治略同，因此条所治已标明"凡病"二字，故包括内伤虚证；是内外兼治者，《伤寒论》中有小建中汤证，治伤寒心中悸者，诸方证互相参阅对照，其间精微异同，自然可见，甚而仅药量比例变化，其方义即大不相同，处方之规矩，确不可踰。

大阳旦汤之组织结构如图：

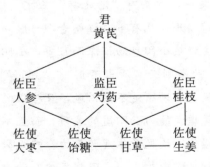

图22　大阳旦汤的组织结构图

【原文】

大阴旦汤。治凡病头目眩晕，咽中干，每喜干呕，心中烦懑，胸胁支痛，往来寒热者方。

柴胡八两　人参　黄芩　生姜各三两　甘草炙，二两　芍药四两　大枣十二枚　半夏一升，洗

上八味，以水一斗二升，煮取六升，去滓。重上火，缓缓煮之，取得三升。温服一升，日三服。

【讲疏】

本条为大阴旦汤的主治病证、方药组成及煎服法。

本方主治，亦如大阳旦汤，为内伤外感通用之方，其证系小汤证发展深重而成。

此证病机不但由于阴凉之气收降之力微，且有阴气之虚损。阴气损则阳独亢于上，故头目眩晕；津液亏乏不能上承则咽中干；胃气不和则干呕，食欲不振；脾病涉及肝胆，而寒热往来；其经脉气逆，卫气运行壅塞，故胸胁支膜，烦懑而痛。

小阴旦汤证有头目痛，为热在上，此汤证不云头目痛而曰眩晕，头目痛者，其脉络因热而运行受阻，头目眩晕为阳亢而动于上，乃精血因热而耗，阳失涵养而上越，故病情深重一畴。小阴旦汤证因营阴结聚而腹痛，气机痞塞而呕、利，此汤证则营血之结波及肝胆所辖部位而胸胁痛；气机之痞塞也由中腹延及胁胸，干呕加重；其小阴旦汤之发热为在表之热，大阴旦汤之热寒往来，为热邪内陷，尚未入里之证；小阴旦汤证有自汗证，乃湿热尚有外出之机，此大阴旦汤证已无汗出，亦是邪气趋里之表现。

本方在小阴旦汤方中加入柴胡苦平升阴者以代黄芩之君位，黄芩因禅让君位而屈降为佐臣；加入人参养阴补脾为之佐臣；芍药酸收破营结而为佐监臣之职；余药甘草、半夏、大枣和降胃气均为方中之佐使。

大阴旦汤之组织结构如下：

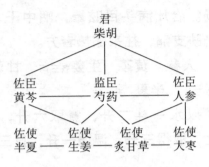

图23　大阴旦汤的组织结构图

大阴旦汤即《伤寒论》之小柴胡汤加芍药而成。小柴胡汤在《伤寒论》中亦治中风之方而遍及三阴三阳辨证各篇，与脾居中央以灌四旁之义同，仲景深知柴胡和胃之妙。详见拙著《伤寒论阴阳图说》第二章·二·六。

《伤寒论》小柴胡汤均要求"去滓重煎"与本大阴旦汤煎服法相同。

关于柴胡剂去滓重煎，论之者皆以为如此煎法可以和胃气，而为何如此煎法即可和胃气，今略陈管见于后。

其实，去渣重煎和胃气的道理很简单，无非是取浓度较大的药液，减轻胃负荷而已。

所谓胃气不和，是指胃的收纳水谷以腐熟、消磨、传送下达功能各个环节，不能互相适应。如胃之排空障碍则受纳必少，胃有积热，则消谷善饥，胃气虚寒则消磨无力而完谷不化，无论哪个环节出现不正常，都会导致另一环节上的气机紊乱，而减少这一"流水作业"中各工序不协调的最好办法是减轻工作量，使各环节都能顺利工作。但是用药若量小则起不到治疗作用，因此将药汁浓缩，以减轻胃负荷而使胃气得和，如

《伤寒论》第71条云："太阳病，发汗后，大汗出，胃中干，烦躁不得眠，欲得饮水者，少少与之，令胃气和则愈，"亦是此意，"少少与之"即能减轻胃负荷，若与同量之水，而"急急饮下"，胃不和者必难以承受而病不愈。

又胃病者多有痰饮积聚，即如现代医学所谓之胃液滞留，胃黏膜充血水肿等，浓度大之药液，有利于痰饮的消除；浓度低，则会使胃中之液增加，不利于胃气和降。

上述阴阳二旦大小四方，为五行体系中之中土剂，此中土剂又分为阴土和阳土，以对应六合之上下，贯穿阴阳于五行之中。五行之土，可包容其他四行，故二旦处其他四神之统的地位。阳旦取象于立春日太阳初升之时位，阴土取象于月亮每月初升时位，有启动阴阳之义。阳旦可统东、南二方和春、夏两季，阴旦可统西、北二方和秋、冬两季，正合"太极生两仪，两仪生四象"之易理。陶氏"尤明阴阳五行，风角星算"，应当深知此六神汤中二旦之品位。《周易》原理，很可能是陶氏选录《汤液经法》方剂的依据，他善于用易理解决医学问题，如他在《本草经集注》中说："经说阴干者，谓就六甲中阴干之，依循甲法，甲子阴中在癸酉，以药着酉地也。"奇门遁甲术乃《周易》之分支，陶氏能通用于医学之中，于太极两仪之原理，必然常存胸中，运用一如。

【原文】

小青龙汤。治天行病，发热恶[1]，无汗而喘，身痛，脉紧者。

麻黄三两　杏仁半升，熬打　桂枝二两　甘草炙，二两

上方四味，以水七升，先煮麻，掠去上沫。次内诸

药，煮取三升，温服一升。令汗出彻身，不然邪滞不散尽也。

【校注】

[1] 发热恶：衣抄本作"发热恶寒"，当从。

【讲疏】

本条为小青龙汤之主治病证、方药组成及煎服法。

青龙为二十八宿星中角、亢、氐、房、心、尾、箕七宿，以诸宿合看，其形象像龙而取名龙。古人观天象于春分昏时，其时此七宿初见于东方，东方属木，为春，春天草木皆青，故青为春木之象征，而于"龙"字前冠以"青"字而名之曰青龙。

春之气上承于冬寒收藏之气，主温升。冬日之冰冻得春之温升，则凝解而湿化上腾。若冬寒当去不去，则春之温升当至不至，而凝寒不化，阳气不升。比之于人，寒之不去阳郁于内则发热；寒凝不化则恶寒，水不得温化为湿则不蒸腾而无汗；寒则气结而不宣，水不化则内阻而气之出纳不畅，故而作喘；寒性收引，经脉寒则拘紧作痛；脉道收引则管壁紧，束而血流匆匆，故而脉见紧象。

小青龙汤中以麻黄苦温发越阳气为君，助春之温升即所以祛其冬气之寒凝，气温则水凝解而恶寒除；发越阳气则阳气之郁开而热自退；水蒸化而发越则汗出，邪气可随之外泄，杏仁苦（《本经》）甘（《别录》），杏为心之果，可益心火而抑寒水，《本经疏证》谓其"外苞血络，内韫生机，可疏其壅阻之痰饮而利气道者"，为之佐臣。桂枝"辛温散寒，和营血，止咳逆，吐吸"为佐臣。甘草甘温可调和诸药，协麻黄可宣气而不过泄，协桂枝则复阳而制水，协杏仁则下气而止喘，故为方中之佐使。

小青龙汤证为阳郁水结，故宣而泄之则愈。阳郁水结之宣泄，如天之降雨，在人则为汗，若汗之不透则邪气残留，故服后以大汗为宜。

此方在《伤寒论》中名麻黄汤，较本方少用甘草半两，杏仁用量为七十枚，主治太阳表实证及太阳阳明合病，其服药后反应，有要求"汗出宜彻"（第48条）及"微似汗"两类，宜参阅。

【原文】

大青龙汤。治天行病，表不解，发热干呕，喘咳不已者。

麻黄　细辛　芍药　甘草炙　桂枝各三两　五味子半升
半夏半升　干姜三两

上方八味，以水一斗，先煮麻黄，掠去沫。内诸药，煮取三升，去滓，温服一升。一方无干姜，作七味，当从。

【讲疏】

本条为大青龙汤之主治病证、方药组成及煎服法。

本条之证和小青龙汤证，均为外感天行病之邪气在表者，都是人体阳气温升之力不足抵御外寒而致，本条大青龙汤证又为平素中阳虚弱之人，水饮不化而结于心下，外感之寒邪在表而未除，其内积之痰饮亦动而应之，寒邪与痰饮同气相合，则气机壅阻，胃气上逆则干呕，肺气上逆喘咳，寒束阳气而不伸则郁而发热。本条主治虽冒头无二旦汤之"凡病"字样，但其内容之痰饮，本系宿疾，故此方亦可通治内伤、外感诸病。

因本方证较小青龙汤证多中阳虚之病机，其证不但有小青龙汤证之表寒，而又兼有痰饮之里寒证，故去杏仁宣疏通利，而加干姜以温阳化饮为佐臣。细辛提曳痰饮中之寒邪附着，其辛烈之味可助麻黄驱寒邪自表而出，故亦为之佐臣。麻黄、细辛、干姜皆性峻猛，而麻黄、细辛又走散正气，故加五味子之酸敛益气，强阴止咳逆者为之佐监之臣，半夏味辛能开水饮之癖，下气能止呕吐咳逆，故为之佐使。细辛、麻黄均偏走气而走血之力逊，故加芍药除血痹，且可助五味子之敛降，故为方中佐监臣之佐使。甘草与姜同用可复阳，与芍药、五味同用则复阴，可调和诸药以益中土，故亦为方中之佐使。本方为内外兼治之方，药不专于表，故治表之药桂枝，亦由佐臣之位迁降为之佐使。

本方之组织结构如下：

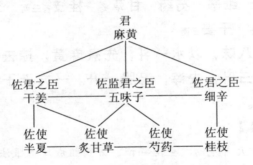

图 24　大青龙汤的组织结构图

此大青龙汤在《伤寒论》中名小青龙汤，主治与此方略同，在《金匮要略》中用于痰饮水气等证。论之者多以为此方系治肺之方，本条却以肝木论之，似是相去甚远。其实主肺、主肝之说，本为一理，从肝说者，立足于五脏正气之盛衰立论，以青龙汤证为春木升发之正气不足；从肺而言者，以邪之所在处而论，乃以青龙汤驱邪外出。肝木肺金，原本一家，金木交互，互相易位，乃生理病理所系，欲知其详，请参阅拙著

《伤寒论阴阳图说》第一章·三节·一，恕不烦述。

【原文】

小白虎汤。治天行热病，大汗出不止，口舌干燥，饮水数升不已，脉洪大者方。

石膏_{如鸡子大，打}　知母_{六两}　甘草_{炙，二两}　粳米_{六合}

上四味，先以水一斗，煮粳米，熟去米。内诸药，煮取六升，温服二升，日三服。

【讲疏】

本条为小白虎汤的主治病证、方药组成及其煎服法。

白虎为二十八宿星中奎、娄、胃、昴、毕、觜、参七宿，以此七宿合看其形象像虎而得名；春分之日黄昏，此七宿位于正西，而西方在季节应于秋，其色曰白，故名曰白虎。白虎乃四象之一，象秋气之凉降肃杀，西方地势高亢，水得凉凝收于下而为燥。秋之气上承接于长夏湿热之气，若秋之气不足则为湿热当去不去，收降凉燥之气当至不至。暑热不得肃降则为大热，湿气不得凉凝则蒸腾于外而大汗不止，水液不能内收则口舌干燥，大渴引饮，脉道因热盛而血流沸腾汹涌，故脉洪大有力。

小白虎汤中以石膏之甘寒质重性收而不涩者为君，以助人体收降凉凝之气，热气得以收降则如釜底抽薪；知母苦寒多汁，"主消渴热中"，能增液益阴而止其湿热之沸腾，此如增液以止沸，为方中之佐臣；粳米为肺之谷，种于水而茂于暑，暑天每株可消水数升，性能就大热中吸水以自救，立秋之后又必在干燥土壤中，处暑之后再复溉以水始渐从秀而实。其化育于金秋，故能于大热中显其生机，吸水液以救其燥渴，为方中之佐臣；炙甘草甘平为土中之火药，可泻湿土中之热从小便而

225

注

疏

出，知母得之则甘苦调肾以致津液，粳米得之则益胃和中，为方中之佐使。

此方之煎药法用水一斗，煮取六升，较之他方用水之量大而取药浓度低，与大阴旦汤煎服法相反，之所以如此，当在于石膏之水溶率较低，水少则煎出石膏之有效成分少，必多用水才能多溶于水，近代河北名医张锡纯善用石膏，其方用石膏者，每言煎汤一大碗，频频服之，乃真知石膏煎法者。

本条小白虎汤即《伤寒论》之白虎汤，主治阳明经证。大热、大汗、大渴、脉洪大者，在《伤寒论》中被列为白虎加人参汤证，加参则有益气养阴之意，又用于暑热之证。然其要旨仍不失收降清肃。阳明足经之腑为胃，手经之腑为大肠，大肠与肺金相为表里，足阳明又称燥金之经，二书之原理，可互融通。

【原文】

大白虎汤。治天行热病，心中烦热，时自汗出，口舌干燥，渴欲饮水，时呷嗽[1]不已，久久不解方。

石膏如鸡子大，打　　麦门冬半升　　甘草炙，二两　　粳米六合

半夏半升　　竹叶三大把　　生姜二两，切

上方七味，以水一斗二升，先煮粳米，米熟去米。内诸药，至六升，去滓，温服二升，日三服。

【校注】

[1] 呷嗽：咳嗽而气急，呀呷有声之状。

【讲疏】

本方为大白虎汤之主治病证、方药组成及煎服法。

本方主证较小白虎汤证热燥之势虽减，但仍有余热未清，残湿未除，故仍有烦热而汗出，因其病程日久阴津缺乏，此舌

干欲饮，呷嗽不已乃火极水枯之燥，故去知母之苦寒，而加入麦门冬，以引胃中阴津上达，泽润口舌之燥为佐臣，竹叶轻清解散在上湿热之余邪为之佐使，然而病程日久，湿热结为痰涎，阻于肺之气道，故而痰气相搏，咳喘气急，呀呷有声，故又用半夏，以下气去痰为监君之臣；生姜散饮降逆者为之佐使。

此条虽冒头亦未言"凡病"，但其证为迁延日久之外感病，已有内脏津液正气的损伤，虽仍有余邪未清，但其主证已属内伤病范畴，故此方乃以内伤为主，兼清外感余邪之方。

在《伤寒论》中，此方名之曰竹叶石膏汤，该方以人参代本方中之生姜，又增加麦门冬之用量，其主治为伤寒解后，虚羸少气、气逆欲吐者，服此大白虎汤后外感余热已清，仍有烦热口干等津液未复证，用之最宜，可为大白虎汤之善后剂。

大白虎汤的组织结构如下：

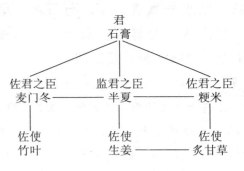

图 25　大白虎汤的组织结构图

青龙、白虎汤大小四方，均治外感天行病，其小汤所治为外感实证，大汤则为外感内伤兼治之方，小方汤证病程较短，大方汤证多为病情较重或日久不愈者；小方汤证均用四味药，乃一君三臣之制，大方汤证则均用七味，（大青龙汤应从"一方无干姜，作七味"之说）乃一君三臣三佐之制。

此四首方剂中，大小青龙汤为助春温升宣发之剂，所宣发者乃冬寒水之气，所温升者乃阳热之气；大小白虎汤为助秋凉收降之剂，所收降者乃暑天湿热之气，所扶助者乃秋凉燥之气。青龙汤之性腾越，曲曲而动，归属阳旦系统；白虎汤之性威悍镇敛，归属阴旦系统。二者为一对阴阳，而主外感实证之始终历程。如《内经》所言："金木者，阴阳之道路也，生成之始终也。"

【原文】

小朱鸟汤。治天行热病，心气不足，内生烦热，坐卧不安，时时下利纯血如鸡鸭肝者方。

鸡子黄二枚　阿胶三锭　黄连四两　黄芩　芍药各二两

上五味，以水先煮连、芩、芍三物，取三升，去滓。内胶，更上火，令烊尽。取下，待稍冷，下鸡子黄，搅令相得。温服七合，日三服。

【讲疏】

本条为小朱鸟汤之主治病症、方药组成及煎服法。

朱鸟为二十八宿星中井、鬼、柳、张、星、翼、轸七宿，此七宿组合成形，颇似鸟，春分日黄昏，此七宿位于正南方向，南方属火，火色赤，故名曰朱鸟。朱鸟象征夏之气，夏之气炎热，其气淫盛则为火邪。火邪内扰，耗伤心真阴之气，则内生烦热，心神因阴气不足而不能守其舍而坐卧不安，心兼属土火而火邪兼及胃肠，则中土受其邪扰而水谷之消磨健运失常，故有时大便稀薄；火之性燥烈急迫，血因之而动，溢出络外则为出血；因火能炼金，金畏火刑，阳明手足经脉之气本燥，更不任火燥之气，故血易动而外出，其腑胃与大肠出血则必由大便而出，血由火邪扰动而出，但不一定即时排下，时间稍久，则被火邪熏灼炼凝为瘀，而呈紫黑色如鸡鸭肝。

心之真阴不足，应以能滋育真阴之药为君。若欲滋育真阴则非一般草木之品力所能及，需用血肉有情之品。《内经》中之五畜中，唯鸡有鸟形，在《素问·脏气法时论》和《灵枢·五味》中，鸡均列为肾畜，肾属水藏精，其畜当具其气化特点。卵为化育之物，其黄在白包绕之中，白为阳气之精，黄有恋阳使之不浮不越之能，其形圆，为鸡脏腑之胚胎，尤具化育之基，滋益阴精之功。恋阳可引心火下潜，益精可使阴水上承以济心火，心火得以下潜且得肾阴接济，则神气安宁而烦躁除，且性收益心气，固涩助脾土之坚闭水湿而止泻，故以此为方中之君药。黄连味苦，色黄赤，苦为水之用味，火之体味，色赤属火，色黄属土，颇得火土一体之性。水之用在灭火，火之体气热，故黄连清热邪而不损心气；土主脾胃而藏营，小肠为心之腑，色黄赤则可清营血而厚肠胃，能止泻利便血，故为方中之佐臣。阿胶为黑驴之皮用山东东阿井水熬制而成，阿井之水质沉重可下达归肾，黑色之驴皮，可滋肾之阴血，且皮本属肺，肺为水之上源，其气清肃而质洁，故阿胶补阴血以溚血之源，洁水之流，则可监制鸡子黄之腻、黄连之燥，故为方中之监臣。黄芩、白芍二者，一可清气分之热结，一开血分之热结，清热除瘀者宜为方中之佐使。诸药同用有滋阴生血、清热除烦、润燥止血的功效。

方中阿胶、鸡子黄为血肉有情之品，诸本草谓之味甘，与芩连两苦同用可调肾之体用，肾气化增强，则水液上承以济心火，则热可除，燥得润，芍药得此两甘味之药则益阴血之力增，得芩、连两苦药，则有利于除烦。

此方乃《伤寒论》中之黄连阿胶鸡子黄汤。该方在《伤寒

注

疏

论》中，主治少阴中风，风邪从火热化，热扰神明，有"心中烦，不得卧"，或少阴移热膀胱，见有"一身手足尽热"，血被热迫而下的"便血"证。

【原文】

大朱鸟汤。治天行热病，重下[1]，恶毒痢，痢下纯血，日数十行，弱瘦如柴，心中不安，腹中绞急，痛如刀刺方。

鸡子黄二枚　阿胶三锭　黄连四两　黄芩　芍药各二两人参二两　干姜二两

上药七味，以水一斗，先煮连、参、姜等五味，得四升讫，内醇苦酒一升，再煮至四升讫，去滓。内胶于内，更上火，令烊。取下，待小冷，内鸡子黄，搅令相得即成。每服一升，日三夜一服。

【校注】

[1] 重下：反复使用泻下法治疗。

【讲疏】

本条为大朱鸟汤的主治病症、方药组成及煎服方法。

大朱鸟汤证，系外感天行病中，有发热症状，其热本系在表之热，但误作里热，而用寒凉泻下法，其热不退，误为下之不足，而再次使用，乃一误再误之证。下法伤其中气，在表之邪热随中气之虚而内陷，蕴结日久，化为毒热，损伤肠中脂膜血络，而大便纯血。因清泻下药，性多寒凉而易致虚寒，虚寒与内陷之邪热格拒互争，则肠之蠕动加快以排便，故每日大便可达数十次，腹中绞急作痛如刀刺。病程日久，营血不足，中土消乏，肌肉失养而枯瘦如柴；失血过多，心神失养则心中不能安宁。

此条虽冒头未明言"凡病"，但其系几经误下伤正之证，不但有热邪内陷，亦有中焦虚寒，故此当为兼有内伤之证。其症状较小朱鸟汤证重而深。小朱鸟汤证因内生烦热而坐卧不安，此证虚损加重而见心中不安，乃为由虚烦转为怔忡；小汤证之下血为"时下"，间隔时间较长，此证则"日数十行"，次数骤增，而且伴有腹中绞痛如刀刺，其痛苦亦大，因痛程日久，并见身体虚弱，枯瘦如柴，已有严重的虚象。

　　大朱鸟汤证较小汤证病邪趋里而中土虚寒，故加人参扶中土之气为之佐臣，加干姜之温中复阳为之佐使；干姜与黄连同用，燮理阴阳，可止腹痛于顷刻之间，人参与黄连同用，可益气阴清内热，止烦安神。

　　大朱鸟汤之组织结构如下：

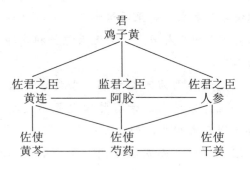

图 26　大朱鸟汤的组织结构图

【原文】

　　小玄武汤。治天行病，肾气不足，内生虚寒，小便不利，腹中痛，四肢冷者方。

　　茯苓三两　　**芍药**三两　　**术**二两　　**干姜**三两　　**附子**一枚，炮去皮

　　上五味，以水八升，煮取三升，去滓，温服七合，

日三服。

【讲疏】

该条为小玄武汤的主治病证、方药组成及煎服法。

玄武为二十八宿星中斗、牛、女、虚、危、室、壁七宿，此七宿合看像龟之形。

龟为水中动物，其甲色黑，故称之玄，龟壳坚硬，如武士所披之甲，故名玄武。玄武为四象之一，春分日黄昏在正北方位，正合北方冬寒之水象。

据说玄武之说起于西周之前，汉初淮南王刘安作《淮南子》，其《天文训》中说："北方水也，其帝颛顼……其兽玄武"，玄武自此明确了与北方的关系；至太史公作《天官书》谓"北宫玄武"，玄武作为北宫七宿的总称由此确定。西汉中叶之前，以灵龟为其象征，至西汉末年，又以龟蛇相交为其象征，至北宋真宗大中祥符五年，为避天尊圣祖玄郎（神名）之讳，改称为真武。

冬寒水之气过盛则为寒淫之邪，平素寒水之气过盛则肾之阳气不足而呈虚寒之象。素有肾阳之气不足之人，复感受寒水之淫邪，则两寒相并，如雪上加霜。肾阳之气不能温煦，则下焦之水湿不得化气而寒沍于内，发为小便不利；下焦水湿阻遏阳气不能敷布，则原本虚衰之肾中阳气更不得煦土以温四末，可见四肢凉而不温；阴寒之气结于内，气机不通故而腹部作痛。

方中附子色黑质重，下达入肾，性大热可温补肾中阳气之不足，为方中之君。茯苓淡渗利水，除肾水之壅结，水去则阳畅，所谓"通阳之法不在温而在利小便也"，故为附子之佐臣。肾气虚微不能煦土，则中焦之气不足而水湿不化，生姜能温脾土散水湿，亦为方中之佐臣。复以白术之苦燥崇土制水，以助肾行水之用，及芍药破阴结，止腹痛者为方中之佐使。总之，此方以温中下焦之阳，渗利下焦之水湿为目的，阳复水去，诸证自愈。

《伤寒论》中之真武汤与此方方药同，其主治尚有发热、心下悸、头眩、身瞤动，振振欲擗地等症状，并治四肢沉重疼痛，自下利，但此两证却与下大玄武汤证之大便鸭溏，腰背沉重雷同，可以互参使用。

【原文】

大玄武汤。治肾气虚疲，少腹冷，腰背沈重，四肢清[1]，小便不利，大便鸭溏。

茯苓三两　术二两　附子一枚,炮　芍药二两　干姜二两　人参二两　甘草二两,炙

上七味，以水一斗，煮取四升，温服一升，日三夜一服。

【校注】

[1] 四肢清：四肢清冷的意思。

【讲疏】

本条为大玄武汤之主治病症、方药组成及煎服法。

本方证是由小玄武汤证之肾气"不足"发展加重至"虚惫"而致。此证肾阳虚弱，其症状由"四肢冷"加重至"清冷"；不但有小便不利，而且出现了"大便鸭溏，日十余行"脾土虚寒的症状；小汤证中有腹中痛，此条虽未言腹痛，但言"少腹冷"，其腹痛证必然仍有存在，不言腹痛是省略文。肾与膀胱相表里，膀胱之经脉循腰背上行，膀胱经脉因寒而运行滞涩，则可见腰背沉重。

注
疏

　　大玄武汤由小玄武汤去生姜加干姜，再加人参、炙甘草而成。小汤中用生姜意在散水湿，此方用干姜意在复脾阳；病涉中土之虚故加参草两甘以助脾用，即以充肾体；参草与姜附同用则脾肾之阳皆可恢复，而内外之寒皆去而不返。故姜、参可为方中之佐臣，炙甘草可为之佐使。

　　此证虽未言治外感内伤，但其证尽管由外感而来，发展至肾阳疲惫阶段，外感之邪亦多寒化，其治疗应以内复阳气为主，故亦可谓之内伤病。

　　大玄武汤之组织结构应如图：

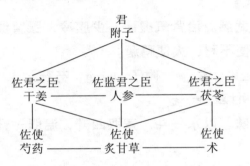

图 27　大玄武汤的组织结构图

　　朱鸟、玄武大小四方，均为治外感天行病之正气不足者。或因禀赋素弱，或因误治，或因病程日久。其淫邪之特征，以心、肾两脏之气淫盛为特点，心为火邪而阴虚，肾为寒邪而阳衰，其小方证均较大方证病势轻，病位浅，所涉范围小，其用药则小汤均用五味，大方则系在小方中加两味而成。

　　朱鸟、玄武，均为助本脏正气所伤以祛邪，即扶正祛邪法，如心之气为火热，热伤阴生燥，故朱鸟汤以滋阴为主兼清热邪；肾之气为寒水，寒水易伤阳，故玄武汤以温阳为主兼渗水邪。此心肾两脏之病，以寒热为辨，外感病中，寒热二证乃水火二脏正气状态之反映；辨阴寒和阳热症状，在五脏辨证中应着手于心肾。如《内经》所言："水火者，阴阳之征兆也"，其用如此。

【原文】

弘景曰：阳旦者[1]，升阳之方，以黄芪为主；阴旦者，扶阴之方，以柴胡为主；青龙者，宣发之方，以麻黄为主；白虎者，收重之方，石膏为主；朱鸟者，清滋之方，以鸡子黄为主；玄武者，温渗之方，附子为主。此六方者，为六合[2]之正精，升降阴阳，交互金木，既济水火，乃神明之剂也。张玑撰《伤寒论》，避道家之称，故其方皆非正名，但以药名之，亦推主之义也[3]。

【校注】

[1] 弘景曰阳旦者：王雪苔先生著《〈辅行诀脏腑用药法要〉校注考证》159 页，以上六字残损难辨，据衣抄本补完。

[2] 六合：上下加东西南北谓之六合。

[3] 推主之义也：衣抄本作"推主为识耳"，当从。

【讲疏】

本条系陶弘景为六神方剂的主药和功用所作的总结。并指出了《伤寒论》中方剂与此方同而名不同的原因。

关于此六神方之主药，讲疏各方之组织结构时均已详述，兹不重复。

基于天人合一思想，陶氏把此六方对应于上、下、南、北、东、西之六合，认为此六方的组成，符合自然界运动变化的规律，可以对应天地四时之气化，用来调整五脏气化的失常，从而达到治疗疾病的目的。

二旦证之病机在于阴阳的升降失常，阳气不升，阴气不降则上下不能交通而痞塞。阳旦证如春季温升阳气之力不足，而冬寒收藏之阴气不降，气机痞塞于阳土胃，故见干呕等证，治则宣、温、升阳气，阳气升发则阴气自降而痞除。阴旦证如秋之凉降之气不足而暑夏之溽热不收，气机痞塞于阴土脾，故证见身热下利，治则宜扶阴气之凉降内收，则阳热去而痞塞开。

阴阳二旦为中土脾胃之剂，脾胃为一身气机升降之枢，可调节各脏寒热燥湿之气，可使在下之阳上升，在上之阴下降，故陶氏云可升降阴阳。

青龙白虎二证之病机在于气机的宣发与收降失调，宣发收降失调则内外出入失常，宣发乃春木之气，收敛乃秋金之气，故出入失常谓之金木相离。

青龙证为春木宣发之令不行，而金秋收敛之气亢盛，收之气亢则阳气不宣，敛气亢则水不蒸腾，故青龙证务必使内郁之阳气与水饮外越，使其汗出而解；白虎证为秋金收降之气不足而春木宣发之势有余，因而大热、大汗，故治疗又应助其收降水火，而汗止热清。此即陶氏所说"交互金木"。

朱鸟、玄武二证之病机在于清滋之气与温渗之气不能协调，真阴可以清滋，而上达心火之中，火中之水方可谓之真阴；真阳之气可温以化水，而藏于肾水之中，水中之火方可谓之真火，真火即真阳之气，此清滋与温渗失调则为水火不济。

朱鸟汤证为肾中真阴不能上承于心以济心火，因而失于清滋，热不得清则烦，燥不得润则血动而出，故朱鸟汤之功在于清滋；玄武汤证为真火不能下潜以温肾水，肾水不得其温则寒而不化，不易排出而见小便不利，寒涅于内，遏虚疲之阳，容易出现腹痛和四末清冷症状，故玄武汤所用为温渗之药，这是陶氏所说的此二方可以既济水火。

综上所述，此六神方实际上是法于天地四时之气而组织的方剂，其功用能调整脏腑气化之余缺，同时此六方亦是三对阴阳之方剂，可以平衡阴阳，以达到治疗目的。故此，陶氏称此六方"乃六合之正精"，"乃神明之剂也"。

关于陶氏所论，《伤寒论》与此六神方方名异同之原委，仲景虽有"避道家之称"的问题，但是也有其实际需要的问题。所谓实际需要，是指《伤寒论》乃是三阴三阳体系，与此五行体用辨证体系有所不同，因此决定了方名的不一。笔者在《伤寒论阴阳图说》中有专篇论述，恕不赘言。

治外感天行六神大小十二方，共用药 28（小阳旦汤中热稀饭不计在内）种。其中小汤共用 18 种，小阴旦汤用 6 种，青龙、白虎各用 4 种，余方皆用 5 种。大汤共用药 25 种，朱鸟、二旦各用 8 种，余方皆用 7 种。此十二方中，黄芪、柴胡、麻黄、鸡子黄、阿胶、杏仁、知母，计七种药物，为前诸补泻方中未用者，除此七种外，半夏、粳米、白截浆、苦酒计四种药物，皆为前五味五行互含 25 种药表中未列入。

六神方所用 28 种药中，辛味药有桂枝、细辛、姜、附子、半夏、麻黄（《本经》谓味苦，据功用列此）计 6 种；甘味药有黄芪、人参、甘草、茯苓、大枣、麦门冬、阿胶、鸡子黄、粳米、饴糖计 10 种；酸味药有石膏（《本经》谓味辛，《别录》谓味甘，今据气化功用列此）、五味子、芍药、白截浆、苦酒计 5 种；苦味药有柴胡、黄芩、黄连、白术、竹叶、杏仁、知母计 7 种。

关于六神方用药种数参差不一，所用药物多甘避咸的原因，以及按味取药的根据和规律问题，由于笔者水平所限，尚不能圆满解答，谨将六神大小汤方用药情况列表如下：

表 11　六神大小汤方用药味属情况一览表

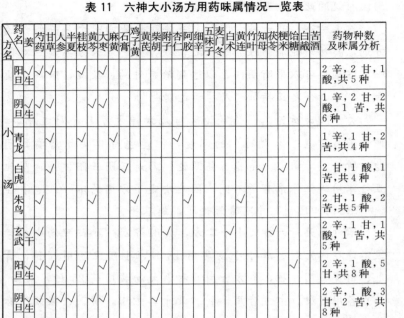

方名		姜	芍药	甘草	人参	半夏	桂枝	黄芩	大枣	麻黄	石膏	鸡子黄	黄芪	柴胡	附子	杏仁	阿胶	细辛	五味子	麦门冬	白术	黄连	竹叶	知母	茯苓	粳米	饴糖	白蔹	苦酒	药物种数及味属分析
小汤	阳旦	生√	√	√			√		√																					2辛,2甘,1酸,共5种
	阴旦	生√	√	√				√	√																				√	1辛,2甘,2酸,1苦,共6种
	青龙			√			√			√						√														1辛,1甘,2苦,共4种
	白虎			√							√													√		√				2甘,1酸,1苦,共4种
	朱鸟		√					√				√					√					√								2甘,1酸,2苦,共5种
	玄武	干√	√												√						√				√					2辛,1甘,1酸,1苦,共5种
大汤	阳旦	生√	√	√	√		√		√				√														√			2辛,1酸,5甘,共8种
	阴旦	生√	√	√	√	√		√	√					√																2辛,1酸,3甘,2苦,共8种
	青龙	干√	√	√		√	√			√								√	√											4辛,2酸,1苦,共7种
	白虎	生√	√	√							√									√				√		√				2酸,3甘,1苦,共7种
	朱鸟	干√	√	√								√					√			√		√							√	1辛,4甘,2酸,1苦,共8种
	玄武	干√	√	√	√										√						√				√					2辛,3甘,1酸,1苦,共7种

注：表中"√"号，指同列表头所示药名，"生"、"干"分别指"生姜"、"干姜"。

【原文】

陶隐居云：治中恶卒死者，皆脏气被壅，致令内外隔绝所致也。仙人有开五窍救卒死之法五首，录如下。

【校注】

[1] 中恶：古人所谓邪恶鬼祟而致病者。

【讲疏】

本条系陶弘景为救卒死开窍五方所作的小序。

中恶卒死诸证，都是脏腑之气被突然发生的原因阻塞其中，致使气机闭塞，不能出入而与外界隔绝，需要的空气、食物、水饮等不能纳入，需要排泄的废气、二便等不能排出，新陈代谢停止而死亡。正如《内经》所云："出入废则神机化灭，升降息则气立孤危"，但是此处所说的"死"，必然不是真正的死亡，古人的死亡标准并非如现代的死亡标准。见到昏迷不省人事，或呼吸停止就认为是已死，这是当时医疗条件所形成的概念，即使近代，偏僻地区仍有不少病人"死"而复生的说法，甚至有"死"后数小时或数十小时又"复活"的病人，当然这些病人的"死"，肯定都不是"脑死亡"的死，甚至连临床死亡的标准也达不到，不过，所谓之卒死，必然是急证，可包括现代的晕厥、昏迷、休克等。

此五方出自神仙家，神仙家为战国时诸子百家之一，倡导于齐·邹衍，发展于西汉，即术士、方士之类，以行施巫术、符咒为主要手段，也用药物治疗疾病，为东汉建立的道教之前身。他们多活动在民间，在心理、精神治疗方面起到了重大作用，同时也积累了不少药物治疗经验，对祖国医学的发展和内容的充实，起到了积极的作用。神仙家的倡导人邹衍是一位精通阴阳五行的哲学家，他倡导阴阳五行合流，对中医学的发展和提高起到了一定的积极作用。

该开窍五方，启喉（咽）方与吹鼻方，均见于著名道士葛洪的《肘后方》，且其熨耳方所治（梦魇）为心神之疾，当与具有神仙家思想的《素问·金匮真言》（后熨耳方条下将详述）

"心开窍于耳"说有关，陶氏又明言"神仙有"三字，其方出自神仙术士是可信的。但是我们尚不能就此而确认此五方非《汤液经法》之原文，因为这五方不一定是神仙方士所独有，如其中启喉（咽）方，张仲景书中亦用之，而仲景却非神仙方士之流。所谓经方、神仙方都是当时的医疗技术，它们应当是据其学术渊源，或持有者不同人为划分的，而且可以相互吸取和改进。

西汉末刘向、刘歆父子作《七略》，其《方技略》把医药分为四种，即医经、经方、房中、神仙。东汉初班固的《汉书》据《七略》作《艺文志》，其中记有《汤液经法》，因其与《神农本草经》学术一脉相承，而被列为经方十一家之一。它应该与《黄帝内经》虽被列为医经家，但道家（神仙方士）思想却占很大比重，又与经方家（如《汤液经法》）息息相关一样，可以具有神仙方士学术内容。

至于本条所言"仙人有"三字，笔者认为陶氏在选录《汤液经法》方剂时，认为此五方出自神仙术士，且他本人与道家特有钟爱的感情所致。

【原文】

点眼以通肝气。治跌仆，挫闪，气血着滞不行，作痛一处，不可欠呻、动转方。

矾石烧赤，取凉，研为细粉。每以少许，醋蘸，点眼内眦，痛在左则点右眦，在右则点左眦，当大痒，螫泪出则愈。

【讲疏】

本条为点眼开肝窍方的主治证、方药、使用方法及用后反应。

肝开窍于目，其经脉联目系，肝藏血，其液泪。因跌扑损伤或闪腰岔气，其气血瘀滞，血因出络而不能归藏于肝，变为浊污之血，气聚集某一部位，使脉络塞而不通，发为疼痛。故用矾石之味酸能劫液之聚，澄液之污浊者，配醋之宣畅气机，活血化瘀，从眼窍入之，使所劫之液自肝窍而出，其所郁之气可随之而散，血之结聚亦随之开而痛止。

本方并见于《肘后百一方》，方药主治与此略同。本方流传至今，仍有用此治疗闪腰岔气痛不可忍者，其疗效确实，可收一笑之功。

【原文】

吹鼻以通肺气。治诸凡卒死，息闭者，皆可用此法活之。

皂角刮去皮弦，用净肉，火上炙焦，如指大一枚，次加细辛等量之，共为极细粉。每以苇管吹鼻中少许，得嚏则愈。[1]

【校注】

[1] 炙焦、指大、次加细辛等量之、则愈：诸字句在衣抄本中分别为"炙燥"、"杏核大"、"细辛根等分"、"得嚏则活也"，均当从。

【讲疏】

本条为吹鼻通肺气方的主治病症、方药及使用方法。

肺司呼吸，主一身之气，肺开窍于鼻，肺气闭塞不通，或为胶固之痰堵塞，或为异物入于鼻道，或因病卒然呼吸暂停，皆可用此方治疗。

注
疏

方中皂角味咸辛，可开顽固凝结之痰，其味气可刺激鼻黏膜而引起喷嚏，借喷嚏鼻气外出冲击之力，可将因用皂角而变稀薄之痰、涕迅速排出，因喷嚏之力巨，即使坚硬之异物也可因喷嚏之冲击外移而出。细辛味辛可通肺窍，祛风寒而止涕泪，以减少鼻内之水液，可助皂角开窍通气之力，肺窍开则呼吸通利；而"死"者"复活"。

此方取喷嚏之力甚巨，对年老体弱，虚阳上亢，或宿有肺疾者应慎用。因喷嚏可使人之气血并走于上，阴虚阳亢者用之易导致中风，素有肺疾者，肺气虚弱，易因气过宣通而振荡损伤，甚或气脱，如现代所谓之自发性气胸。

此乃取喷法，用后有喷者可治，无喷即死。

【原文】

著舌□可通[1]心气。治急心痛，手足逆冷者，顷刻可杀人。看其人指爪青者是。

硝石五钱匕　雄黄一钱匕

上二味，共为细末。启病者舌，著散一匕于舌下。若有涎出，令病者（随涎咽下必愈[2]）。

【校注】

[1] □可通：据文义当改为"以通"。

[2] 随涎咽下必愈：王雪苔先生著《〈辅行诀脏腑用药法要〉校注考证》160页影印件未见此六字，据衣抄本补。

【讲疏】

本条为着舌以通心气方的主治病症、方药及使用方法和急心痛的诊断要点。

心主血脉，为君主之官，本不受邪，由包络代其受邪。若邪气中于心，血脉运行受阻而滞涩，发为急心痛，心开窍于舌，心血运行受阻而舌下脉络瘀而不行，唇舌因气血瘀滞而发青紫色；气血瘀结，则易为痰浊，痰浊蔽阳，而阳气不达四末。心为火脏，以寒为邪，寒邪入内，阳气遏阻则手足指甲变为青（灰褐）色而且发凉。

本条揭示急心痛的诊断要点。（1）病名本身就指出了病之部位在心，其痛苦以痛为主。心指胸部和脘部，并说明了其病势紧急；（2）手足发凉；（3）病情发展快。"顷刻杀人"，不但发病急而且发展也急；（4）唇舌指甲发青色。

此证之病机以寒邪入内，痰血瘀滞为主，故用药应以咸药开其痰血之结，温通之药以开其寒痹。方中硝石味辛苦微咸，而气大温，其性上行，故能破积散结，祛痰消瘀，推陈至新。陶氏在金石与草木药对应表中对应于旋覆花，旋覆为治胸痹之主要药物之一，故用硝石。雄黄在《别录》中谓其能治"中恶腹痛"，《本经》谓"杀精物恶鬼邪气，百虫"，《本草经疏证》谓其"辛能散结滞，温能通行气血"，陶氏在金石药与草木药对应表中，对应于干姜，干姜乃复阳除血瘀之品，故可用于治疗急心痛。

本条方证，颇似现代医学中之冠心病，其治疗所用之药物及用药途径，与治疗心绞痛之常用药物硝酸甘油雷同。足可证明古人用此方治疗急心痛必有其实践基础。

《中医药杂志》2001年第三期153页，载有甘肃中医学院附属医院心肾科刘新等《敦煌医方——硝石雄黄散贴敷至阳穴防治冠心病、心绞痛61例临床研究》一文，介绍火硝、雄黄、冰片（用量为5∶1∶1）加入基脂黄腊香油制成膏状，每用10克，贴敷患者至阳穴（第七胸椎棘突下），用胶布固定，间隔24小时换药一次，十天为一疗程。与对照组（用常规量的硝酸甘油贴剂贴敷至阳穴）相比，差异显著（$P<0.01$），治疗组有效率82%，显效率31.2%，对照组总有效率46.6%，显效率23.2%。认为该方具活血化瘀止痛行气通结之效，可改善心电图 ST 段改变，降低血脂，使胆固醇、甘油三酯和低密度脂蛋白降低，高密度脂蛋白升高，能扩张血管，增加冠状动脉血流量，减少心肌耗氧量，降低血脂，改善血液循环，营养心肌增加心功能，临床运用对肝肾及造血系统未见不良影响。

【原文】

启喉以通脾气。治过食难化之物，或异品有毒，宿积不消，毒势攻注，心腹痛如刀搅。

赤小豆　瓜蒂_{各等分}，共为散。每用咸豉半升，以水二升，煮豉，取一升，去滓。内散一匕，顿服，少顷当大吐则差。

【讲疏】

本条系启喉以通肺气方的主治病症、制作及服用法。

本条之"启喉以通肺气"，当为"启咽以通胃气"其理由：

1. 此开五窍之方所开之窍，乃五脏对应之官窍，前已有吹鼻以通肺气之方，如此条仍列为通肺气，则通肺气者重复而通脾胃者缺如。

2. 本条主证为伤食诸因所致的心腹痛，心可指胸前或胃脘腹部，而肺之所辖部位可指胸但不可指腹，言通肺气，与病因及症状不符。

3. 《素问·金匮真言论》云："脾"开窍于口，"肺"开窍于鼻，《素问·阴阳应象大论》亦云："脾主口"而"肺主鼻"，喉虽在口，但属肺系，与气管相连，咽亦在口，与食管相连，属胃系。

4.《灵枢·经脉篇》云："脾足太阴之脉起于足大趾之端……络胃……挟咽……是动则病……食不下，烦心，心下急痛"；"胃足阳明之脉，起于鼻之交頞中……其支者，从大迎前下人迎，循喉咙……属胃络脾……"，而肺手太阴之脉，与大肠手阳明之脉之循行均与喉、咽无关。

鉴于以上四条理由，此条应为"启咽以通脾气"为妥。咽与喉为邻近部位，"启齿入口中"，药物难免遍及喉、咽，且足阳明胃经脉之支者亦"循喉咙"，故咽喉并称亦为常情，但脾肺混称则万万不可。

本条病症由饮食不当，宿积不消，壅阻于中，化生水火之毒，致气上攻冲于胃，胃气不降，壅滞而痛，故取宣通味苦之瓜蒂治之，与味甘酸（《别录》）之赤小豆同用成其酸苦涌泄之制，豆豉为豆郁蒸腐化而成，性轻扬宣发，可解其壅滞，制以能除"肠胃结热（《别录》）"、"令人吐（《本经》）"之盐，则可有催吐之功。且瓜蒂属火，"为土防水之阀"，"能吸吮寒气，热气，湿气"；赤小豆能"吸火精，防水溢"，且豆豉能"逐水气"，"宣导阴浊逗留"（以上引文，俱见《本草经疏证》），则由饮食积聚所化之毒顺势而出。

《肘后百一方卷四》"治胸中多痰，头痛不欲饮食，及饮酒则痹阻痰方，用瓜蒂一两，赤小豆四两，捣末，温汤三合和服便安。欲撩之，不吐，更服之"。又方"先作一升汤，投水一升，名为生熟汤，及食三合盐，以此汤送之，须臾，欲吐，撩出未尽，更服二合，饮汤二升，后亦可更服汤不复也"。

《肘后卷一》治卒腹痛，《卷二》治霍乱心腹胀痛，烦满短气，未得吐下方，均有单用盐汤取吐之方，可参考。

《伤寒论》中瓜蒂散与本方药同用异，系用瓜蒂一分，熬黄，赤小豆一分，上两味分别捣筛为散已，合治之，取一钱匕，以香豉一合，用热汤七合，煮作稀糜，去滓，取法合散，温，顿服之，不吐者，少少加，得吐快，乃止，诸亡血家，不可与瓜蒂散。太阳篇166条治"病如桂枝证，头不痛、项不强、寸脉微浮、胸中痞硬，气上冲喉咽，不得息者，此为胸中有寒也，当吐之，宜瓜蒂散"。

《伤寒论》厥阴篇355条，病人手足厥冷，脉乍紧者，邪结在胸中，心下满而烦，饥不能食者，病在胸中，当须吐之，宜瓜蒂散。方药与166条同，但禁忌中又增一"虚家"不可与。

《金匮要略·痉湿暍病脉证治》"治太阳中暍，身热痛重而脉微弱，此以夏月伤冷水，水行皮中所致也"，一物瓜蒂汤主之"其方为"瓜蒂二十个，锉，以水一升，煮至六合，去滓，顿服。同篇又云："湿家病，身疼发热，不黄而喘、头痛、鼻塞而烦，其脉大，自能饮食，腹中和，无病，病在头中寒湿，故鼻塞，纳药鼻中而愈"。所用之药即瓜蒂散。

又《金匮要略·黄疸病脉证并治·附方》云瓜蒂散治黄疸，现民间仍传有此方治黄疸者。吹鼻中治黄疸甚效，用于黄疸型传染性肝炎，已有报道，并谓此方有调整免疫功能的作用。临床使用此方治疗黄疸，可有恶寒、低热、乏力、咽痛等类似感冒症状，停药后一两天即愈。

【原文】

熨耳以通肾气：治梦魇[1]不寤。

烧热汤二升，入戎盐七合，令洋[2]化已，切葱白十五茎内汤内。视汤再沸，即将葱取出，捣如泥，以麻布包之，熨病者二耳，令葱气入耳，病者即寤也。[3]

[1] 梦魇：患者常因惊险怪诞之噩梦而惊叫，或梦中觉有物压住躯体，身体沉重，欲动不能，欲呼不出，挣扎良久始醒。

[2] 洋：据义当为"烊"字之误。

[3] 此条：衣抄本作"灌耳方：救饮水过，小便闭，涓滴不通，烧熟汤一斗，入戎盐一升，葱白十五茎，莫令葱太熟。勺汤指试不太热，即灌耳中，令病侧卧，下侧以一盆着汤，承耳薰之，少时小便通，立愈。"其后并有："上五方，救误急之道，若六畜病者，亦可倍用之。"此两条均当补入。

【讲疏】

本条为熨耳方的主治病症和方药及使用方法。

关于心肾之窍，《内经》说法不一。《素问·金匮真言论》云："南方赤色，入通于心，开窍于耳"；"北方色黑，入通于肾，开窍于二阴"。《素问·阴阳应象大论》云："心主舌"，"在窍为舌"；"肾主耳"，"在窍为耳"。《灵枢·脉度》云："心气通于舌"，"肾气通于耳"。

形成心肾之窍说法不一的原因，是《内经》诸篇非一人一时所作，它汇集了相当长时期中各家学派的资料，各种观点都兼容并蓄。有的学者认为，《素问·金匮真言论》为东汉《纬书》的观点，《阴阳应象大论》为"运气七篇"体系的早期著作。一般认为《灵枢》成书较《素问》要晚。

根据"七篇大论"的内容中有"七曜"之说，并用干支纪年，可以推测出"七篇大论"学术思想出现的上限。我国用干支纪年始于东汉章帝元和二年（公元 85 年），七曜之说，史书记载最早的是成书于东汉燕平三年（公元 174 年左右）的《后汉书·律历志》，由此可以推知，《阴阳应象大论》成篇不会早于公元 174 年，当为东汉末期之作品，或者更晚一些。但是据

《伤寒论·序》中有《阴阳大论》之名，很有可能即《阴阳应象大论》的简称，因此《阴阳应象大论》应为公元174～210年左右之作。即在张仲景时代之前数十年（40年左右），肾开窍于耳，心开窍于舌之说被医学家提出。

《纬》说出现较早，其书编录于西汉初，其学说盛行于东汉，后为汉末道教所利用，故《金匮真言》"心开窍于耳，肾开窍于二阴"的说法当早于《阴阳应象大论》说。之后由于《阴阳应象大论》学术思想的发展，逐渐被肾开窍于耳，心开窍于舌说所代替。

公元479年左右，全元起著《黄帝素问》，其中尚无七篇大论，至公元668年左右杨上善所著的《黄帝内经太素》中，已有了七篇大论前两篇的内容，可以看出在这两部书问世相差的170年左右是运气思想发展有所成就的时期，因此也有利于肾开窍于耳说的传播及被社会认定。陶氏与全元起为同时人，《黄帝素问》问世时，陶氏20岁左右，很容易接受其学说而倡肾主耳之说。

陶氏所录此五方，为神仙家之方。神仙家为道教之前躯，与《纬》之思想有密切联系，因此很容易持"肾开窍于二阴"，"心开窍于耳"之说。观此熨耳方之主治病症，只言"梦魇"，此"梦"即为神、魂之病症，"魇"亦睡梦不醒如鬼扰神之病，实皆"心病"之范畴。陶氏所录此条之正文，很可能"肾"字原文为"心"字。陶氏从肾开窍于耳，主二便说出发，根据用葱灌耳及熏蒸下腹及阴部治疗小便不通的实践有效的经验，又用小字记录下来，作为肾开窍于耳，主二便的说明。

人之睡眠为卫阳入阴之象，小便之通畅为阳气敷布化水之象，若阳气入于阴而不出则梦魇不醒，阳陷阴中则小便闭塞不通，故用药宜通宣阳气，令阳出阴。葱白之性，耐旱而性温宣，虽干燥之甚，只要不至极枯，栽之即活，农家有"旱不死的葱"之说，其阳气之足可见，此所谓之阳气足，乃指其生机之顽强，其如此耐旱，是有离阴水而存活之特性，故用此使阳气出其阴中。盐制之豉，其咸能引药归于阴气阴液停滞之处，即"阴中"，可使阴中之阳借豉之宣发而出，乃葱之良臣，二药共用，则阳气宣发，生机盎然，梦寐醒而小便畅，使耳窍开而病愈。

注
疏

附录一

《辅行诀五脏用药法要》整订稿

凡例

卷首图

序

辨肝脏病证文并方 （论证四条，方八首）

①小泻肝汤；②小泻肝汤散；③大泻肝汤；④大泻肝汤散；⑤小补肝汤；⑥小补肝汤散；⑦大补肝汤；⑧大补肝汤散

辨心脏病证文并方 （论证五条，方四首）

⑨小泻心汤；⑩大泻心汤；⑪小补心汤；⑫大补心汤

又心包病方 （论证一条，方八首）

⑬小泻心（心包）汤；⑭小泻心（心包）汤散；⑮大泻心（心包）汤；⑯大泻心（心包）汤散；⑰小补心（心包）汤；⑱小补心（心包）汤散；⑲大补心（心包）汤；⑳大补心（心包）汤散

辨脾脏病证文并方 （论证四条，方八首）

㉑小泻脾汤；㉒小泻脾汤散；㉓大泻脾汤；㉔大泻脾汤散；㉕小补脾汤；㉖小补脾汤散；㉗大补脾汤；㉘大补脾汤散

辨肺脏病证文并方 （论证四条，方八首）

㉙小泻肺汤；㉚小泻肺汤散；㉛大泻肺汤；㉜大泻肺汤散；㉝小补肺汤；㉞小补肺汤散；㉟大补肺汤；㊱大补肺汤散

辨肾脏病证文并方 （论证四条，方八首）

㊲小泻肾汤；㊳小泻肾汤散；㊴大泻肾汤；㊵大泻肾汤

散；㊶小补肾汤；㊷小补肾汤散；㊸大补肾汤；㊹大补肾汤散

救诸病误治方（论证一首，方二十首）

㊺救误小泻肝汤；㊻救误小泻肝汤散；㊼救误大泻肝汤；㊽救误大泻肝汤散；㊾救误小泻心汤；㊿救误小泻心汤散；(51)救误大泻心汤；(52)救误大泻心汤散；(53)救误小泻脾汤；(54)救误小泻脾汤散；(55)救误大泻脾汤；(56)救误大泻脾汤散；(57)救误小泻肺汤；(58)救误小泻肺汤散；(59)救误大泻肺汤；(60)救误大泻肺汤散；(61)救误小泻肾汤；(62)救误小泻肾汤散；(63)救误大泻肾汤；(64)救误大泻肾汤散

救诸劳损病方（论证二首，方二十首）

(65)小养生补肝汤；(66)小养生补肝汤散；(67)小调神补心汤；(68)小调神补心汤散；(69)小建中补脾汤；(70)小建中补脾汤散；(71)小凝息补肺汤；(72)小凝息补肺汤散；(73)小固元补肾汤；(74)小固元补肾汤散；(75)大养生补肝汤；(76)大养生补肝汤散；(77)大调神补心汤；(78)大调神补心汤散；(79)大建中补脾汤；(80)大建中补脾汤散；(81)大凝息补肺汤；(82)大凝息补肺汤散；(83)大固元补肾汤；(84)大固元补肾汤散

检录伊尹《汤液经法》方（六十一首）

诸药五味五行互含文

心病诸药五行互含文

五味补泻体用图

外感天行病方（论二条，方十二首）

(85)小阳旦汤；(86)小阴旦汤；(87)大阳旦汤；(88)大阴旦汤；(89)小青龙汤；(90)大青龙汤；(91)小白虎汤；(92)大白虎汤；(93)小朱鸟汤；(94)大朱鸟汤；(95)小玄武汤；(96)大玄武汤

治中恶卒死方（论一条，方五首）

⑰点眼以通肝气；⑱着舌以通心气；⑲启咽以通脾气（附启咽方）；⑳吹鼻以通肺气；㉑灌耳以通肾气（附熨耳以通心气）

　　附：拟补心兼属土火金石补泻方四首
　　附：从火论心草木金石小补泻汤散四首

《辅行诀五脏用药法要》整订稿

凡　例

　　一、据考，《辅行诀五脏用药法要》，为敦煌藏经洞卷子本，原署名作者陶弘景，在公元516～536年之间，于茅山为学道弟子辅行所撰。现存已刊或未刊传抄本，及藏经洞卷子本，均已失原作面貌，故予以整订。

　　二、本次整订力求恢复陶氏原作面貌，符合当时文化背景和原作者学术思想特点。行文以中国中医研究院马继兴主编《敦煌古医籍考释》所载为蓝本，参考诸已刊或未刊传抄本整订。方药组成，以理校为主，辅以对校。残缺者，补充之；讹错者，修正之；可疑者，辨定之；不合通例者，律齐之；失序者，调整之；隐潜者，彰明之；衍冗者，删除之。

　　三、原卷首图已佚，据张大昌先生口传拟补。太阳时位为早春初升象，月亮时位为绌日昏象，二十八宿星为殷周春分时位，据王力《古代汉语》附天文图制。三皇原为图，改文字。

四、诸补泻方例之药物组成，悉以笔者据考所拟5.8表（草木/金石药五行互含属性表）为准，以原书各类补泻方规律所需整订之。

陶氏在所检录《汤液经法》方后，所增补的金石补泻方，用墨笔（排版时改用宋体）附于检录方相应方剂之后。

诸补泻方例药物，均按君、佐臣、监臣、佐使之序排订。

五、外感天行二旦四神方，诸本较统一。学识所限，其组方规律尚不明悉，仍从原文。

六、诸小补泻方例用药五行互含规律：小补方以本脏用味之同为君；以用味中之生君者为佐臣；以体味中之受本脏属克制者为监臣（佐、监臣用量与君同）；以化味中与本脏属同者为佐使（用量为君三之一）。

小泻方以本脏体味中与本脏属相同者为君；以本脏体味中生君者为佐臣；以用味中之君生为监臣（佐、监臣之量与君同）。

七、五脏大补泻、救误大泻、救劳损补方，均据各篇后用药法则及用量法则而订。其中救劳损大小方中，菜、果、谷、畜类药的使用，诸传抄本无规律可循，乃据《素问·金匮真言论篇第四》《素问·脏气法时论篇第二十二》《灵枢·五味第五十六》《灵枢·五音五味第六十五》诸篇相关内容，参阅其他文献，以陶氏学理为准则抉择而定，五果药的用量，据五行生成数理而定。

八、补泻心方乃据陶氏心兼属土火而论，所用药物的五行互含名位，有所变通者，是根据不同文献，或其功能、形、色、质的特点，或据其所秉特定的天地四时之气而定。由于该类方剂具兼属土火的特殊性，君臣佐使的用量比例也有所变通。

九、陶氏所检录《汤液》诸方之主治文、方药、煎服或使用法，均以加粗字体表示原为朱笔所书。

十、本凡例系整订全文之据。随研究的进展和深入，或有新的资料依据，将随时修改和完善。

卷 首 图

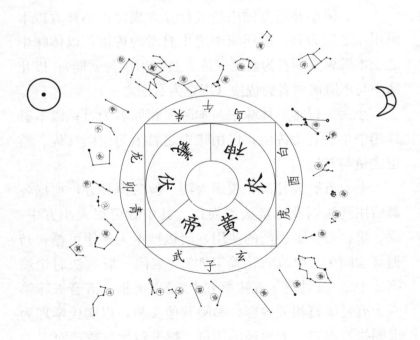

《辅行诀五脏用药法要》整订稿

梁·华阳隐居陶弘景　撰

河北省威县中医院衣之镖　整订

山西省中医药研究院赵怀舟　校字

隐居曰：凡学道辈，欲求永年，先须祛疾。或有夙痼，或患时恙，一依五脏补泻法例，服药数剂，必使脏气平和，乃可进修内视之道。不尔，五精不续，真一难守，不入真景也。服药祛疾，虽系微事，亦初学之要领也。诸凡杂病，服药汗吐下后，邪气虽平，精气被夺，致令五脏虚疲，当即据证服补汤数剂以补之。不然，时日久旷，或变为损证，则生死转侧耳。谨将五脏虚实证候悉列于左，庶几识别无误焉。

辨肝脏病证文并方

肝虚则恐，实则怒。

肝病者，必两胁下痛。痛引少腹，令人善怒。虚则目䀮䀮无所见，耳有所闻，心澹澹然如人将捕之。气逆则耳聋，颊肿。治之取厥阴、少阳血者。

邪在肝，则两胁中痛，中寒，恶血在内，则胻善瘛，节时肿。取之行间以引胁下，补三里以温胃中，取耳间青脉以去其瘛。

陶云：肝德在散，故经云：以辛补之，酸泻之。肝苦急，急食甘以缓之，适其性而衰之也。

小泻肝汤散：治肝实，两胁下痛，痛引少腹，迫急，干呕者方。

芍药　枳实熬　生姜切，各三两

右三味，以清浆水三升，煮取一升，顿服之。不瘥，即重作服之。

呕吐者，加半夏二两，洗；心中悸者，加甘草二两，炙；下利赤白者，加黄芩二两；咳者，加五味子二两；小便不利者，加茯苓二两。

硫黄　白矾　伏龙肝各三两

大泻肝汤散：治头痛，目赤，时多恚怒，胁下支满而痛，痛连少腹迫急无奈者方。

芍药　枳实熬　生姜切，各三两　甘草　黄芩　大黄各一两

右六味，以水五升，煮取二升，温分再服。

硫黄　白矾　伏龙肝各三两　石膏　代赭石　禹粮石各一两

小补肝汤散：治心中恐疑，时多恶梦，气上冲心，越汗出，头目眩晕者方。

桂枝　干姜　五味子各三两　薯蓣一两

右四味，以水八升，煮取三升，温服一升，日三服。

自汗心悸者，倍桂枝为六两；腹中寒者，加干姜一两半；冲气盛时作呃者，加五味子一两半；少气乏力而目眩者，加薯蓣一两半；胁下坚急者，去薯蓣加牡蛎三

两；咳逆者去薯蓣加橘皮三两，无力气怯者，仍用薯蓣；苦消渴者，加麦门冬三两。

琅玕　雄黄　曾青各三两　云母一两

大补肝汤散：治肝气虚，其人恐惧不安，气自少腹上冲咽，呃声不止，头目苦眩，不能坐起，汗出心悸，干呕不能食，脉弱而结者方。

桂枝　干姜　五味子　牡丹皮各三两　薯蓣　旋覆花　竹叶各一两

右七味，以水一斗，煮取四升，温服一升，日三夜一服。

琅玕　雄黄　曾青　凝水石各三两　云母　硝石　白垩土各一两

辨心脏病证文并方

心虚则悲不已，实则笑不休。

心病者，必胸内痛，肋下支满，膺背肩胛间痛，两臂内痛；虚则胸腹胁下与腰相引而痛。取其经手少阴、太阳及舌下血者，其变刺郄中血者。

邪在心，则病心中痛，善悲，时眩仆，视有不足而调其输也。

经云：诸邪在心者，皆心包代受，故证如是。

陶云：心德在耎。故经云：以咸补之，苦泻之；心苦缓，急食酸以收之。

小泻心汤：治心中卒急痛，肋下支满，气逆攻膺背肩胛间，不可饮食，食之反笃者方。

通草　淡豆豉　升麻各三两

右三味，以水三升，煮取一升，顿服。少顷，得吐瘥，不吐亦得。

大泻心汤：治暴得心腹痛，痛如刀刺，欲吐不吐，欲下不下，心中懊恼，胁背胸膺支满，迫急不可奈者方。

通草　淡豆豉　升麻　栀子　戎盐各三两　酢六升

右六味，先煮前五味，得三升许，去滓。内戎盐，稍煮待消已，取二升，服一升。当大吐，吐已必自泻下，即瘥。

小补心汤：治胸痹不得卧，心痛彻背，背痛彻心者方。

栝楼一枚，捣　牡桂　干姜　薤白各三两

右四味，以水八升，煮取四升，温服一升，日再服。

大补心汤：治胸痹，心中痞满，气结在胸，时从胁下逆抢心，心痛无奈者方。

栝楼一枚，捣　牡桂　干姜　白酨浆一斗　薤白　五味子　半夏洗去滑，各三两

右七味，煮取四升，每服二升，日再。

心包气实者，受外邪之动也。则胸胁支满，心中澹澹大动，面赤目黄，善笑不休。虚则血气少，善悲，久不已，发癫仆。

小泻心（心包）汤散：治心气不定，胸腹支满，心中跳动不安者方。

黄连　黄芩　大黄_{各三两}

右三味，以麻沸汤三升，渍一食顷，绞去滓，温服一升，日再。

目痛，口舌生疮者，加枳实二两；腹痛，下利脓血者，加干姜二两；气噎者，加生姜二两，切；汗出恶寒者，加附子一枚，炮；呕吐者，加半夏二两，洗去滑。

丹砂　代赭石　禹粮石_{各三两}

大泻心（心包）汤散：治心中怔忡不安，胸膺痞满，口中苦，舌上生疮，面赤如新妆，或吐血、衄血、下血者方。

黄连　黄芩　大黄_{各三两}　枳实　生姜_切　甘草_{各一两}

右六味，以水五升，煮取二升，温分再服。

丹砂　代赭石　禹粮石_{各三两}　白矾　伏龙肝　石膏_{各一两}

小补心（心包）汤散：治血气少，心中动悸，时悲泣，烦躁汗出，气噎，脉结者方。

牡丹皮　旋覆花　竹叶_{各三两}　萸肉_{一两}

右方四味，以水八升，煮取三升，温服一升，日三服。

怔忡不安，脉结者，倍牡丹皮为六两；咽中介介塞者，加旋覆花一两半；烦热汗出者，加竹叶一两半；心中窒痛者，加萸肉一两半；胸中支满者，去萸肉，加厚朴炙，三两；心中烦热者，去萸肉，加栀子打，三两；脉濡者，仍用萸肉；苦胸中冷而多唾者，加干姜三两。

凝水石　硝石　白垩土_{各三两}　皂矾_{一两}

大补心（心包）汤散：治心中虚烦，懊侬不安，怔忡如车马惊，饮食无味，干呕气噫，时或多唾，其人脉结而微者方。

牡丹皮　旋覆花　竹叶　人参各三两　萸肉　甘草炙
干姜各一两

右方七味，以水一斗，煮取四升，温服一升，日三夜一服。

凝水石　硝石　白垩土　赤石脂各三两　皂矾　石英
雄黄各一两

辨脾脏病证文并方

脾实则四肢不用，五脏不安；虚则腹满，飧泻。

脾病者，必身重，苦饥，肉痛，足痿不收，胻善瘈，脚下痛；虚则腹满肠鸣，溏泻，食不化。取其经太阴、阳明、少阴血者。

邪在脾，则肌肉痛。阳气不足则寒中，肠鸣腹痛；阴气不足则善饥，皆调其三里。

陶云：脾德在缓。故经云：以甘补之，辛泻之。脾苦湿，急食苦以燥之。

小泻脾汤散：治脾气实，身重不胜，四肢挛急，而足冷者方。

附子一枚，炮　生姜切　甘草各三两

右三味，以水三升，煮取一升，顿服。

腹中痛者，加芍药二两；咽痛者，加桔梗二两；呕吐者，加半夏二两；胁下偏痛，有寒积者，加大黄二两；食已如饥者，加黄芩二两。

阳起石　伏龙肝　石膏各三两

大泻脾汤散：治脾气不行，善饥，食而心下痞，欲利不得，或下利不止，足痿不收，肢冷脉微者方。

附子一枚，炮　生姜切　甘草各三两　黄芩　大黄　枳实熬，各一两

右六味，以水五升，煮取二升，温分再服。

阳起石　伏龙肝　石膏各三两　代赭石　禹粮石　白矾各一两

小补脾汤散：治腹中胀满，不能饮食，干呕，吐利，脉微而虚者方。

人参　甘草炙　干姜各三两　白术一两

右四味，以水八升，煮取三升，温服一升，日三服。

腹中痛者，倍人参为六两；气少者，加甘草一两半；腹中寒者，加干姜一两半；渴欲饮食水者，加术一两半；脐上筑筑动者，为肾气动，去术，加桂三两；吐多者，去术加生姜三两；下多者，仍用术；心中悸者，加茯苓三两。

赤石脂　石英　雄黄各三两　黄土一两

大补脾汤散：治腹胀大，饮食不化，时自吐利，其人枯瘦如柴，立不可动转，干渴，汗出，气急，脉微而时结者方。

人参　甘草炙　干姜　麦门冬各三两　白术　五味子旋覆花各一两

右七味，以水一斗，煮取四升，温服一升，日三夜

一服。

赤石脂　石英　雄黄　石绿_{各三两}　黄土　曾青　硝
石_{各一两}

辨肺脏病证文并方

肺虚则鼻息不利；实则喘咳，凭胸仰息。

肺病者，必咳喘逆气，肩息背痛，汗出憎风。虚则
胸中痛，少气，不能报息，耳聋咽干。取其经太阴、足
太阳、厥阴内血者。

邪在肺，则皮肤痛，发寒热，上气喘，汗出，咳动
肩背。取之膺中外输，背第三椎旁，以手按之快然，乃
刺之，取缺盆以越之。

陶云：肺德在收。故经云：以酸补之，咸泻之。肺
苦气上逆，急食辛以散之，开腠理以通气也。

小泻肺汤 散：治咳喘上气，胸中迫满，不可卧
者方。

葶苈子_{熬黑，捣如泥}　大黄　枳实_{各三两}

右三味，以水三升，煮取二升，温分再服，喘定止
后服。

胸中满者，加厚朴二两；喉中水鸡声者，加射干二
两；食噎者，加生姜二两；喘而汗出者，加麻黄二两；
矢气不转者，加甘草炙，二两。

芒硝　禹粮石　白矾_{各三两}

大泻肺汤 散：治胸中有痰涎，喘不得卧，大小便

闷，身面肿，迫满，欲得气利者方。

葶苈子_{熬黑，捣如泥}　大黄　枳实_{各三两}　生姜_切　甘草
黄芩_{各一两}

右六味，以水五升，煮取二升，温分再服。

芒硝　禹粮石　白矾_{各三两}　伏龙肝　石膏　代赭石
_{各一两}

小补肺汤_散：治汗出口渴，少气不足息，胸中痛，
脉虚者方。

麦门冬　五味子　旋覆花_{各三两}　细辛_{一两}

右四味，以水八升，煮取三升，温服一升，日
三服。

口干燥渴者，倍麦门冬为六两；咳逆少气而汗出
者，加五味子一两半；咳痰不出，脉结者，加施覆花一
两半；胸中苦闷痛者，加细辛一两半；若胸中烦热者，
去细辛，加海蛤粉三两；若烦渴者，去细辛，加粳米半
升；涎多者，仍用细辛；咳逆作呕者，加乌梅三两。

石绿　曾青　硝石_{各三两}　礜石_{一两}

大补肺汤_散：治烦热汗出，少气不足息，口干耳
聋，脉虚而驶。

麦门冬　五味子　旋覆花　地黄_{各三两}　细辛　竹叶
甘草_{炙，各一两}

右七味，以水一斗，煮取四升，温服一升，日三夜
一服。

石绿　曾青　硝石　滑石_{各三两}　礜石　白垩土　石
英_{各一两}

辨肾脏病证文并方

肾气虚则厥逆；实则腹满，面色正黑，泾溲不利。

肾病者，必腹大胫肿，身重嗜寝。虚则腰中痛，大腹小腹痛，尻阴股膝挛，腨足皆痛。取其经少阴、太阳血者。

邪在肾，则骨痛，阴痹。阴痹者，按之不得。腹胀腰痛，大便难，肩背项强痛，时眩仆。取之涌泉、昆仑，视有余血者，尽取之。

陶云：肾德在坚。故经云：以苦补之，甘泻之。肾苦燥，急食咸以润之，致津液生也。

小泻肾汤散：治小便赤少，少腹满，时足胫肿者方。

茯苓 甘草 黄芩各三两

右三味，以水三升，煮取一升，顿服。

大便硬者，加大黄二两；眩冒者，加泽泻二两；头痛者，加桂心二两；呕吐者，加半夏二两；目下肿如卧蚕者，加猪苓二两。

乳石 石膏 代赭石各三两

大泻肾汤散：治小便赤少，时溺血，少腹迫满而痛，腰如折，不可转侧者方。

茯苓 甘草 黄芩各三两 **大黄 枳实 生姜**切，各一两

右方六味，以水五升，煮取二升，温分再服。

乳石 石膏 代赭石各三两 禹粮石 白矾 伏龙肝

各一两

小补肾汤散：治虚劳失精，腰痛，骨蒸羸瘦，脉驶者方。

地黄　竹叶　甘草炙，各三两　泽泻一两

右四味，以水八升，煮取三升，温服一升，日三服。

苦遗精者，易生地黄为熟地黄，倍其量为六两；烦热气逆欲作风痉者，加竹叶一两半；小便短涩，茎中痛者，加甘草一两半；少腹膨胀者，加泽泻一两半；大便见血者，去泽泻，加伏龙肝如鸡子大；失溺不禁及失精者，去泽泻，加萸肉三两；小便不利者，仍用泽泻；足胫清冷者，加附子一枚，炮。

滑石　白垩土　石英各三两　磁石一两

大补肾汤散：治精气虚少，腰痛骨痿，不可行走，虚热冲逆，头晕目眩，小便不利，脉奕而驶者方。

地黄　竹叶　甘草炙　桂枝各三两　泽泻　干姜　五味子各一两

右七味，以长流水一斗，煮取四升，温服一升，日三夜一服。

滑石　白垩土　石英　琅玕各三两　磁石　雄黄　曾青各一两

此篇所列大泻汤散法，悉是小方加母脏泻方之佐、监臣，及子脏泻方之监臣各一两；大补汤散法，悉是小方加下方君臣者，上四味俱作三两，余三味俱作一两。所加均为益以其生，即制其所克，助以母气者。如《难经》之义，"母能令子虚"，"子能令母实"也。

又有泻方五首，以救诸病误治，致生变乱者也。

救误小泻肝汤散：治用吐法后。其人气血壅阻，腹痛烦满，痛肿成脓者方。（据《金匮要略》文补）

芍药　枳实各三两

右方二味，以水五升，煮取二升，温分再服。

硫黄　白矾各三两

救误大泻肝汤散：救误用吐法。其人神气素虚，有痰澼发动，呕吐不止，惊烦不宁者方。

芍药　枳实熬　牡丹皮　旋覆花　竹叶各三两

右方五味，以水七升，煮取三升，温分再服。

心中气阻哕逆者，易竹叶为竹茹三两；喘者，加杏仁三两。

硫黄　白矾　凝水石　硝石　白垩土各三两

救误小泻心汤散：治用清下法后，邪气内陷，烦热痞满，腹痛下利者方。（据《神农本草经集注》补）

黄连　黄芩各三两

右方二味，以水五升，煮取二升，温分再服。

丹砂　代赭石各三两

救误大泻心汤散：救误用清下。其人阳气素实，外邪乘虚陷入，致心下痞满，食不下，利反不止，雷鸣腹痛者方。

黄连　黄芩　人参　甘草炙　干姜各三两

右方五味，以水七升，煮取三升。温分再服。

呕吐者，易干姜为生姜三两；下多腹痛者，加大枣十二枚，擘。

丹砂　代赭石　赤石脂　石英　雄黄_{各三两}

救误小泻脾汤散：治用冷寒法，致生痰澼，饮食不化，胸满短气，呕沫头痛者方。（据《外台秘要》引《古今录验》补）

附子_{三枚，炮}　生姜_{三两，切}

右方二味，以水五升，煮取二升，温分再服。

阳起石　伏龙肝_{各三两}

救误大泻脾汤散：救误用冷寒。其人阴气素实，卫气不通，致腹中滞胀，反寒不已者方。

附子_炮　生姜　麦门冬　五味子　旋覆花_{各三两}

右方五味，以水七升，煮取三升，温分再服。

痰吐不利者，易旋覆花为款冬花三两；言语善忘者，加桃仁三两。

阳起石　伏龙肝　石绿　曾青　硝石_{各三两}

救误小泻肺汤散：治用火法后，邪气结闷气分，面目浮肿，黄疸，鼻塞上气者方。（据《神农本草经》、《外台秘要》引《千金方》补）

葶苈子_{熬黑，捣如泥}　大黄_{各三两}

右二味，以水五升，煮取二升，温分再服。

芒硝　禹粮石_{各三两}

救误大泻肺汤散：救误用火法。其人血素燥，致令神识迷妄如痴，吐血衄血，胸中烦满，气结者方。

葶苈子_{熬黑，捣如泥}　大黄　生地黄　竹叶　甘草_{炙，各三两}

右五味，以水七升，煮取三升，温分再服。

茎中痛者，易甘草为白茅根三两；少腹急者，加栗子仁十二枚。

芒硝　禹粮石　滑石　白垩土　石英各三两

救误小泻肾汤散：治用汗法后，口渴，小便不利者方。（据张大昌《处方正范》遗稿补）

茯苓　甘草各三两

右二味，以水五升，煮取二升，温分再服。

乳石　石膏各三两

救误大泻肾汤散：救误用汗法。其人阳气素虚，致令阴气逆升，心中悸动不安，冒，汗出不止者方。

茯苓　甘草　桂枝　干姜　五味子各三两

右方五味，以水七升，煮取三升，温分再服。

腹中痛者，易五味子为芍药三两；奔豚者，加李仁三两。

乳石　石膏　琅玕　雄黄　曾青各三两

此篇所列大泻汤散法，上二味是本君臣，即小方，下三味为其所生之补方，俱作三两。此所谓邪实则正虚之义，泻实则补之也。

陶云：经方有救诸劳损病方，亦有五首，然综观其要义，盖不外虚候方加减而已。录出以备修真之辅，拯人之危也。其方意深妙，非俗浅所识。缘诸损候，脏气互乘，虚实杂错，药味寒热并行，补泻相参，先圣遗奥，出人意表。汉晋以还，诸名医辈，张机、卫汛、华元化、吴普、皇甫玄晏、支法师、葛稚川、范将军等，皆当代名贤，咸师式此《汤液经法》，愍救疾苦，造福含灵。其间增减，虽各擅其异，似乱旧经，而其旨趣，仍方圆之于规矩也。

治疗劳损之方，乃起死之秘药，谨当择用之。

小养生补肝汤散：治肝虚，筋痿，腹中坚澼，大便闭塞者方。

麦门冬_{三两}　葶苈子_{六两，熬黑，捣如泥}　干姜_{三两}　葱叶_{十四茎，切}　桃奴_{十四枚}

右五味，先以水七升，煮取三升，去滓，倾入麻油一升，再上火，乘热急以桑枝五枚，各长尺许，不停手搅令相得，取汤四升许，温服一升，日三夜一服。

石绿_{三两}　芒硝_{六两}　雄黄_{三两}

小调神补心汤散：治心虚，脉痿，神识荒惚，烦躁不宁者方。

生地_{三两，切}　茯苓_{六两}　旋覆花_{三两}　藿_{三两}　栗仁_{十一枚，捣碎}

右五味，以水六升，煮取三升，去滓，次内麦酒二升，煮取四升，温服一升，日三夜一服。

滑石_{三两}　乳石_{六两}　硝石_{三两}

小建中补脾汤散：治脾虚，肉痿，羸瘦如柴，腹拘急痛，四肢无力者方。

桂心_{三两}　芍药_{六两}　甘草_{三两，炙}　生姜_{二两}　大枣_{十五枚，去核}

右五味，以水七升，煮取三升，去滓，内黄饴一升，更上火令烊已，温服一升，日三夜一服。

琅玕_{三两}　硫黄_{六两}　石英_{三两}

小凝息补肺汤散：治肺虚，气亟，烦热汗出，鼻中干燥，时咳血出者方。

牡丹皮三两　黄连六两　五味子三两　韭三两，切　李八枚，去核

右五味，以白蔹浆七升，煮取四升，温服一升，日三夜一服。

凝水石三两　丹砂六两　曾青三两

小固元补肾汤散：治肾虚，精亟，遗精失溺，气乏无力，不可动转，或时有下血者方。

人参三两　附子二大枚，炮　竹叶三两　薤白三两　苦杏七枚，去核擘

右五味，以井泉水四升，合苦酒三升，煮取四升，温服一升，日三夜一服。

赤石脂三两　阳起石六两　白垩土三两

此篇所列诸劳损补法所治，皆虚中夹实，所谓正虚则生邪实也。五行以土为本，制以所官之主，承以所生之同，其道备矣。所官之泻主作六两，补之主及所生之同，俱作三两。此皆建中意，如建中可治挛急，所缓肝急也。

陶云：经云：毒药攻邪，五菜为充，五果为助，五谷为养，五畜为益。尔乃大汤之设。今所录者，皆小汤耳。

若欲作**大汤**散者，补肝汤内加鸡肝，补心加豕心，补脾加牛脾，补肺加犬肺，补肾加羊肾各六两，即成也。

陶隐居云：依《神农本经》及《桐君采药录》，上中下三品之药，凡三百六十五味，以应周天之度，四时八节之气。商有圣相伊尹，撰《汤液经法》三卷，为方亦三百六十五首。上品上药，为服食补益方，百二十首；中品中药，为疗疾祛邪之方，亦百二十首；下品毒药，为杀虫辟邪痈疽等方，亦百二十五首。凡共三百六十五首也。实万代医家之规范，苍生护命之大宝也。今检录常情需用者六十一首，备山中预防灾疾之用耳。

《汤液》药本五味。味同者功有殊，亦本《采录》形色。味、形者，禀天地之气化成，皆以五行为类，又各含五行也（上四十字，藏经洞卷子传抄本空缺，为笔者据文义所补）。检用诸药之要者，可默契经方之旨焉。经云：在天成象，在地成形。天有五气，化生五味，五味之变，不可胜数。今者约列二十五种，以明五行互含之迹，变化之用。如左：

味辛皆属木，桂　琅玕为之主。生姜　伏龙肝为火；附子　阳起石为土；细辛　礜石为金；干姜　雄黄为水。

味咸皆属火，丹皮　凝水石为之主。大黄　禹粮石为土；葶苈子　芒硝为金；泽泻　磁石为水；旋覆花硝石为木。

味甘皆属土，人参　赤石脂为之主。甘草　石膏为金；茯苓　乳石为水；薯蓣　云母为木；甘草炙　石英为火。

味酸皆属金，麦门冬　石绿为之主。枳实　白矾为水；芍药 硫黄为木；萸肉 皂矾为火；五味子 曾青为土。

味苦皆属水，地黄 滑石为之主。黄芩 代赭石为木；黄连 丹砂为火；术 黄土为土；竹叶 白垩土为金。

此二十五味，为诸药之精，多疗五脏六腑内损诸病，学者当深契焉。

又有药十三种，宜明其五行互含之事，以备心病方之用。如左：

通草为木中土，又为木中水；淡豆豉为木中火，又为水中木；升麻为土中金，又为土中火；栀子为水中木，又为水中火；戎盐为火中土；酢为金中水；栝楼为土中土，牡桂为土中火；干姜为木中水；薤白为水中土，又为水中金；白蔹浆为金中金，又为金中火；五味子为金中土，又为火中木；半夏为火中木，又为火中火。

经云：主于补泻者为君，数量同于君而非主故为臣，从于佐监者为佐使。

陶隐居曰：此图①乃《汤液经法》尽要之妙，学者能谙于此，医道毕矣。

---

　　① 此图：藏经洞本此图"除逆"之"逆"字脱佚不清，据张大昌先生《处方正范》遗稿补写。

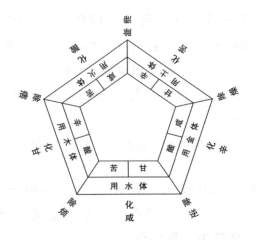

弘景曰：外感天行，经方之治，有二旦、四神大小等汤。昔南阳张机，依此诸方，撰为《伤寒论》一部，疗治明悉，后学奉之。山林僻居，仓卒难防，外感之疾，日数传变，生死往往在三五日间，岂可疏忽！若能深明此数方者，则庶无蹈险之虞也。今亦录而识之。

小阳旦汤：治天行发热，自汗出而恶风，鼻鸣干呕者方。

桂枝三两　　**芍药**三两　　**生姜**二两，切　　**甘草**二两，炙　　**大枣**十二枚

右五味，以水七升，煮取三升，温服一升。服已，

即啜热粥饭一器，以助药力。稍令汗出，不可大汗流漓，汗之则病不除也。若不汗出可随服之，取瘥止。日三服。若加饴一升，为正阳旦汤也。

小阴旦汤：治天行身热，汗出，头目痛，腹中痛，干呕，下利者方。

黄芩_{三两}　芍药_{三两}　生姜_{二两，切}　甘草_{炙，二两}　大枣_{十二枚}

右五味，以水七升，煮取三升，温服一升，日三服。服汤已，如人行三四里时，令病者啜白酨浆一器，以助药力。身热去，自愈也。

大阳旦汤：治凡病汗出不止，气息惙惙，身劳力怯，恶风凉，腹中拘急，不欲饮食，皆宜此方。_{若脉虚大者，为更切证也。}

黄耆_{五两}　人参　桂枝　生姜_{各三两}　甘草_{炙，二两}　芍药_{六两}　大枣_{十二枚}　饴_{一升}

右七味，以水一斗，煮取四升，去滓。内饴，更上火，令烊已。每服一升，日三夜一服。

大阴旦汤：治凡病头目眩晕，咽中干，喜干呕，食不下，心中烦满，胸胁支痛，往来寒热者方。

柴胡_{八两}　人参　黄芩　生姜_{切，各三两}　甘草_{二两，炙}　芍药_{四两}　大枣_{十二枚}　半夏_{一升，洗}

右八味，以水一斗二升，煮取六升，去滓，重上火，缓缓煎之，取得三升，温服一升，日三服。

小青龙汤：治天行发热，恶寒，汗不出而喘，身疼痛，脉紧者方。

麻黄三两　　杏仁半升，熬，打　　桂枝二两　　甘草一两半，炙

右方四味，以水七升，先煮麻黄，减二升，掠去上沫，次内诸药，煮取三升，去滓，温服八合。必令汗出彻身，不然，恐邪不尽散也。

大青龙汤：治天行病，表不解，心下有水气，干呕，发热而喘咳不已者方。

麻黄去节　　细辛　　芍药　　甘草炙　　桂枝各三两　　五味子半升　　半夏半升　　干姜三两

右八味，以水一斗，先煮麻黄，减二升，掠去上沫。内诸药，煮取三升，去滓，温服一升，日三服。

小白虎汤：治天行热病，大汗出不止，口舌干燥，饮水数升不已，脉洪大者方。

石膏如鸡子大，绵裹，打　　知母六两　　甘草二两，炙　　粳米六合

右四味，先以水一斗，熬粳米，熟讫，去米，内诸药，煮取六升，温服二升，日三服。

大白虎汤：治天行热病，心中烦热，时自汗出，口舌干燥，渴欲饮水，时呷嗽不已，久不解者方。

石膏如鸡子大，一枚，打　　麦门冬半升　　甘草二两，炙　　粳米六合　　半夏半升　　生姜二两，切　　竹叶三大握

右方七味，以水一斗二升，先煮粳米，米熟讫，去米，内诸药，煮至六升，去滓，温服二升，日三服。

小朱鸟汤：治天行热病，心气不足，内生烦热，坐卧不安，时下利纯血，如鸡鸭肝者方。

鸡子黄二枚　　阿胶三锭　　黄连四两　　黄芩　　芍药各二两

右五味，以水六升，先煮连、芩、芍三物，取三

升，去滓，内胶，更上火，令烊尽，取下待小冷，下鸡子黄，搅令相得。温服七合，日三服。

大朱鸟汤：治天行热病，重下，恶毒痢，痢下纯血，日数十行，羸瘦如柴，腹中绞急，痛如刀刺者方。

鸡子黄二枚　阿胶三锭　黄连四两　黄芩　芍药各二两
人参三两　干姜二两

右药七味，以水一斗，先煮连、芩、芍、参、姜，得四升讫，内醇苦酒二升，再煮至四升讫，去滓。次内胶于内，更上火，令烊，取下，待小冷，内鸡子黄，搅令相得，温服一升，日三夜一服。

小玄武汤：治天行病，肾气不足，内生虚寒，小便不利，腹中痛，四肢冷者方。

茯苓三两　芍药三两　术二两　干姜三两　附子一枚，炮，去皮

右五味，以水八升，煮取三升，去滓，温服七合，日三服。

大玄武汤：治肾气虚疲，少腹中冷，腰背沉重，四肢清冷，小便不利，大便鸭溏，日十余行，气惙力弱者方。

茯苓三两　术二两　附子一枚，炮　芍药二两　干姜二两
人参二两　甘草二两，炙

右七味，以水一斗，煮取四升，温服一升，日三夜一服。

弘景曰：阳旦者，升阳之方，以黄芪为主；阴旦者，扶阴之方，以柴胡为主；青龙者，宣发之方，以麻黄为主；白虎者，收重之方，以石膏为主；朱鸟者，清滋之

方，以鸡子黄为主；玄武者，温渗之方，以附子为主。此六方者，为六合之正精，升降阴阳，交互金木，既济水火，乃神明之剂也。张机撰《伤寒论》，避道家之称，故其方皆非正名也，但以某药名之，以推主为识耳。

陶隐居云：中恶卒死者，皆脏气被壅，致令内外隔绝所致也。神仙有开五窍以救卒死中恶之方五首，录如左。

点眼以通肝气：治跌仆，臀腰挫闪，气血着滞，作痛一处，不可欠伸、动转者方。

矾石_{烧赤}，取冷，研为细粉。每用少许，以酢蘸，点目大眦，痛在左则点右眦，痛在右点左眦，当大痒，若泪大出则愈。

着舌以通心气：治中恶，急心痛，手足逆冷者，顷刻可杀人。看其人唇舌青紫，指甲青冷者是。

硝石_{五钱匕} 雄黄_{一钱匕}，共为极细末。启病者舌，着散一匕于舌下，少时即定。若有涎出，令病者随涎咽下，必愈。

启咽以通脾气：治过食难化之物，或异品有毒，宿积不消，毒势攻注，心腹痛如刀搅者方。

赤小豆 瓜蒂_{各等分，共为散}，每用咸豉_{半升}，以水二升，煮取一升，去滓。内散一匕，顿服，少顷当大吐，则瘥。

启咽方：救误食诸毒，及生冷硬物，宿积不消，心中痛疼者方。

赤小豆 瓜蒂各等分。为散讫，加盐豉少许，共捣为丸。以竹箸启齿，温水送入口中，得大吐即愈。

吹鼻以通肺气：治诸凡卒死，息闭不通者，皆可用此法活之。

皂角刮去皮弦，用净肉，火上炙燥，如杏核大一块　**细辛根**等分，共为极细末。每用苇管吹鼻中少许，得嚏则活也。

灌耳以通肾气：救饮水过，小便闭塞，涓滴不通者方。

烧汤一斗，入戎盐一升，葱白十五茎，莫令葱太热。勺汤指试不太热，即灌耳中。令病者侧卧，下以盆着汤，承耳下薰之，少时小便通，立愈。

熨耳以通心气：治梦魇不寤者方。

烧热汤二升，入戎盐七合，令烊化已，切葱白十五茎，内汤内。视汤再沸，即将葱取出，捣如泥，以麻布包之，熨病者两耳，令葱气入耳，病者即寤也。

右五方，乃神仙救急之道。若六畜病者，可倍用之。

附：拟补心兼属土火金石补泻方四首

小泻心散：铁落　石胆　石蜜各三两

大泻心散：铁落　石胆　石蜜　朴硝　戎盐　矾石各三两

小补心散：海蛤　理石　雄黄　姜石各三两

大补心散：海蛤　理石　雄黄　硇砂　姜石　曾青卤碱各三两

附：从火论心草木金石小补泻汤散四首

小泻心汤散：栀子　淡豆豉　戎盐（玄参）各三两
　　　　　　朴硝　石胆　戎盐各三两

小补心汤散：半夏洗去滑　五味子捣碎　薤白各三两
　　　　　　白蔹浆八升
　　　　　　卤碱　曾青　姜石　硇砂各三两

附录二

《辅行诀五脏用药法要》
藏经洞本复原校订稿

说明

凡例

卷首图

《辅行诀五脏用药法要》复原校订稿

序文

辨肝脏病证文并方 （论证四条，方四首）

①小泻肝汤；②大泻肝汤；③小补肝汤；④大补肝汤

辨心脏病证文并方 （论证五条，方四首）

⑤小泻心汤；⑥大泻心汤；⑦小补心汤；⑧大补心汤

又心包病方 （论证一条，方四首）

⑨小泻心汤；⑩大泻心汤；⑪小补心汤；⑫大补心汤

辨脾脏病证文并方 （论证四条，方四首）

⑬小泻脾汤；⑭大泻脾汤；⑮小补脾汤；⑯大补脾汤

辨肺脏病证文并方 （论证四条，方四首）

⑰小泻肺汤；⑱大泻肺汤；⑲小补肺汤；⑳大补肺汤

辨肾脏病证文并方 （论证四条，方四首）

㉑小泻肾汤；㉒大泻肾汤；㉓小补肾汤；㉔大补肾汤

救诸病误治方 （论证一首，方五首）

㉕大泻肝汤（救误用吐法）；㉖大泻心汤（救误用清下）；

㉗大泻脾汤（救误用冷寒）；㉘大泻肺汤（救误用火法）；㉙大泻肾汤（救误用汗法）

救诸劳损病方 <small>（论证一首，方五首）</small>

㉚养生补肝汤；㉛调神补心汤；㉜建中补脾汤；㉝宁息补肺汤；㉞固元补肾汤

救诸劳损大汤 <small>（论证一首，方五首）</small>

㉟大养生补肝汤；㊱大调中补心汤；㊲大建中补脾汤；㊳大宁气补肺汤；㊴大固元补肾汤

检录伊尹《汤液经法》方 <small>（六十首·有缺失）</small>

金石/草木药五味五行互含文

诸小/大泻汤散法

㊵小泻肝金石方；㊶小泻心金石方；㊷小泻脾金石方；㊸小泻肺金石方；㊹小泻肾金石方；㊺大泻肝金石方；㊻大泻心金石方；㊼大泻脾金石方；㊽大泻肺金石方；㊾大泻肾金石方

诸小/大补汤散法

㊿小补肝金石方；51小补心金石方；52小补脾金石方；53小补肺金石方；

54小补肾金石方；55大补肝金石方；56大补心金石方；57大补脾金石方；58大补肺金石方；59大补肾金石方

大泻诸散汤 <small>（论一首，方五首）</small>

60大泻肝汤散；61大泻心汤散；62大泻脾汤散；63大泻肺汤散；64大泻肾汤散

治五劳诸方 <small>（论一首，方五首）</small>

65治肝劳方；66治心劳方；67治脾劳方；68治肺劳方；69治肾劳方

五味补泻体用图

外感天行病方 (论二条，方十二首)

⑩小阳旦汤；⑪小阴旦汤；⑫大阳旦汤；⑬大阴旦汤；⑭小青龙汤；⑮大青龙汤；⑯小白虎汤；⑰大白虎汤；⑱小朱鸟汤；⑲大朱鸟汤；⑳小玄武汤；㉑大玄武汤

治中恶卒死方 (论一条，方五首)

㉒点眼以通肝气；㉓吹鼻以通肺气；㉔着舌以通心气；㉕启喉以通肺气；㉖熨耳以通肾气

《辅行诀》藏经洞本复原校订稿

说　明

藏经洞卷子《辅行诀》是陶弘景原作在战乱中致残后，经过复原、初校、再校过程，所形成的抄写本。它已失陶氏原作面貌，是被封存前研究者所劳心血的结晶，尽管《辅行诀》原文整订稿已经完成，可以越过藏经洞本，直达陶氏原作，但是恢复藏经洞本原貌仍有资料价值和研究价值。

由于藏经洞卷子已毁没于"文革"，现存诸传抄本均是张大昌先生研究藏经洞本形成史的成果，保留了藏经洞本的全部内容，因此综合利用现存诸传抄本，以复原藏经洞本形象的方法是可行的。根据对诸传抄本《辅行诀》的评判，使它们在藏经洞卷子中有较为准确的定位，可校订出藏经洞卷子《辅行诀》的基本形象。

凡　例

一、卷首图可暂依《辅行诀五脏用药法要》原文整订稿。

二、本次校订，系据《〈辅行诀〉藏经洞本形象素描·诸传抄本评判》，诸传抄本内容在藏经洞卷子中之定位情况所校订。

三、辨析删除诸传抄本中非藏经洞卷子中所有的按语；表格形式的内容，恢复为行文。

四、原卷子本当为竖排，今改横排，故原"如左"均改为"如下"；方例煎服法中"右几味"均改为"上几味"。

五、诸篇序文、引文、结语、开窍救急五方、外感天行方，均由诸本对校，互补余缺，取精舍繁而订。

六、诸篇正文后"一方（或一本）作某某，当从"者，为再校系统内容，用括号、小字、宋体并紧跟相关文字的方式（如遇标点，则置其前）；"一方（或一本）为某某"者，或无"一方为"，亦无"一本为"标记之小字文，均为初校系统内容，用小字、楷体注文格式缀在相关文字的后边。其中"一方作"豉、大枣、代赭石、旋覆花者，为复原系统内容。

七、五脏大补方例及虚劳补方的主治文，均以张偓南《别集》本为主本，虚劳补方方药，以复原本内容为主，初、再校本方药标记同上。

八、诸小补泻方加减例，由诸本对校而订。仅刘世忠抄本有载者，暂从之（刘世忠抄本诸小补泻方例系张大昌先生整理）。

九、随研究的进展和深入，或有新的资料依据，本校订稿将作相应的修改和完善。

《辅行诀》藏经洞本复原校订稿

卷首日月三皇四神二十八宿星图同《整订稿》，略。

辅行诀藏腑用药法要

梁·华阳隐居陶弘景撰

隐居曰：凡学道辈，欲求永年，先须祛疾。或有夙瘤，或患时恙，一依五脏补泻法则，服药数剂，必使脏气平和，乃可进修内视之道。不尔，五精不续，真一难守，不入真景也。服药祛疾，虽系微事，亦初学之要领也。诸凡杂病，服药汗、吐、下后，邪气虽平，精气被夺，至令五脏虚疲，当即服补汤数剂以补之。不然，时日久旷，或变损证，则生死转侧耳。谨将五脏虚实证候悉列于下，庶几识别焉。

辨肝脏病证文并方

肝虚则恐，实则怒。

肝病者，必两胁下痛，痛引少腹，令人善怒，虚则目䀮䀮无所见，耳有所闻，心澹澹然如人将捕之。气逆则耳聋，颊肿。治之取厥阴、少阳血者。

邪在肝，则两胁中痛，中寒，恶血在内，则胻善瘈，节时肿。取之行间以引胁下，补三里以温胃中，取耳间青脉以去其瘈。

陶云：肝德在散，故以辛补之，酸泻之。肝苦急，急食甘以缓之。缓其中以衰其势也。

小泻肝汤： 治两胁下痛，痛引少腹迫急，时多怒者方。

枳实_熬　芍药　生姜_{各三两}

上三味，以水（一本作清浆水，当从）三升，煎服一升，顿服。

呕者加生姜二两；心中悸者加甘草二两；咳者加五味子二两；小便不利者加茯苓二两；下利赤白者，加黄芩二两，或加薤白一升。

大泻肝汤： 治头痛目赤，时多恚怒，胁下支满而痛，痛连少腹急迫者方。

枳实_熬　芍药　生姜_{切，各三两}　甘草　黄芩　大黄_{各一两}

上六味，以水五升，煮取二升，温分再服。

小补肝汤：治忧疑不安，头目眩晕，时多恶梦，气上冲心，汗出，周身无力者方。

桂枝　干姜　五味子_{各三两}　薯蓣_{一两（一方作大枣十二枚，去核，当从）}

上四味，以水八升，煮取三升，温服一升，日三服。

心中悸者加桂枝一两半；冲气盛者加五味子一两半；头苦眩者加术一两半；干呕者去薯蓣加生姜一两半；中满者去薯蓣，心中如饥者，还用薯蓣；咳逆头痛者，加细辛一两半；四肢冷，小便难者，加附子一枚，炮。

大补肝汤：治肝气虚，其人恐惧不安，气自少腹上冲咽，呃声不止，头目苦眩，不能坐起，汗出心悸，干呕不能食，脉弱而结者方。_{治凤曾跌仆，内有瘀血，或缘久劳，精气衰少，倦怠无力，常自惊恐，眠息不安，头目眩晕，时多呕吐，此名痹厥者方。}

桂枝　干姜　五味子_{各三两}　薯蓣_{（一方作大枣十二枚，去核，当从）}　旋覆花　牡丹皮_{（一方作代赭石，当从）}　竹叶_{（一方为葶苈子，熬黑，捣如泥）各一两}

上七味，以水一斗，煮取四升，温服一升，日三夜一服。

辨心脏病证文并方

心虚则悲不已，实则笑不休。

心病者，必胸内痛，胁下支满，膺背肩胛间痛，两臂内痛，虚则胸腹胁下与腰相引而痛。取其经手少阴、太阳及舌下血者，其变刺郄中血者。

邪在心，则病心中痛，善悲，时眩仆，视有余不足而调之。

经云：诸邪在心者，皆心包代受，故证如是。

陶云：心德在奭。故经云：以咸补之，苦泻之；心苦缓，急食酸以收之，闭上焦以抑其气也。

小泻心汤：治心中卒急痛，胁下支满，气逆攻膺背肩胛间，不可饮食，食之反笃者方。

龙胆草　栀子打，各三两　戎盐如杏子大三枚，烧赤

上三味，以酢三升，煮取一升，顿服。少顷，得吐瘥，不得吐亦瘥。

大泻心汤：治暴得心腹痛，痛如刀刺，欲吐不吐，欲下不下，心中懊憹，胁背胸膺支满，迫急不可奈者方。

龙胆草　栀子打，各三两　戎盐如杏子大三枚，烧赤　苦参升麻各一两　豉半升

上六味，以酢六升，先煮药五味，得三升，去滓。内戎盐，稍煮待消已，取二升，服一升。当大吐，吐已必自泻下，即瘥。（一方无苦参，有通草二两，当从。）

小补心汤：治胸痹不得卧，心痛彻背，背痛彻心者方。

栝楼一枚，捣　薤白八两　半夏半升，洗去滑

上三味，以白酒七升，煮取二升，温服一升，日再服。（一方有桂心，无半夏，当从。）

大补心汤：治胸痹不得卧，心中痞坚，气结在胸，

时从胁下逆抢心，心痛无奈者方。

栝楼一枚，捣　薤白八两　半夏半升，洗去滑　枳实熬　厚朴　生姜切，各二两　桂枝一两

上七味，以白酨浆一斗，煮取四升，每服二升，日再。（一方有杏仁半升，熬，无半夏，当从。）

又：邪客心包则胸胁支满，心中澹澹大动，若车马惊，面赤目黄，喜笑不休，或吐衄血，口舌生疮。虚则血气少，善悲，久不已，发癫仆。

小泻心汤：治心气不定，吐血、衄血，心中跳动不安者方。

黄连　黄芩　大黄各三两

上三味，以麻沸汤三升，渍一食顷，绞去滓，温服一升，日再。

气噫者加生姜二两；呕者加半夏二两；汗出恶寒者加附子一枚，炮；腹痛下利脓血者加干姜二两；目痛口苦生疮者加枳实二两。

大泻心汤：治心中怔忡不安，胸膺痞满，口中苦，舌上生疮，面赤如新妆，或吐血、衄血、下血者方。

黄连　黄芩　大黄各三两　芍药　干姜炮　甘草各一两

上六味，以水七升，煮取二升，温分再服。

小补心汤：治血气虚少，心中动悸，时悲泣，烦躁汗出，气噫，脉结者方。心虚，血气停滞，胸中烦满，时噫气出者方。

牡丹皮（一方作代赭石，烧赤，以酢淬三次，打，当从）　旋覆花　苦竹叶各二两　萸肉（一方作豉，当从）一两

上四味，以水八升，煮取三升，温服一升，日

三服。

怔忡惊悸不安者，加牡丹皮（一方加代赭石一两半，烧赤，以酢淬三次，打，当从）一两半；烦热汗出者，去萸肉（一方去豉，当从），加苦竹叶一两半，身热者还用萸肉（一方还用豉，当从）；心中窒痛者，加萸肉（一方加豉，当从）一两半；气苦少者加甘草一两半；心下痞满者去萸肉（一方去豉，当从），加人参一两半；胸中冷而多唾者加干姜一两半；咽中介介塞者，加旋覆花一两半。

大补心汤：治心中虚烦，懊怵不安，怔忡如车马惊，饮食无味，干呕，气噫，时或多唾涎，其人脉结而微者方。治心虚，气血疲滞，胸中烦满，时噫气出，舌上苦如灰酶，口中气如败卵，多悲泣，如中鬼神，凄然不安者方。

牡丹皮（一方作代赭石，烧赤，入酢中淬三次，打，当从）　旋覆花　苦竹叶各三两　萸肉（一方作豉，当从）　人参　甘草炙　干姜（一方为茯苓）各一两

上七味，以水一斗，煮取四升，温服一升，日三夜一服。

辨脾脏病证文并方

脾实则腹满，飧泻；虚则四肢不用，五脏不安。

脾病者，必腹满肠鸣，溏泻，食不化。虚则身重，苦饥，肉痛，足痿不收，行善瘛，脚下痛。取其经太阴、阳明、少阴血者。

邪在脾，则肌肉痛。阳气不足，则寒中，肠鸣，腹

痛；阴气不足则苦饥，皆调其三里。

陶云：脾德在缓。故经云：以甘补之，辛泻之。脾苦湿，急食苦以燥之。

小泻脾汤：治脾气实，下利清谷，里寒外热，腹冷，脉微者方。治脾气实，身重不腾，四肢挛急而冷者方。

附子一枚,炮　干姜　甘草炙,各三两

上三味，以水三升，煮取一升，顿服。

腹痛者加芍药二两；呕者加生姜二两；咽痛者加桔梗二两；食已如饥者加黄芩二两；胁下偏痛有寒积者，加大黄二两。

大泻脾汤：治腹中胀满，干呕不能食，欲利不得，或下利不止者方。治脾气不行，善饥而不能食，食而不下，心下痞，胁下支满，四肢拘急者方。

附子一枚,炮　干姜　甘草各三两　黄芩　大黄　芍药各一两

上六味，以水五升，煮取二升，温分再服。

小补脾汤：治饮食不化，时自吐利，吐利已，心中苦饥。或心下痞满，脉微，无力，身重，足痿，善转筋者方。治心腹胀满，饮食不化，时作吐利，脉微者方。

人参　甘草炙　干姜各三两　术一两

上四味，以水八升，煮取三升，温服一升，日三服。

脐上筑动者，去术，加桂四两；吐多者去术加生姜三两，下多者还用术；心中悸者，加茯苓一两半；渴欲饮水者，加术至四两半；腹中满者，去术加附子一枚，

炮；腹中痛者，加人参一两半。

大补脾汤：治脾气大疲，饮食不化，呕吐下利，其人枯瘦如柴，立不可转动，口中苦干渴，汗出，气急，脉微而时结者方。<small>治腹胀大，坚如鼓，腹上青筋出，四肢消瘦，大便如鸭矢，小便如檗汁，口干，气逆，时鼻衄血者方。</small>

人参　甘草<small>炙</small>　干姜<small>（一方为枳实，熬）</small>各三两　术　麦门冬　五味子　旋覆花<small>（一方为牡丹皮）</small>各一两

上七味，以水一斗，煮取四升，温分四服，日三夜一服。

辨肺脏病证文并方

肺虚则鼻息不利；实则喘咳，凭胸仰息。

肺病者，必咳喘逆气。肩息，背痛，汗出憎风，虚则胸中痛，少气，不能报息，耳聋，咽干。取其经太阴、足太阳、厥阴内血者。

邪在肺，则皮肤痛，发寒热，上气喘，汗出，咳动肩背。取之膺中外输，背第三椎旁，以手按之快然，乃刺之。取缺盆以越之。

陶云：肺德在收。故经云：以酸补之，咸泻之。肺苦气上逆，急食辛以散之，开腠理以通气也。

小泻肺汤：治咳喘上气，胸中迫满，不可卧者方。

葶苈子<small>熬黑，打如泥</small>　大黄　芍药<small>（一方为枳实）</small>各三两

上三味，以水三升，煮取二升，温分再服，喘定止后服。

喉中水鸡声者加射干二两；胸中痞满者加厚朴二两；喘，汗出者加麻黄二两；食噎者加干姜二两；矢气不能者加甘草二两。

大泻肺汤：治胸中有痰涎，喘不得卧，大小便闭，身面肿，迫满，欲得气利者方。治胸有积饮，咳而不利，喘不能息，鼻齆不闻香臭，口舌干燥，心下痞而时腹中痛者方。

葶苈子熬黑，打如泥　大黄　芍药（一方为枳实）各三两　干姜　甘草　黄芩各一两

上六味，以水五升，煮取二升，温分再服。

小补肺汤：治汗出口渴，少气不足息，胸中痛，脉虚者方。

麦门冬　五味子　旋覆花（一方作牡丹皮，当从）各三两　细辛一两

上四味，以水八升，煮取三升，温服一升，日三服。

胸中烦热者，去细辛，加海蛤一两半；苦闷痛者，加细辛一两半；咳痰不出，脉结者，倍旋覆花（一方为牡丹皮）为六两；苦眩冒者，去细辛，加泽泻一两半；咳而吐血者，加麦门冬一两半；苦烦渴者，去细辛，加粳米半升，涎多者还用细辛；呕逆者加半夏半升，洗去滑。

大补肺汤：治烦热汗出，少气不足息，口干，耳聋，脉虚而数者方。治肺劳喘咳不利，鼻齆，胸中烦热，心下痞，时吐血出者，此为尸劳。

麦门冬　五味子　旋覆花（一方作牡丹皮，当从）各三两　细辛　地黄　苦竹叶　甘草（一方为人参，另有黄连）各一两

上七味，以水一斗，煮取四升，温分四服，日三夜一服。

辨肾脏病证文并方

肾气虚则厥逆，实则腹满，面色正黑，泾溲不利。

肾病者，必腹大胫肿，身重嗜寝。虚则腰中痛，大腹、少腹痛，尻阴股膝挛，胻足皆痛。取其经少阴、太阳血者。

邪在肾，则骨痛，阴痹。阴痹者，按之不得。腹胀腰痛，大便难，肩、背、项强痛，时眩仆。取之涌泉、昆仑，视有余血者，尽取之。

陶云：肾德在坚。故经云：以苦补之，甘泻之。肾苦燥，急食咸以润之，致津液生也。

小泻肾汤：治小便赤少，少腹满，时足胫肿者方。

茯苓　甘草　黄芩_{各三两}

上三味，以水三升，煮取一升，顿服。

目下肿如卧蚕者，加猪苓二两；眩冒者，加泽泻二两；呕者，加半夏二两；大便硬者，加大黄二两；小便不利者，加枳实二两。

大泻肾汤：治小便赤少，时溺血，少腹迫满而痛，腰痛如折，不可转侧者方。

茯苓　甘草　黄芩_{各三两}　大黄　芍药　干姜_{各一两}

上六味，以水五升，煮取二升，温分再服。

小补肾汤：治精少骨蒸，腰痛，羸瘦，小便不利，

脉快者方。<small>治肾虚，小便遗失，或多余沥，或梦中交媾，遗精不禁，骨痿无力，四肢清冷者方。</small>

地黄　苦竹叶　甘草（<small>一方为茯苓</small>）各三两　　泽泻<small>一两</small>

上四味，以水八升，煮取三升，日三服。

小便血者，去泽泻，加地榆一两半；大便血者，去泽泻，加伏龙肝如鸡子大；苦遗精者，易生地黄为熟地黄；小便冷，茎中痛者，倍泽泻为二两；少腹迫急者，去泽泻，加牡丹皮一两半；心烦者，加苦竹叶一两半；腹中热者，加栀子十四枚，打。

大补肾汤：治精血虚少，骨痿，腰痛，不可行走，虚热冲逆，头目眩，小便不利，脉软而快者方。<small>治小便混浊，时有余沥，或失便不禁，腰痛不可转侧，两腿无力，不能行走，此为骨痿。</small>

地黄　苦竹叶　甘草（<small>一方为茯苓</small>）各三两　　泽泻　桂枝　干姜　五味子（<small>一方为麦门冬，另有炮附子</small>）各一两

上七味，以长流水一斗，煮取四升，温分四服，日三夜一服。

陶曰：又有泻方五首，以救诸病误治，致变乱者也。

大泻肝汤：救误用吐法。其人神气素虚，有痰澼发动，呕吐不止，惊烦不宁者方。

枳实<small>熬</small>　芍药　牡丹皮（<small>一方作代赭石，当从</small>）　　旋覆花　苦竹叶各三两（<small>一方有生姜，当从</small>）

上五味，以水七升，煮取三升，温分再服。

<small>心中懊恼者，加豉一份，易苦竹叶为竹茹；言语善忘者加桃仁一份。</small>

大泻心汤：救误用清下。其人阳气素实，外邪乘虚陷入，致心下痞满，食不下，利反不止，雷鸣腹痛者方。

黄连　黄芩　人参　甘草　干姜各三两（一方有大枣十二枚，当从；一方有半夏，当从）

上五味，以水七升，煮取三升。温分再服。

呕甚者加半夏一份，易干姜为生姜；下多者，腹痛者加大枣十二枚。

大泻脾汤：救误用冷寒。其人阴气素实，卫气不通，致腹中滞胀，反寒不已者方。救误服过冷药，其人卫阳不行，致腹中满胀，气从内逆，时咽中呛，唾寒不已。

附子炮　干姜　麦门冬　五味子　旋覆花各三两（一方有细辛二两，当从）

上五味，以水七升，煮取三升，温分再服。

如人行十里时，若痰吐不利者，易旋覆花为款冬花；喘者加杏仁一份。

大泻肺汤：救误用火法。其人血素燥，致令神识迷妄如痴，胸中烦满，气短迫急，小便反数赤者方。救误用火法，其人津液素少，血燥致生肺痿，胸中痞而气短者方。

葶苈子熬黑，打如泥　大黄　生地黄　苦竹叶　甘草各三两

上五味，以水七升，煮取三升，温分再服。

少腹急者，加栗仁十二枚；茎中痛者，易甘草为白茅根一份。

大泻肾汤：救误用汗法。其人阳气素虚，致令阴气逆升，悸动不安，冒，汗出不止者方。救误用汗法，其人血气素虚，冲气盛，致令其人心中悸动不安，汗出头眩，苦呕逆，不能饮食，或四肢逆冷，腹中痛者方。

茯苓　甘草　桂枝　生姜　五味子各三两

上五味，以水七升，煮取三升，温分再服。

腹中痛者，易五味子为芍药，气冲如奔豚者，加李仁一份，一云加吴萸一份。

陶云：经方有救诸劳损病方，亦有五首，然综观其要义，盖不外虚候方加减而已。录出以备修真之辅，拯人之危也。然其方意深妙，非俗浅所识。缘诸损候，藏气互乘，虚实杂错，药味寒热并行，补泻相参，先圣遗奥，出人意表。汉晋以还，诸名医辈，张机、卫汜、华元化、吴普、皇甫玄晏、支法师、葛稚川、范将军等，皆当代名贤，咸师式此《汤液经法》，愍救疾苦，造福含灵。其间增减，虽各擅其异，或致新效，似乱旧经，而其旨趣，仍方圆之于规矩也。

养生补肝汤：治肝虚，筋痿，腹中坚澼，大便闷塞者方。治虚劳，腹中坚澼，便闷不行方。

蜀椒汗，一升（一方为李五颗）　桂心（一方为牡丹皮）三两　芍药（一方为枳实）三两　芒硝半斤（一方为干姜三两）　韭三两，切

上五味，以水五升，煮取三升，去滓，内硝于内，待消已（一方作再上火，即得，当从），将麻油一升，搅入，乘热以桑枝三枚（又方为榆枝五枚），各长尺许，不停搅令相得，取三升许，温分三服，一日尽之。

调神补心汤：治心虚，脉痿，神志恍惚，烦悸不宁者方。治虚劳烦悸，疼痛彻背，慑慑气短，时吐衄血，心神迷妄者方。

生地切（一方作栀子十四枚，打，当从）　大黄（一方作旋覆花一

升，当从。又方作牡丹皮） 葛根（一方作人参切，当从）各三两 杏五枚，去核（一方作果子，打去壳，十二枚） 薤白二升，切（一方作葱叶十四茎，当从）（一方有豉半斤，当从；又方作山萸肉，当从）

上五味，以清酒二升（一方作四升，当从），水七升（一方作六升，当从），煮取四升（一方作三升，当从），去滓，分温四服（一方作温分三服，当从），昼三夜一服（一方作日再，当从）。

建中补脾汤：治脾虚，肉亟，羸瘦如柴，腹中拘急痛（一方作腹中拘急，当从。又方为腹中挛急）四肢无力者方。

桂心（一方作桂枝，当从。又方为桂枝） 甘草炙，各二两（又方为各三两） 芍药六两 干姜二两（一方作生姜三两，切，当从。又方为生姜二两，切） 大枣十二枚，去核

上五味，以水七升，煮取三升（又方为二升），去滓。内黄饴（一方作饴，当从）一升（又方为二升），更上火令烊，取四升，温服一升，日三夜一服（一方作日尽之，当从）。

凝息补肺汤：治肺虚，气亟，烦热，汗出，鼻中干燥（一方作口舌渴燥，当从），时咳血出者方。治胸中烦热，汗出气乏，不能报息者方。

芍药（一方作麦门冬二升，当从） 苦竹叶各三两（一方作苦竹叶一把，当从） 旋覆花六两（一方作一两，当从） 葱白三茎，切（一方作芥子半升，当从） 桃仁三枚（一方作五味子一升，当从。又方为杏仁三枚）

上五味，以水七升（一方作白酨浆五升，当从），和苦酒二升，共煮取四升（一方作煮得三升，当从），分四服（一方作温分三服，当从），昼三夜一服（一方作日尽之，当从）。

固元补肾汤：治肾虚，精亟，遗精，失溺，气乏无力，不可动转，或时有下血（一方作唾血、咯血，当从）者方。

腹中时痛，下利不止者方。

白术（一方作地黄，当从）三两　　附子炮，二枚（一方作干姜二两，切，当从）　　甘草炙，六两（一方作四两，当从）　　栗仁十枚，打去皮（一方作王瓜根三两，切，当从）　　葫三棵，切（一方作薤白四两，当从）

上五味，以清浆水二升（一方作苦酒一升，当从），水七升（一方作泉水五升，当从），煮取四升（一方作煮得三升，当从），去滓，分温服一升（一方作每服一升，当从），日三夜一服（一方作一日尽之，当从）。又方栗当是枣。

上五汤皆建中意，五行以土为本，制以所官之主，承以所生之同，其道备矣。

陶云：经云：毒药攻邪，五菜为充，五果为助，五谷为养，五畜为益，尔乃大汤之设。今所录者，皆小汤耳。若欲作大汤者，补肝加羊肝；补心加鸡心；补脾加牛肉；补肺加犬肺；补肾加猪肾各一具，即成也。

陶隐居云：依《神农本草经》及《桐君采药录》，上、中、下三品之药，凡三百六十五味，以应周天之度，四时八节之气。商有圣相伊尹，撰《汤液经法》三□，为方亦三百六十首。上品上药，为服食补益方者，百二十首；中品中药，为疗疾祛邪之方，亦百二十首；下品毒药，为杀虫辟邪，痈疽等方，亦百二十首。凡共三百六十首也。实万代医家之规范，苍生护命之大宝也。今检录常情需用者六十首，备山中预防灾疾用耳。

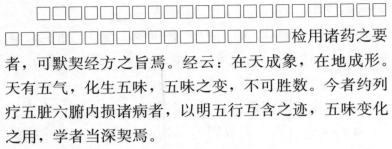

□□检用诸药之要者，可默契经方之旨焉。经云：在天成象，在地成形。天有五气，化生五味，五味之变，不可胜数。今者约列疗五脏六腑内损诸病者，以明五行互含之迹，五味变化之用，学者当深契焉。

味辛皆属木，桂枝　瑯玕为之主；椒（一本作生姜，当从；又本为厚朴）　伏龙肝（又本为硇砂）为火；姜（一本作干姜，当从；又本为附子）　黄土（又本为阳起石）为土；细辛　砒石为金；□□（又本为姜）　阳起石（又本为黄土）为水。

味咸皆属火，旋覆花　磁石（又本为硝石）为之主；大黄（又本为牡丹皮）　凝水石为木；泽泻（又本为大黄）　禹粮石为土；厚朴（又本为葶苈子）　芒硝为金；葶苈子（又本为泽泻）　硝石（又本为磁石）为水。

味甘皆属土，人参　赤石脂为之主；甘草（又本为薯蓣）　云母为木；大枣（又本为葛根）　石英为火；麦门冬（又本为甘草）　石膏为金；茯苓　乳石为水。

味酸皆属金，五味子（又本为枳实）　白矾为之主；枳实（又本为麦门冬）　石绿为木；豉（又本为五味子）　石胆为火；芍药　硫黄为土；薯蓣（又本为黄肉）　皂矾为水。

味苦皆属水，地黄　滑石为之主；黄芩　代赭石为木；黄连　丹砂为火；术　雄黄为土；苦竹叶　白垩土为金。

桂心（又本为橘皮）　硇砂（又本为伏龙肝）为木；栝楼矾石为火；薤白　姜石为土；山萸肉（又本为豉）　曾青

为金；龙胆草　卤碱为水。

诸小泻汤散法：

肝：硫磺、白矾、雄黄各三两。

心：丹砂、代赭石、禹粮石各三两。

脾：阳起石、雄黄、石膏各三两。

肺：芒硝、禹粮石、白矾各三两。

肾：乳石、石膏、代赭石各三两。

诸大泻汤散法：

肝：硫磺、白矾、凝水石各三两，硝石、白垩土各一两。

心：丹砂、代赭石、赤石脂各三两，石膏、雄黄各一两。

脾：阳起石、黄土、石绿各三两，胆矾、硝石各一两。

肺：芒硝、禹粮石、滑石各三两，白垩土、石膏各一两。

肾：乳石、石膏、瑯玕各三两，伏龙肝、胆矾各一两。

此篇所列大泻汤散法，上三味（又本为上二味）是本君臣，下二味（又本为下三味）是其所生之补方。此所谓邪实则正虚之义，泻实则补之也。

诸小补汤散法：

肝：瑯玕、雄黄、石胆各三两，石英一两。

心：凝水石、硝石、白垩土各三两，皂矾一两。

脾：云母、石英、雄黄各三两，黄土一两。

肺：石绿、胆矾、硝石各三两，砒石一两。

肾：滑石、白垩土、石英各三两，磁石一两。

诸大补汤散法：

肝：瑯玕、雄黄、石胆各三两，石英、芒硝、滑石、凝水石、硝石各二两。

心：凝水石、硝石、白垩土各三两，皂矾、赤石脂、滑石、云母、石英各二两。

脾：云母、石英、雄黄各三两，黄土、硫黄、凝水石、石绿、胆矾各二两。

肺：石绿、胆矾、硝石各三两，砒石、丹砂、云母、滑石、白垩土各二两。

肾：滑石、白垩土、石英各三两，磁石、阳起石、石绿、瑯玕、伏龙肝各二两。

此篇所列大补散汤法，即小补散汤法加益其所生、制其所克、助以母气者。

有（又本为又）大泻诸散汤法，悉是加下方臣使者，如《难经》之义，母能令子虚，子能令母实。

肝：硫黄、白矾、雄黄各三两，石膏、代赭石、禹粮石各一两。

心：丹砂、代赭石、禹粮石各三两，白矾、雄黄、石膏各一两。

脾：阳起石、雄黄、石膏各三两，代赭石、禹粮石、白矾各一两。

肺：芒硝、禹粮石、白矾各三两，雄黄、石膏、代赭石各一两。

肾：乳石、石膏、代赭石各三两，禹粮石、白矾、雄黄各一两。

有（又本为又）治五劳五方：

肝劳：雄黄、白矾、丹砂各三两，羊肉六两。

心劳：禹粮石、滑石、石英各三两，鸡肉（又本为马肉）六两。

脾劳：石膏、瑯玕、硫黄各三两，牛肉六两。

肺劳：硫黄、白垩土、代赭石各三两，狗肉六两。

肾劳：阳起石、雄黄、石膏各三两，猪肉六两。

五劳诸方，皆虚中加实，所（又本为可）谓正虚则生邪实也。又本尚有：如建中可治挛急，所缓肝急也。

经云：主于补泻者为君，数量同于君而非主，故为臣，从于佐监者为佐使。

301

附录二

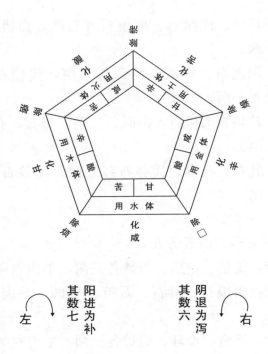

其数七 阳进为补

左

其数六 阴退为泻

右

陶隐居曰：此图《汤液经法》尽要之妙，学者能谙于此，医道毕矣。

弘景曰：外感天行，经方之治，有二旦、六神大小等汤。昔南阳张机，依此诸方，撰为《伤寒论》一部，疗治明悉，后学咸尊奉之。山林僻居，仓卒难防，外感之疾，日数传变，生死往往在三五日间，岂可疏而不识也（一本作岂可疏忽，当从）！若能深明此数方者，则庶无蹈险之虞也今亦录其要者如下。

小阳旦汤：治天行发热，自汗出（汗自出）而恶风，鼻鸣、干呕者方。

桂枝三两　芍药三两　甘草炙（又方无炙字，有切字），二两　生姜二两（又方为三两），切　大枣十二枚

上五味，以水七升，煮取三升，温服一升。服已，即啜热粥饭一器，以助药力。稍令汗出，不可大汗淋漓，汗出则病不除也，日三服，取瘥止。若加饴一升，为正阳旦汤也。

小阴旦汤： 治天行身热，汗出，头目痛，腹中痛，干呕，下利者方。

黄芩三两　芍药三两　生姜二两，切　甘草炙（又本无炙字）二两　大枣十二枚

上五味，以水七升，煮取三升，温服一升，日三服。服汤已，如人行三四里时（又本为少时），令病者啜白截浆一器，以助药力。身热去，自愈也。

大阳旦汤： 治凡病汗出（自汗出）不止，气息惙惙，身劳力怯，恶风凉，腹中拘急，不欲饮食，皆宜此方。若脉虚大者，为更切证也。

黄芪五两　人参　桂枝　生姜各三两　甘草炙，二两　芍药六两　大枣十二枚　饴一升

上七味，以水一斗，煮取四升，去滓。内饴，更上火，令烊已。每服一升，日三夜一服。

大阴旦汤： 治凡病头目眩晕（又本无晕字），咽中干，每喜干呕（又本无每喜二字），食不下，心中烦满，胸胁支满（又本为痛），往来寒热者方。

柴胡八两　人参　黄芩　生姜各三两　甘草炙，二两　芍

药四两　大枣十二枚　半夏一升，洗（又方为清夏一升）

上八味，以水（又本为浆水）一斗二升，煮取六升，去滓。重上火，缓缓煎之，取三升，温服一升，日三服。

小青龙汤：治天行发热，恶寒，汗不出而喘，身（又本为周身）疼痛，脉紧者方。

麻黄去节，三两　杏仁熬，半升　桂枝二两　甘草炙，一两半

上四味，以水七升，先煮麻黄，减二升，掠上沫，内诸药，煮取三升，去滓，温服八合。必令汗出彻身，不然，恐邪不尽散也。

大青龙汤：治天行表不解，心下有水气，干呕，发热而喘咳不已者方。

麻黄去节　细辛　芍药　甘草炙　桂枝各三两　五味子半升　半夏半升　干姜三两（又方无干姜）

上八味，以水一斗，先煮麻黄，减二升，掠去上沫。内诸药，煮取三升，温服一升，日三服。

小白虎汤：治天行热病，大汗出不止，口舌干燥，饮水数升不已，脉洪大者方。

石膏如鸡子大，绵裹　知母六两　甘草炙，二两　粳米六合

上四味，先以水一斗，煮粳米，熟讫去米。内诸药，煮取六升，温服二升，日三服。

大白虎汤：治天行热病，心中烦热，时自汗出，口舌干，渴欲饮水，时呷嗽不已，久不解者方。

石膏如鸡子大　麦门冬半升　甘草炙，二两　粳米六合　半夏半升　生姜二两，切　竹叶三大握

上七味，以水一斗二升，先煮粳，熟讫去米。内诸

药，煮至六升，去滓，温服二升，日三服。

小朱鸟汤：治天行热病，心气不足，内生烦热，坐卧不安，时下利纯血，如鸡鸭肝者方。

鸡子黄二枚　阿胶三锭　黄连四两　黄芩　芍药各二两

上五味，以水（又本为浆水）六升，先煮连、芩与芍药，取三升，去滓。内胶，更上火，令烊尽。取下待小冷，下鸡子黄，搅令相得。温服七合，日三服。

大朱鸟汤：治天行热病，重下（一本无热病重下），恶毒痢，痢（一本无痢）下纯血，日数十行，赢瘦如柴，心中不安，腹中绞急（一本无绞急），痛如刀刺者方。

鸡子黄二枚　阿胶三锭　黄连四两　黄芩　芍药各二两
人参二两　干姜二两

右七味，以水一斗，先煮连、芩、姜等四物，得四升讫，内醇苦酒二升，再煮至四升（一本为五升，无后讫去滓）讫去滓。次内胶于内，更上火，令烊。取下，待小冷，内鸡子黄，搅令相得即成。每服一升，日三夜一服。（一方为次内胶及鸡子黄，服如上法。）

小玄武汤：治天行病，肾气不足，内生虚寒，小便不利，腹中痛，四肢冷者方。

茯苓三两　芍药三两　术二两　干姜三两　附子一枚，炮，去皮

上五味，以水八升，煮取三升，去滓，温服七合，日三服。

大玄武汤：治肾气虚疲，少腹中冷，腰背沉重，四肢清，其后有：小便不利，大便鸭溏，日十余行，气惫力弱者方。

茯苓_{三两}　芍药_{三两}　术_{二两}　干姜_{三两}　附子_{一枚，炮，}
_{去皮}　人参_{二两}　甘草_{二两，炙}

上七味，以水一斗，煮取四升，温服一升，日三夜
一服。

弘景曰：阳旦者，升阳之方，以黄芪为主；阴旦
者，扶阴之方，柴胡为主；青龙者，宣发之方，麻黄为
主；白虎者，收重之方，石膏为主；朱鸟者，清滋之
方，鸡子黄为主；玄武者，温渗之方，附子为主。此六
方者，为六合之正精，升降阴阳，交互金木，既济水
火，乃神明之剂也。张机撰《伤寒论》，避道家之称，
故其方皆非正名也，但以某药名之，以推主为识耳。

陶隐居云：中恶卒死者，皆脏气被壅，致令内外隔
绝所致也。

神仙有开五窍以救卒死中恶之方五首，录如下。

点眼以通肝气：治跌仆，癥腰挫闪，气血着滞，作
痛一处，不可欠伸动转方。_{治跌仆癥腰，气滞作疼，不可伸欠者。}

矾石烧赤，取凉冷，研为细粉。每用少许，以酢
蘸，点目大眦，疼在左则点右眦，疼在右则点左眦，当
大痒，螫泪大出则愈。

吹鼻以通肺气：治诸凡卒死，息闭不通者，皆可用
此方活之。

皂角刮去皮弦，用净肉，火上炙燥，如杏核大一
块，细辛根各等分。共为极细末。每用苇管吹鼻中少

许，得嚏则活也。

着舌以通心气：治中恶，急心痛，手足厥冷者，顷刻可杀人。看其人唇舌青紫者，及指甲青冷者是。

硝石五钱匕　雄黄一钱匕

上二味，共为极细末。启病者舌，着散一匕于舌下，少时即定。若有涎出，令病者随涎咽下，必愈。

启喉以通肺气：治过食难化之物，或异品有毒，宿积不消，毒势攻注，心腹痛如刀搅。救误食诸毒，及生冷硬物，宿积不消，心中疼痛方。

赤小豆　瓜蒂各等分，为散讫，加盐豉少许，共捣为丸。以竹箸启病者齿，温水送入喉中，得大吐即愈。

熨耳以通肾气：治梦魇不寤。

烧热汤二升，入戎盐七合，令烊化已，切葱白十五茎，内汤内。视汤再沸，即将葱取出，捣如泥，以麻布包之，熨病者两耳，令葱气入耳，病者即寤也。灌耳方：救饮水过，小便闭，涓滴不通方：烧热汤一斗，入戎盐一升，葱白十五茎，莫令葱太熟。勺汤指试不太热，即灌耳中。令病者侧卧，下侧以一盆着汤，承耳薰之，少时小便通，立愈。

上五方，救误急之道。若六畜病者，可倍用之。